狂犬病防治技术与实践

主　编　王传林　殷文武

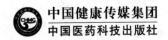

中国健康传媒集团

中国医药科技出版社

内容提要

这是一本关于狂犬病防治方面的著作，内容主要包括狂犬病流行病学、病原学、实验室诊断、狂犬病的临床、人用狂犬病疫苗、狂犬病被动免疫制剂、狂犬病暴露前免疫、狂犬病暴露后预防处置、动物狂犬病的防控及狂犬病防治策略。本书的特色在于较为全面、系统地反映了狂犬病防治的技术细节和最新进展，对狂犬病防治工作的实际指导意义较强。本书重技术、重实践，是一本实用性较强的狂犬病防治指南，适用于狂犬病防治一线工作人员，主要是犬伤门诊工作人员、传染病医院狂犬病临床救治人员阅读参考，也适用于医疗卫生机构中从事狂犬病防控工作的其他人员。

图书在版编目（CIP）数据

狂犬病防治技术与实践/王传林，殷文武主编 . —北京：中国医药科技出版社，2020.6
ISBN 978 - 7 - 5214 - 1721 - 0

Ⅰ. ①狂⋯　　Ⅱ. ①王⋯ ②殷⋯　　Ⅲ. ①狂犬病—防治　　Ⅳ. ①R512.99

中国版本图书馆 CIP 数据核字（2020）第 058389 号

美术编辑　陈君杞
版式设计　张　璐

出版　**中国健康传媒集团** | 中国医药科技出版社
地址　北京市海淀区文慧园北路甲 22 号
邮编　100082
电话　发行：010 - 62227427　邮购：010 - 62236938
网址　www. cmstp. com
规格　787 × 1092mm¼6
印张　13¾
字数　254 千字
版次　2020 年 6 月第 1 版
印次　2020 年 6 月第 1 次印刷
印刷　三河市航远印刷有限公司
经销　全国各地新华书店
书号　ISBN 978 - 7 - 5214 - 1721 - 0
定价　89.00 元

获取新书信息、投稿、为图书纠错，请扫码联系我们。

编 委 会

主　编　王传林　殷文武

副 主 编　陈志海　吕新军　李玉华

编　者（以姓氏汉语拼音为序）

陈庆军　北京市和平里医院急诊科

陈志海　北京地坛医院感染科

董关木　中国食品药品检定研究院疫苗一室

郭霄峰　华南农业大学兽医学院

侯文礼　成都康华生物制品股份有限公司

李玉华　中国食品药品检定研究院疫苗一室

刘　斯　北京大学第一医院急诊科

吕新军　中国疾病预防控制中心病毒病预防控制所

孟胜利　武汉生物制品研究所有限责任公司

陶晓燕　中国疾病预防控制中心病毒病预防控制所

佟　丽　辽宁成大生物股份有限公司

王传林　北京大学人民医院急诊科、创伤救治中心

魏敬双　华北制药集团有限责任公司

吴　疆　北京市疾病预防控制中心免疫预防所

殷文武　中国疾病预防控制中心传染病预防控制处

朱武洋　中国疾病预防控制中心病毒病预防控制所

序

  狂犬病是严重危害我国人民群众生命健康的病毒性传染病之一。近年来，随着人民群众生活水平的日益提高，城乡养犬热导致犬只数量持续增加、犬伤事件持续上升。目前犬只管理和免疫工作处于需要大力加强的阶段，犬伤导致的狂犬病暴露不容忽视。狂犬病暴露后预防处置主要由医疗卫生机构中的犬伤门诊承担，我国有 3 万多个犬伤门诊点，从业人员超过 20 万，这是世界上其他任何一个国家都不具备的犬伤门诊规模，也是我国狂犬病防控的最后一道防线。

  据报道，国外有用密尔沃基疗法（Milwaukee Protocol）成功治疗狂犬病的先例，虽然国内尚无救治成功的狂犬病病例，但是我国狂犬病临床专家对狂犬病治疗已经进行了多种尝试。近年来，国内重症救治条件不断改善，技术和方法不断改进，对狂犬病治疗具有潜在价值的 Favipiravir（T－750）等药物在国内应用条件逐步成熟。随着新的治疗技术和药物的不断出现，我国在狂犬病治疗方面有所突破是指日可待的。

  我国在狂犬病方面的学术专著较少，而且已有的专著大多侧重阐述狂犬病的理论知识，涉及狂犬病暴露后预防处置和狂犬病治疗的相关知识多分散在外科学、传染病学等相关学科的专著中，很难满足当前狂犬病防治工作者的需求。编撰《狂犬病防治技术与实践》一书的主要目的是为我国狂犬病防治一线工作人员提供一本关键技术细节清晰、操作指导性强的技术类专著，促进狂犬病暴露后预防处置水平的提高，提升狂犬病防控总体水平。

  参与本书编撰的人员既有狂犬病暴露后预防处置和狂犬病治疗的专家，也有狂犬病实验室研究、狂犬病生物制品研发和检定以及动物狂犬病研究方面的学者。本书在系统总结国内狂犬病暴露后预防处置和狂犬病治疗进展的基础上，同时展示了国内在狂犬病实验室诊断、抗狂犬病病毒单克隆抗体开发等方面的最新进展。本书以世界卫生组织狂犬病相关规范文件为基点，结合我国狂犬病防治的具体实践，有助于广大狂犬病防治工作人员的观念更新和工作能力提高。

  世界卫生组织提出"2030 年消除犬传人的狂犬病"，我国是全球第二大狂犬病流行国家，我国2030 年消除犬传人的狂犬病将是对全球狂犬病防控事业的巨大贡献。积微成著，在广大狂犬病防控工作者的共同努力下，我国消除狂犬病的目标必将实现。

中国工程院院士：

2020 年 3 月

前　　言

中国政府响应世界卫生组织倡议，提出"2030年消除犬传人的狂犬病"。作为全球第二大狂犬病流行国家，中国消除犬传人的狂犬病将是人类公共卫生事业的重要进展之一。审时度势，正确认识我国狂犬病防治形势对于制定正确的狂犬病防控策略至关重要。生物科学技术的发展对于狂犬病的防治一直发挥着巨大作用。从1885年法国的路易斯·巴斯德发明神经组织狂犬病疫苗至今，免疫预防技术已经在狂犬病防控中发挥了至关重要的作用。在引进、消化、吸收国外先进人用狂犬病疫苗技术的基础上，我国研制的人用狂犬病疫苗已经获得国际认可。紧跟国际研究方向，我国自主研发的抗狂犬病病毒单克隆抗体已经进行了临床Ⅲ期试验。我国狂犬病相关研究开展较晚，但是充分发挥了在先进技术起点上的后发优势。我国在狂犬病相关生物制品研发和生产方面的技术能力为狂犬病防治奠定了坚实的物质基础。

地区、城乡发展的不平衡是相当长时期内我们要面对的现实问题，在狂犬病防治工作中，全国统筹、步调一致地开展工作存在一定难度。2000年以来，我国狂犬病疫情再度上升，令人欣慰的是，在政府相关部门的重视下，我国在不进行犬的减灭的情况下，大力提升狂犬病暴露后预防处置水平，逐步改进犬的管理和免疫状况，实现了狂犬病疫情持续下降。我国每年召开中国狂犬病年会，与世界卫生组织、联合国粮农组织、国际爱护动物基金会等国际组织密切合作，与美国疾病预防控制中心和法国巴斯德研究所等知名狂犬病研究机构开展交流，总体提升了我国狂犬病防控水平。

值得一提的是，广大一线狂犬病暴露后预防处置门诊工作人员在狂犬病防控工作中功不可没。我国有超过3万个狂犬病暴露后预防处置门诊点，相关从业人员超过20万，每年接诊狂犬病暴露后预防处置患者1000万～1500万，构筑了我国狂犬病防控的最后一道防线。此次编撰本书的目的就是为广大一线狂犬病防控人员提供一本既讲理论又重技术，对实际工作有指导意义的狂犬病防治书籍。书稿撰写者都是国内长期从事狂犬病相关科研、生物制品生产、预防控制、临床处置工作的专家学者，希望本书有助于广大一线狂犬病防治工作人员提高对于我国狂犬病防治总体状况的认识，帮助他们将最新的狂犬病防治技术和理念应用到具体工作当中。

2018 年，中国医学救援协会动物伤害救治分会和中国医师协会健康科普分会动物致伤专业委员会正式成立，助推了我国动物伤害救治医学的发展。动物伤害救治理论与实践是一门尚未被广泛认知的专业学科，广大行业工作者热切希望拥有自己的权威专业书籍，而动物伤害救治的内容以前都分散于外科学、急诊医学等专业书籍中，我们希望以本书为契机，逐步形成动物伤害救治医学的系列专业书籍，不仅满足专业工作人员的需求，也为广大人民群众了解相关健康知识、满足相关健康需求提供科学的、专业的工具。

狂犬病是古老的，又是崭新的。人们对狂犬病的认识是不断发展的，狂犬病病原学、生物制剂、临床治疗等都有了革新性的进展，这对于我国的狂犬病防治工作是机遇，也是挑战。

本书在编写过程中参考了大量国内外相关文献，得到了众多专家学者的支持，在此一并表示感谢。由于编者水平有限，书中难免有一些疏漏和不足之处，恳请读者批评指正，您的宝贵意见将使本书更加完善。

编 者
2020 年 3 月

目　　录

第一章 概　　述

第一节　狂犬病防治的进展

一、狂犬病定义内涵的延伸

狂犬病（rabies）是由狂犬病病毒属（lyssavirus）病毒感染引起的以中枢神经系统症状为主要表现的人兽共患传染病，病死率几乎达100%。狂犬病的定义及其内涵是随着人们对狂犬病认识的深入而变迁的，主要表现在以下三方面。

（一）狂犬病病毒属的范畴持续扩增

长期以来，狂犬病病毒（rabies virus，RABV）被认为是引起狂犬病的唯一病毒种，随着研究的深入，新的引起狂犬病的病毒种逐渐被发现，狂犬病病毒属的内涵扩展，先是被划分为不同的血清型、基因型和遗传谱系，随后在新的国际病毒分类与命名体系中采用病毒种和遗传谱系的划分方法。目前狂犬病病毒属至少包括16种病毒、3个明确的遗传谱系。

（二）狂犬病不再是100%致死的疾病

狂犬病治愈病例在逐步增加，尽管狂犬病治愈病例绝对数量仍然很少，但是已经打破了狂犬病100%致死的认知。如同乙型病毒性肝炎、艾滋病一样，在持续深入的研究中，人们已经开始意识到狂犬病不是不可治愈的，终究会有适合的药物、治疗方法可以最终治愈狂犬病或者可以有效控制狂犬病。病毒RNA聚合酶抑制剂Favipiravir（T-750）和驼源抗体重链可变区VHH或Nanobodies（Ablynx命名的商品名称）等被视为可能具有狂犬病治疗价值而值得深入研究。

（三）动物狂犬病控制对消除人的狂犬病至关重要

家养或流浪犬是引起人狂犬病的主要宿主动物。随着动物管理和免疫以及狂犬病暴露后预防处置水平的提高，家养或流浪犬引起的人狂犬病呈现下降趋势。21世纪，消除"犬传人的狂犬病"在包括中国在内的数个国家已经作为既定的传染病防控目标。然而，作为一种自然疫源性疾病，自然界中的狂犬病循环始终是存在的。随着研究的深入，人类发现的自然界中狂犬病病毒属的宿主动物种类在逐渐增多。发达国家已经开始致力于野生动物狂犬病的防控，我国也在逐步加强野生动物狂犬病的调查，为未来野生动物狂犬病的防控奠定基础。

二、狂犬病免疫预防的进展

近代狂犬病防治始于 1885 年法国路易斯·巴斯德发明神经组织狂犬病疫苗。当前，狂犬病的免疫预防已经非常成熟，这是世界卫生组织（WHO）提出在全球逐步消除人的狂犬病的重要基础条件。

（一）细胞培养狂犬病疫苗广泛应用

细胞培养狂犬病疫苗（CCV）已经在全球广泛应用。WHO 规定每剂 CCV 效价 ≥ 2.5 IU。采用 WHO 推荐的狂犬病疫苗免疫程序进行免疫的有效性已经被广泛认可。WHO 推荐的 CCV 包括人二倍体细胞疫苗（HDCV）、纯化 Vero 细胞疫苗（PVRV）、纯化鸡胚细胞疫苗（PCECV）、纯化鸭胚细胞疫苗（PDEV），其中 PVRV、PCECV 在发展中国家广泛应用。我国目前可以生产 3 种 CCV，包括 HDCV、PVRV、纯化地鼠肾细胞疫苗（PHKCV），部分国产狂犬病疫苗的免疫原性和安全性已经获得国际认可，保障了狂犬病暴露处置所需。

（二）狂犬病被动免疫制剂研发紧跟国际步伐

就全球范围，尤其是广大发展中国家而言，马源狂犬病免疫球蛋白（ERIG）在狂犬病暴露后预防处置（PEP）中应用仍然相当普遍和有效。然而，当前我国的狂犬病被动免疫制剂生产和应用都是以狂犬病人免疫球蛋白（HRIG）为主。近年来，抗狂犬病病毒单克隆抗体的研发、临床试验在全球呈现加速态势，在印度已经通过临床Ⅲ期试验并进入临床应用。我国在抗狂犬病病毒单克隆抗体的研发及临床试验方面紧跟国际步伐，华北制药有限公司的抗狂犬病病毒单克隆抗体已经开展临床Ⅲ期试验，其他数家机构研发的抗狂犬病病毒单克隆抗体也陆续进入临床试验阶段。抗狂犬病病毒单克隆抗体的应用将有助于改变国内 PEP 中 HRIG 应用不足的情况，并且助推对传染病单克隆抗体药物研发的积极性。

（三）狂犬病 PEP 的可及性和规范性提高

人被哺乳动物伤害后，及时而正确地进行 PEP，包括伤口处置、使用 ERIG 或 HRIG、进行狂犬病疫苗免疫，可以几乎 100% 预防狂犬病的发生。在发展中国家和不发达国家，经济而有效的动物狂犬病疫苗免疫策略通常难以有效贯彻，犬群的免疫屏障无法形成，PEP 对于减少人狂犬病发病的意义尤其显著。尽管从卫生经济学角度，这是效率低下的做法，但又是必需的。PEP 的可及性和规范性通常和经济、社会发展相关，在多数发展中国家呈现良性发展态势。我国近年来 PEP 工作快速发展，门诊点数量超过 3 万，从业人员超过 20 万，门诊标准化建设逐步展开，处置规范化程度普遍提高，这是我国狂犬病疫情持续下降的重要保障。

（四）狂犬病防控策略确立并逐步推进

实现 2030 年消除犬传人的狂犬病已经作为我国既定的传染病防控目标。犬只的管理和免疫是实现这一既定目标的根本环节，也是最具卫生经济学效益的手段。如同多数发展中国家一样，我国在犬只管理和免疫方面较为薄弱，犬只散养普遍、流浪犬数量较大、犬只兽用狂犬病疫苗免疫率较低、兽用狂犬病疫苗质量有待提高。因此，我国狂犬病暴露事件数量大、情况复杂，PEP 占用大量医疗资源。我国仍然在持续提高兽用狂犬病疫苗的质量以及犬只的免疫覆盖率，通过各类措施改善犬只管理状况。在10 年时间内彻底解决犬只管理和免疫方面的问题仍然是我国实现狂犬病消除目标中最具有挑战性的任务之一。

三、狂犬病治疗的进展

同狂犬病的免疫预防相比，狂犬病治疗长期未取得突破性进展。一方面，狂犬病主要在亚洲和非洲发展中国家和不发达国家流行，并且主要在农村地区流行，因此在狂犬病治疗方面研究投入极其有限。另一方面，狂犬病与艾滋病不同，艾滋病迄今仍然无法通过疫苗免疫来预防，但是药物控制已经非常成功，狂犬病是一种 100% 可以预防的疾病，同时每年发病数量远远低于艾滋病等，在狂犬病治疗方面投入大量人力、物力、财力对研究机构和企业都缺乏足够的吸引力。即便如此，在特殊情况下，病例发生在美国并且家庭经济状况足以负担昂贵的医疗费用，2004 年首例密尔沃基疗法（Milwaukee Protocol）治疗成功的狂犬病病例仍然给狂犬病治疗带来了新的希望，并且改写了"狂犬病是一种 100% 致死的疾病"这一观念。得益于现代疾病报告体系能力的提高和现代医疗救治能力的提高，狂犬病救治成功的案例在逐步增多，但是同时还没有一种行之有效重复性好的成熟治疗方案被认为是普遍有效的。所有的事实都显示，人类在抗病毒药物研发方面成功的经验，比如抗艾滋病药物、抗乙型病毒性肝炎药物等，未来必将在狂犬病治疗方面同样获得成功。

（一）抗 RABV 药物研究有所突破

目前还没有特异性针对 RABV 的抗病毒药物。Favipiravir（T–750）是一种病毒RNA 聚合酶抑制剂，对多种 RNA 病毒有抗病毒活性。T–750 在体外和体内的抗 RABV作用已经被证实。半数抑制浓度（32.4 μmol/L 和 44.3 μmol/L）的 T–750 在小鼠成神经纤维瘤 N2a 细胞上可以分别使 RABV 街毒株和固定毒株增殖显著降低 3 ~ 4 log10。RABV 感染小鼠 1 小时后，以每天 300 mg/kg 剂量连续 7 天经口给予 T–750 显著改善小鼠的发病率和死亡率。实验室检测显示，给予 T–750 药物干预的 RABV 感染小鼠脑组织病毒阳性率显著降低。此外，研究发现在 RABV 感染的小鼠的 PEP 中 T–750 的作用不亚于 ERIG。总之，研究结果提示 T–750 有效拮抗 RABV，T–750 在 PEP 中可能作为狂犬病免疫球蛋白（RIG）的潜在替代品。该药物对于狂犬病的治疗作用也是值得进一步研究的题目，已经逐步受到重视。但是，目前该药物在一些狂犬病流行国家仍然处于专利保护期内，其应用研究及临床使用受到限制。

（二）狂犬病治疗性抗体进展迅速

VHH 或 Nanobodies 是骆驼科动物抗体重链的最小功能片段（相对分子质量 15×10^3），具有抗原结合可变区。VHH 是亲水的，不需要和轻链的亲水作用，这使得 VHH 能在大肠埃希菌、酵母或哺乳动物表达系统实现高溶解度、理化性稳定、高产的表达。VHH 体量小，使得通过基因融合构建多聚体和多特异性产物容易实现。可以有效中和 RABV 的 VHH 在小鼠模型上可以有效保护小鼠免受致死性病毒感染。在小鼠鼻内病毒感染模型上评估了半衰期延长的抗狂犬病 VHH 联合狂犬病疫苗进行 PEP 的有效性。RABV 攻毒后 24 小时进行处置，同单独使用抗狂犬病 VHH 相比，系统使用抗狂犬病 VHH 联合肌内注射狂犬病疫苗显著延迟小鼠狂犬病发病时间，延长小鼠中位存活时间（35 天 &14 天），降低小鼠死亡率（存活率 60% &19%）。单独使用狂犬病疫苗不能保护小鼠因狂犬病而死亡。使用狂犬病疫苗和 HRIG 不能保护小鼠因狂犬病而死亡。VHH 可以通过血 – 脑屏障进入中枢神经系统，而其他抗狂犬病抗体并不能通过血 – 脑屏障进入中枢神经系统。因此，VHH 除了用于 PEP，被认为具有潜在的治疗狂犬病的可能性，有待深入研究。

作为典型的嗜神经病毒，狂犬病的治疗研究对于其他嗜神经病毒，如乙型脑炎病毒、人单纯疱疹病毒等所致疾病的治疗研究具有重要参考价值。在全球经济和社会普遍发展的情况下，对狂犬病等被忽视的传染病的研究投入在逐步增加，治疗狂犬病已经不再被视为不可能。作为全球仅次于印度的第二大狂犬病流行国家，我国在紧跟国际狂犬病治疗研究前沿科技的同时也应该加快技术创新步伐，实现关键药物的自主知识产权，确保我国如期实现 2030 年消除犬传人的狂犬病这一既定目标。

第二节　狂犬病防治的机遇和挑战

2000 年以来，国内狂犬病疫情回升，至 2007 年达到峰值，狂犬病发病数 3300 例，此后疫情持续下降，至 2017 年狂犬病发病数回落至 516 例。21 世纪初国内狂犬病疫情的控制和以往相比也发生了明显变化。国内已经不再将灭犬作为狂犬病控制的主要手段。人道、动物福利等观念在国内的普及和国际舆论的影响使得通过大规模灭犬来短期控制狂犬病流行已经不具备可行性。国内犬的管理和免疫同发达国家相比差距较大，国内狂犬病 PEP 总体水平的提高是狂犬病疫情下降的主要因素。响应 WHO 倡议，与"2030 健康中国战略"同步，我国明确"2030 年消除犬传人的狂犬病"，我国狂犬病防治工作迎来重要历史机遇，并呈现出良好的发展势头；同时，我国狂犬病防治工作还面临诸多挑战，在余下的 10 年时间里应对挑战仍然是艰巨的。

一、我国狂犬病防治的历史机遇

（一）狂犬病防治获得国家政策层面的有力支持

2016年10月，中共中央、国务院发布的《"健康中国2030"规划纲要》明确提出，强化动物性传染病的源头治理工作，推进健康中国建设。《国家中长期动物疫病防治规划（2012-2020年）》将狂犬病列为优先防治的16种动物疫病之一，其中规定了狂犬病2020年的考核目标为全国达到控制标准。2017年6月，农业农村部发布《国家动物狂犬病防治计划（2017-2020年）》，对狂犬病防治工作提出了明确要求和考核标准。这些国家相关政策的支持与引导，从根本上加快了我国狂犬病防治事业的发展，为我国狂犬病防治水平的提高奠定了基础。

（二）狂犬病防治相关生物制品生产和研发已经与世界水平同步

我国可以生产HDCV、PVRV、PHKCV 3类CCV，国产狂犬病疫苗的质量和免疫效果获得国际认可，除了完全满足国内狂犬病免疫预防需求以外还出口世界多个国家和地区。我国可以生产ERIG、HRIG，且以生产HRIG为主，但是产能距离完全满足国内狂犬病免疫预防需求有一定差距。我国企业自主研发和生产的狂犬病PEP专用冲洗设备、冲洗液已经在国内逐步普及应用。此外，我国自主研发的PCECV即将上市，自主研发的抗狂犬病病毒单克隆抗体已经进入临床Ⅲ期试验。我国在狂犬病防治相关生物制品生产和研发方面的实力为狂犬病防治提供了坚实的保障。

（三）狂犬病PEP专业化和标准化程度日益提高

长期以来，狂犬病PEP工作由医院急诊科、社区医院和预防医学门诊承担，工作人员来自临床医师、护士、公共卫生医师，在全国缺乏统一的专业布局、标准。2018年5月，中国医学救援协会动物伤害救治分会正式成立，标志着狂犬病PEP工作被正式纳入专业发展，狂犬病PEP将作为我国新兴的动物伤害救治医学学科建设的重要组成部分，有助于吸纳相关专业人员，在全国形成统一的专业布局，推动专业标准的制定。近年来，国内已经在狂犬病PEP门诊的整体布局、区划安排、具体硬件设施、软件配置到专业人员班次设置等逐步形成了一系列详细标准并开始推广执行，狂犬病PEP总体水平明显改善。

（四）狂犬病防治工作的影响力日益扩大

我国每年召开全国性的狂犬病年会和狂犬病PEP会议；同时，我国每年通过召开各省市级狂犬病PEP工作会议，开展学术巡讲和电视、网络培训活动，促进行业工作人员的交流和培训。WHO狂犬病专家咨询委员会和国际知名狂犬病实验室研究和临床治疗专家对我国狂犬病防治工作给予了充分肯定。我国狂犬病防治专家对新版《WHO狂犬病专家磋商会征求意见稿》的建议被WHO狂犬病专家咨询委员会采纳。我国的狂犬病防治工作已经成为全球狂犬病控制工作的重要组成部分，WHO高度关注我国狂犬病防控目标的如期实现。

二、我国狂犬病防治面临的挑战

（一）犬只管理和免疫状况的改善进度滞后

我国是全球最大的发展中国家，经济和社会发展全球瞩目，人民群众健康意识和需求在快速提高，与此同时，公民素质的提升、社会管理水平的提高是循序渐进的过程，解决存在的问题需要过程和时间。当前，城乡犬只散养现象普遍，流浪犬问题突出，同时犬只接受兽用狂犬病疫苗免疫率较低，无法形成有效的免疫屏障。在此情况下，城乡犬伤事件频发，各地狂犬病 PEP 门诊接诊数量大，由此带来的医疗负担问题突出。虽然一些地区制定和出台了养犬管理规定，但是往往由于执行机构和人员严重缺位、违规代价低、执行难度大等因素而流于形式；犬只身份管理等先进手段尚难以普遍推广；大量流浪犬严重缺乏收容等必要的管理措施，以致在一些大城市频频出现流浪犬连续伤害多人的事件，伤人犬被证实为狂犬病犬只后引发社会恐慌。总体而言，采取切实可行的手段加强犬只的管理和免疫是控制人间狂犬病流行最有效的、根本性的手段，而这正是我国当前狂犬病控制中最具有挑战性的任务。

（二）狂犬病 PEP 缺失和不规范仍然是导致狂犬病病例发生的重要原因

以重庆市 2007～2016 年的调查为例，从全国疾病报告信息系统收集重庆 2007～2016 年人狂犬病病例的流行病学资料。采用标准化问卷对狂犬病病例或家属进行个案调查，以调查狂犬病 PEP 情况。2007～2016 年，重庆共有 809 例致命性狂犬病病例报告。2007～2013 年，病例数呈逐年递减趋势，直到 2016 年，病例数水平稳定。报告狂犬病病例多见于夏秋季节，多数病例为农民（71.8%），尤以男性（65.3%）居多。35～74 岁和 5～14 岁的病例占总病例的 83.8%。收集 548 例狂犬病病例的狂犬病暴露和 PEP 情况，其中，95.8% 的狂犬病病例是犬咬伤或抓伤的受害者，53.3% 的伤人犬被认定为流浪犬。据报告，只有 4% 的家养犬以前曾经接种过兽用狂犬病疫苗。暴露后，548 例狂犬病病例中 87.8% 的病例没有寻求任何医疗服务。进一步调查显示，548 例狂犬病病例都没有接受及时和正确规范的 PEP。犬狂犬病控制不成功和病例接受的 PEP 不足可能是导致该地区严重狂犬病流行的主要因素。

（三）区域和城乡发展不平衡对狂犬病控制的挑战

区域和城乡发展不平衡现象在我国仍然普遍。通常而言，经济发展较好的地区医疗条件较好，群众获得相关医疗信息和医疗服务更加便捷。一些经济发达省份将狂犬病疫苗免疫纳入医保报销范畴后，犬伤患者接受狂犬病 PEP 比例明显升高，狂犬病发病数明显下降。多年来对狂犬病病例的调查显示，病例中农村人口占多数，不接受狂犬病 PEP 和个人及家庭经济状况有关系。目前，狂犬病 PEP 的费用，尤其是人用狂犬病疫苗的费用和 HRIG 的费用，对于贫困地区和贫困人口而言仍然是比较高的。研发更加廉价而有效的人用狂犬病疫苗和 HRIG 替代品可以惠及更多需要接受狂犬病 PEP 的人群，但是真正解决区域和城乡发展不平衡对狂犬病控制的影响更加艰巨和复杂，也是包括中国在内的广大发展中国家普遍面临的挑战。

（四）狂犬病防治中提高科学研究和疾病控制水平的挑战

尖端医药生物技术研究仍然被发达国家和少数国际制药巨头垄断，专利限制使得发展中国家的医药生物技术研发受到相当的限制。以可能用于狂犬病治疗的药物 T-750 和驼源单克隆抗体 VHH 为例，国内在其专利保护期内无法开展相关的研究。此外，在国产狂犬病疫苗生产中关键生产设备和耗材需要大量进口，价格昂贵，增加了疫苗的生产成本，导致疫苗成本高，广泛应用受到一定限制。此类情况在艾滋病防治中同样存在，国家总体医药生物技术研究能力增强才能从本质上解决问题，这是今后长期将要面临的挑战。近年来，国内狂犬病患者器官移植导致的狂犬病病例已经间或被报告，其中的器官捐献者并未能被诊断出狂犬病；此外，多数狂犬病病例缺乏客观的实验室诊断依据，此类问题尚未获得很好的解决，需要提高疾病控制的水平，包括疾病监测、流行病学调查、实验室诊断的综合能力，而在上述方面国内仍然相对薄弱。

2007 年开始，每年的 9 月 28 日被定为世界狂犬病日，目的是提高全球对狂犬病的意识，以期逐步消除犬传人的狂犬病。狂犬病的免疫预防产品和技术都已经被认为是成熟和可靠的，狂犬病的控制已经不存在技术难关，这点更加坚定了 WHO 和全球发展中国家积极制定策略实现消除狂犬病的目标。新时期我国狂犬病防控工作与国际接轨，在不采取犬的数量削减的情况下实现了对人间狂犬病疫情的有效控制，并且制定了"2030 年消除犬传人的狂犬病"的目标。我国对狂犬病控制的路线有清醒的认识，总体上呈现出各部门协同努力攻坚克难的良性发展态势，这是我国社会主义制度优越性的体现，必将最终实现狂犬病控制目标，为全球狂犬病控制事业做出应有的贡献。

（王传林）

第二章 狂犬病流行病学

第一节 全球狂犬病流行情况

狂犬病是一种疫苗可预防的病毒性人兽共患疾病，每年造成约 59 000 人死亡，造成 370 多万伤残调整生命年（DALYs）的损失。狂犬病作为急性进行性脑炎，一旦出现临床症状几乎是致命的。狂犬病主要发生在卫生服务缺乏的农村和城市人口中，已有 4000 多年的文献记载。

大多数病例发生在非洲和亚洲，约 40％的病例发生在 15 岁以下的儿童（5～14 岁儿童平均占 40%）。全球 99％、我国约 95％以上的人类狂犬病病例是由犬造成的。大规模犬的疫苗接种运动是控制人类狂犬病的主要策略。切断犬与犬之间的狂犬病传播，可减少对人类和其他哺乳动物的传播。所有哺乳动物都可以感染狂犬病病毒。蝙蝠被认为是原始的储存宿主。狂犬病通过野生动物传染给人类较为罕见。

一、全球流行概况

狂犬病在全球广泛分布，除南极洲和个别岛屿外，所有大陆均有人间狂犬病报告。进入 21 世纪后，狂犬病仍然是重要的公共卫生威胁，全球每年约有 59 000 人死于狂犬病，是致死人数最多的动物源性传染病。目前，除许多太平洋岛国无狂犬病报告外，仅有澳大利亚消除了肉食动物狂犬病，西欧、加拿大、美国、日本、马来西亚和少数拉丁美洲国家消除了犬狂犬病。

目前，99％的人间狂犬病发生在发展中国家，主要分布在亚洲、非洲和拉丁美洲及加勒比海地区。亚洲的狂犬病病例数居全球首位，估计年死亡人数达 3 万人（95% *CI*，8100～61 400）。印度为当前狂犬病疫情最严重的国家，据估计年狂犬病发病数为 2 万～3 万例，发病率为 2/10 万。中国人间狂犬病 2007 年疫情高峰时，年报告病例数达 3300 例。2004～2017 年，狂犬病死亡人数一直高居我国传染病死亡人数的前 3 位。此外，调查显示，部分地区狂犬病漏报率可能高达 35％，提示我国狂犬病的疾病负担可能存在低估现象。

在过去几年中，许多国家采取行动加强狂犬病防治工作，扩大犬的免疫接种计划，使人类生物制剂能够更容易用于暴露后和暴露前的预防，并让社区参与狂犬病防控。犬传人狂犬病在西欧国家、加拿大、美国和日本已经被消除。拉丁美洲有 28 个国家或地区没有犬传人狂犬病的报告。孟加拉国、菲律宾、斯里兰卡、坦桑尼亚、越南和南非等国在减少狂犬病死亡方面已经取得了很大进展。

二、狂犬病给人类造成的负担

狂犬病疾病负担的信息被广泛用于制定公共卫生优先事项，为疾病预防分配资源，并评估干预措施的影响和成本效益。本节重点论述犬传人狂犬病是人类狂犬病的主要病因。

(一) 狂犬病负担估算方法

在世界许多地方，狂犬病造成的人类死亡被大大低估了。考虑到这一点，一个概率决策树模型被用来估计死亡率。实证研究使这些估计包括社会调查、大规模的死因推断调查、积极监测和追踪接触者，蒙特卡罗模拟用于传播的不确定性。

DALYs 等标准化指标包括过早死亡和疾病导致的残疾；由于狂犬病是迅速致命的，残疾只占疾病负担的很小一部分。在少数仍在使用神经组织疫苗的地方，它们会导致免疫失败并导致严重的不良反应，在 0.03% ~ 0.08% 的病例中可持续 4 ~ 7 个月。

最近对狂犬病负担的全面估计包括死亡率或发病率造成的生产力损失（用 DALYs 表示）、狂犬病疫苗和免疫球蛋白的直接成本以及患者产生的交通和收入损失等间接成本，牲畜损失以及监测和预防措施的费用，如犬的免疫接种也包括在内。

狂犬病是一种被忽视的疾病。在没有有组织的控制或监测的地方，数据很弱。监测不力、漏报、经常误诊以及有关部门之间缺乏协调，很可能导致对疾病负担大小的低估。在缺乏具体数据的情况下，已根据流行病学、社会经济和地理标准对各国进行分类，以外推估计数；更好的监测和加强区域和全球报告系统将提高估计的准确性和对控制方案的影响。获得更可靠的全球估计有赖于各国更好的监测数据和疾病负担研究。

(二) 全球人类狂犬病负担估计

1. 无犬狂犬病的国家

如果在人类、犬或任何其他动物物种中没有本土获得的犬传播的狂犬病病例被证实至少 2 年以上，则将一个国家定义为无犬狂犬病国家。犬传播狂犬病已从西欧、加拿大、美国、日本、一些拉丁美洲国家和地区中消除。澳大利亚和许多太平洋岛国一直没有犬传播的狂犬病。然而，这些国家仍可能报告输入病例，并承担维持免于疾病的费用，监测野生动物包括蝙蝠的狂犬病病毒属病毒的流行传播以及为生活中的人提供暴露前免疫（PrEP）和暴露后预防处置（PEP）。

2. 有犬狂犬病流行的国家

（1）拉丁美洲和加勒比海地区 由于持续控制，这一地区的人类和犬狂犬病病例数量显著减少。在 2013 ~ 2016 年之间，只在玻利维亚、巴西、多米尼加、危地马拉、海地、洪都拉斯、秘鲁和委内瑞拉报告了犬传人狂犬病。2016 年，美洲有 10 人因犬传人狂犬病而死亡，8 例在海地，2 例在危地马拉，此外，有 23 人因犬以外的其他动物传播狂犬病而死亡，其中 3 例在巴西，2 例在哥伦比亚，1 例在危地马拉，2 例在墨西哥，15 例在秘鲁。在阿根廷和玻利维亚还有供人类使用的神经组织疫苗，并且在玻利维亚、萨尔瓦多和洪都拉斯被用于动物免疫（表 2 - 1）。

表 2 - 1　人类或动物的神经组织疫苗仍在生产中的国家

使用对象	国家
人类	阿尔及利亚、阿根廷、埃塞俄比亚
人类和动物	玻利维亚
仅限动物	萨尔瓦多、洪都拉斯、赞比亚

（2）亚洲　据估计在亚洲由于犬传人狂犬病每年造成 35172 人死亡（占全球的 59.6%），损失约 220 万 DALYs。印度是亚洲狂犬病死亡人数最多的国家。对孟加拉国、缅甸和巴基斯坦的神经组织疫苗的使用情况做了估计，自 2011 年、2013 年和 2015 年以来，这些国家已经停止使用。在亚洲，PEP 的成本最高，每年估计高达 15 亿美元。尽管有普遍的低报和不确定的估计，在亚洲狂犬病是一个主要负担，特别是对农村穷人。

（3）非洲　在非洲，犬传人狂犬病每年有 21476 人死亡，损失为 134 万 DALYs。在阿尔及利亚和埃塞俄比亚，人用神经组织疫苗仍在生产中。在一项全球费用研究中，据估计，非洲在 PEP 中花费最少，而且死亡率最高（45%），表明如果获得 PEP 的机会得到改善或普遍存在，就可以挽救许多人的生命或者犬传人狂犬病发病率降低。

（4）中亚与中东　据估计，在中亚每年犬传人狂犬病造成的疾病负担是 1875 人死亡，14 310 DALYs；在中东 229 人死亡，1875 DALYs。

3. 狂犬病的自然疫源性

绝大多数狂犬病病例均由狂犬病病毒（RABV）感染所致，但是也有狂犬病病毒属的其他病毒导致狂犬病的少量报道。狂犬病在自然界的易感动物包括肉食动物和翼手目动物，狐、狼、豺类、熊、臭鼬、猫鼬和蝙蝠等野生动物都是狂犬病的自然宿主，都可以感染狂犬病病毒属病毒成为传染源，进而感染猪、牛、羊和马等家畜。亚洲的动物狂犬病以犬狂犬病为主，而欧洲、北美等地的动物狂犬病以蝙蝠等野生动物的狂犬病为主。

虽然蝙蝠狂犬病在全世界人类病例中占的比例相对较小，但它现在占美洲人类狂犬病病例的大部分。在北美洲，这是由于人们相较于陆地食肉动物的咬伤，在接触蝙蝠后较少寻求 PEP。在 2015 年，美国首次监测到比狂犬病浣熊还要多的狂犬病蝙蝠，该信号要么是因蝙蝠狂犬病的患病率真的上升，要么是报告水平更高了。在美洲的大多数其他地区，吸血蝙蝠是人类狂犬病病例的主要来源。吸血蝙蝠狂犬病也是牲畜死亡的一个主要原因，影响到从阿根廷和乌拉圭到墨西哥北部的整个范围内的商业农场主。在非洲、亚洲和大洋洲，蝙蝠相关的人类狂犬病病例很少，但由于对病毒的监测和鉴定有限，可能会被低估。

(三) 全球狂犬病负担

由于犬传人狂犬病，全球人类死亡人数估计为每年 59000，相关损失为 370 万 DALYs。据估计，大多数死亡病例在亚洲 (59.6%) 和非洲 (36.4%) (表 2 - 2)，大多数 DALYs 是由于过早死亡 (> 99%) 和一些不良事件后等产生。犬传人狂犬病的总体经济成本估计在概率决策树模型为 86 亿美元 (95% CI, 2.9 亿~21.5 亿)。

在"百万死亡研究"中进行的一项增强的死因推断调查显示，2005 年印度有 12700 例死亡 (95% CI, 10000 ~ 15500 例) 是由狂躁型狂犬病引起的。这项调查不包括麻痹型狂犬病病例 (19 例)。

与犬传人狂犬病有关的主要费用按地区而有所不同。它们包括由于过早死亡 (总成本的 55%)、PEP (20%) 的成本以及医疗部门和咬伤受害者的直接费用 (20%) 造成的生产率损失。然而，在犬传播狂犬病流行的大多数地区，家养犬疫苗接种的支出仅为 1.5%，在拉丁美洲，17% 的费用被分配给犬接种。对个人而言，挽救生命的 PEP 可能耗资巨大，相当于亚洲、非洲一个人国民总收入的 3.87% (亚洲人平均 31 天工资) 和 5.80% (非洲人平均 51 天工资)。这些数字可能大大低估了高危人口的真正成本，即农村贫民。牲畜损失也不成比例地影响依赖牲畜为生计的人。

目前，大部分的负担都是由那些负担不起的人承担的。提高 PEP 的可及性可以减少人类死亡人数，但代价高昂。犬传人狂犬病的发病率可以通过持续的大规模犬类疫苗接种来降低，如果风险得到适当的评估，PEP 的成本将随着时间的推移而降低。

国家犬类疫苗接种计划和更好地获得 PEP 需要协调一致的推进，将带来广泛的健康收益，特别是对世界上最贫穷的社区。

表 2 - 2　世界各地死于狂犬病的估计人数 (95% CI)

估测年份	方法	非洲	中国	印度	其他亚洲国家	全亚洲	全亚洲和全非洲	全世界
2003	多中心研究 (社区调查和医院记录)			20565 (16931 ~ 24198)				
2003	概率决策树法	23700 (6900 ~ 45900)	2336 (565 ~ 5049)	19713 (4192 ~ 39733)	9489 (2281 ~ 19503)	30000 (8100 ~ 61400)	55270 (23910 ~ 93057)	
2005	死因推断			12700 (10000 ~ 15000)				
2010	国家监测数据		2213					

续表

估测年份	方法	非洲	中国	印度	其他亚洲国家	全亚洲	全亚洲和全非洲	全世界
2010	概率决策树法	23800 (21000~28000)	7450 (2000~13000)	16450 (6000~27000)	10550[a] (6000~14000)	34500 (14000~54000)	58300 (35000~82000)	61000 (37000~86000)
2015	概率决策树法	21502	6002 (1000~11000)	20847 (7000~55000)	8126[a]	37045	58547	59000 (25000~159000)

a：不包括中亚。

第二节　我国狂犬病流行情况

一、疫情概况

20 世纪 50 年代以来，我国狂犬病先后出现了 3 次流行高峰。第一次高峰出现在 20 世纪 50 年代中期，年报告死亡数最高达 1900 多人。第二次高峰出现在 20 世纪 80 年代初期，1981 年全国狂犬病报告死亡 7037 人，为新中国成立以来报告死亡数最高的年份。20 世纪 80 年代，全国每年狂犬病报告死亡数都维持在 4000 人以上，年均报告死亡数 5537 人。第三次高峰出现在 21 世纪初期，狂犬病疫情重新出现连续快速增长的趋势，2007 年全国报告死亡数高达 3300 人。在第三次狂犬病疫情高峰前后，我国采取一系列遏制狂犬病的措施，包括建立狂犬病多部门防控机制、加强对养犬行为的管理、加强动物狂犬病防治工作、落实人间狂犬病的防控措施和加强人用狂犬病疫苗和被动免疫制剂质量监管等，防治效果显著。近年来，我国狂犬病报告发病的最高峰为 2007 年，报告 3300 例，此后狂犬病发病数连年下降，2017 年报告 516 例，较高峰下降 84%。见图 2-1。

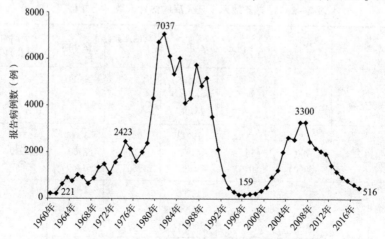

图 2-1　1960~2017 年中国狂犬病报告发病数

二、地区分布

历史上我国所有省份均报告过人类狂犬病病例，近年狂犬病疫情主要分布在人口稠密的华南、西南、华东地区，其他省份也有疫情报告。1996～2008年除西藏和青海外其余省区均有狂犬病病例报告，报告病例数排名前10位的为广西、湖南、贵州、广东、江西、江苏、湖北、河南、四川和安徽，报告病例占全国总数的86.9%。

2007年以来，狂犬病波及地区呈下降趋势，但下降速度相对缓慢。多数省区疫情下降，特别是疫情较重的省区下降显著，但疫情有向北和西北地区扩展的趋势，山西、云南、陕西、海南、重庆等既往报告发病数较少的省区曾一度出现疫情上升。2007年全国23省993个县（区）报告病例，2017年全国共有27个省362个县（区）报告病例516例，报告死亡率0.036/10万。疫情主要分布在南方地区，报告发病数排前5位的省区依次为湖南（71例）、河南（52例）、广西（41例）、安徽（39例）和湖北（39例），占全国报告发病总数的46.90%。其中68.5%（248）的县区只有单个病例，31.5%（114）的县区报告2例及以上，最多的一个县区报告6例。共波及490个乡镇（50个乡镇报告2例及以上）。

三、发病季节

我国每个月均有狂犬病病例报告，但是发病数呈现季节性特征，夏秋季为狂犬病高发季节，发病高峰一般出现在8月。对2005～2011年监测数据的定量分析显示，不同地区的季节性特征存在差异，纬度越高季节性特征越明显，发病的时间相对集中。

四、人群特征

我国的狂犬病病例呈现"三多"的特征：农村地区病例较多，农民一般占病例总数的65%以上；男性病例较多，男性病例数一般为女性的2倍；15岁以下儿童和50岁以上人群发病较多，1996～2008年约25%的病例为15岁以下儿童。2017年狂犬病病例仍以农民为主（76.74%），学生、散居儿童、家务及待业、离退人员、幼托儿童所占的比例分别为6.40%、4.46%、4.26%、1.36%和1.36%。病例男女性别比为2.46:1，高于2016年（2.14:1）。年龄分布呈双峰型，高峰集中于0～14岁组及45～70岁组，中老年人发病多于青少年。见图2-2。

五、动物和暴露人群

我国的狂犬病病例主要由犬引起，占95%左右，其次为猫，占5%左右。这些伤人动物有一半左右是家养，其中绝大多数家养动物未接种动物狂犬病疫苗，流浪动物约占伤人动物总数的25%。其他的致伤动物包括马、松鼠、猪、蝙蝠、猴和獾等。

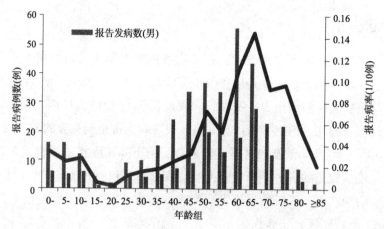

图 2-2 2017 年全国报告狂犬病发病年龄及性别分布

根据我国人用狂犬病疫苗的使用量，估计全国的暴露人数超过 4000 万。在狂犬病疫情严重的部分省份的监测显示，暴露就诊人群 90% 以上为Ⅱ级和Ⅲ级暴露，其中 40% 左右为Ⅲ级，但是仅 15% 左右的人注射了被动免疫制剂，还有 10% 左右的暴露者未能全程接种疫苗。

六、狂犬病的经济负担和社会危害

狂犬病给咬伤受害者和已经不堪重负的各国政府带来了沉重的经济负担。PEP 可有效预防狂犬病发病，全球每年用于 PEP 的直接费用为 17 亿美元，和另外 14 亿美元的间接费用（患者交通和收入损失）。亚洲地区是全球狂犬病经济负担最高的地区，暴露者处置费用高达每年 15 亿美元。

（一）狂犬病的经济负担

我国是全球人用狂犬病疫苗接种最多的国家，疫苗拯救了成千上万人的生命，但我们也付出了巨大的经济代价。近年来，每年人用狂犬病疫苗使用量为 1200 万～1500 万人份，年直接费用为 35 亿～50 亿元。全国每年接种人用狂犬病疫苗、注射狂犬病被动免疫制剂和伤口医疗处置的费用超过 74 亿。目前我国人用狂犬病疫苗全程接种需 250 元（国产疫苗）～350 元（进口疫苗），被动免疫制剂注射需 300（抗血清）～1200 元（抗狂犬病人免疫球蛋白）。Ⅲ度暴露者完成规范的 PEP 约共需 1500 元。对经济条件普遍落后的农村地区居民来说，这种每次动辄数百元，甚至上千元的预防处置费用无疑是一笔不小的经济负担。

（二）狂犬病还会造成一些社会和心理影响

狂犬病发病后无药可救，加之群众对长潜伏期等的不当认识，使得一些被犬、猫致伤者长期处于忧虑之中，背上了沉重的思想负担，甚至发展成强迫症和"狂犬癔症"，严重影响其正常工作和生活。发生狂犬病疫情或一犬伤多人事件后，会在当地群众中引发一定的恐慌。犬伤人后无论是否发生狂犬病都会引发邻里矛盾，给当地的社会安定带来不稳定因素。

（三）狂犬病对国家形象产生负面影响

狂犬病是和贫穷落后相关联的传染病，在发达国家和部分发展中国家已经被消除。狂犬病疫情的持续存在，使狂犬病成为外国人到这些国家前考虑的旅行免疫传染病。我国狂犬病的死亡人数还经常被流行病学家和发达国家的卫生部门拿来和非洲一些国家进行比较，对我国在公共卫生方面的国际声望产生了严重的负面影响。

第三节　狂犬病的流行环节

一、狂犬病的宿主及传染源

狂犬病在自然界的储存宿主动物包括食肉目动物和翼手目动物，狐、狼、豺、鼬獾、貉、臭鼬、浣熊、猫鼬和蝙蝠等也是狂犬病的自然储存宿主，均可感染狂犬病病毒属病毒成为传染源，进而感染猪、牛、羊和马等家畜。狂犬病易感动物主要包括犬科、猫科及翼手目动物。禽类、鱼类、昆虫、蜥蜴、龟和蛇等不感染和传播 RABV。全球范围内，99% 的人间狂犬病是由犬引起，特别是亚洲、非洲等狂犬病流行区，犬是引起人间狂犬病的最主要原因。而犬狂犬病疫情控制较好的欧洲、北美、澳大利亚及部分拉丁美洲国家的传染源为蝙蝠、狐、豺、狨猴、猫鼬和浣熊等野生动物。

宿主动物中，蝙蝠较为特殊，由于蝙蝠暴露可能为极难察觉的细微咬伤或损伤，从而导致暴露风险大为提高。世界卫生组织（WHO）及美国疾病预防控制中心（CDC）均将蝙蝠暴露归类为严重暴露，要求将其按照Ⅲ级暴露进行处置。美国和加拿大 1950～2007 年间 56 例蝙蝠导致的人间狂犬病病例中，有明确咬伤史者仅 22 例（39%）；与蝙蝠直接接触而无咬伤（如触摸蝙蝠）者 9 例（16%）；有 6 例（11%）并无明确接触史，仅发现房间内有蝙蝠；而无直接接触者为 19 例（34%）。

WHO 指出，对北美洲和欧洲狂犬病流行地区的野生和家栖啮齿类动物的大规模检测显示，此类动物极少感染狂犬病，RABV 终端溢出性感染仅为偶发事件，说明此类动物并非狂犬病的贮存宿主，也不参与该疾病的流行和传播。美国 CDC 也指出，啮齿类（尤其小型啮齿类，如：花栗鼠、松鼠、小鼠、大鼠、豚鼠、沙鼠、仓鼠）和兔形目（包括家兔和野兔）极少感染狂犬病，也未发现此类动物导致人间狂犬病的证据。根据美国 20 年（1985 - 2004 年）的监测，尽管在浣熊狂犬病发病地区，偶有旱獭（土拨鼠）感染狂犬病的记录，但从未在小型啮齿类动物中检测到 RABV，也无啮齿类或兔形目动物导致人间狂犬病病例的证据。

在我国，狂犬病宿主和传染源缺乏系统的调查研究。2005 年以来，我国狂犬病病例致伤动物监测可见，犬是我国狂犬病的主要传染源，约占 95%，猫是次要传染源，约占 4%，野生动物作为传染源占 1% 左右。通过病毒分离、分子生物学或血清学检测已证实我国鼬獾、蝙蝠、貉、狼、鹿及野鼠等野生动物携带 RABV，鼬獾、蝙蝠、貉、狼这四种野生动物是我国重要的野生狂犬病宿主和传染源，野鼠和鹿等其他野生动物作为传染源意义不大。

二、传播途径

狂犬病主要经直接接触传播，常见的感染方式有被发病动物咬伤、抓伤，破损的皮肤（包括新鲜或尚未愈合的伤口）或黏膜（包括完整的黏膜，如口腔、会阴等）接触发病动物的唾液和分泌物；对狂犬病动物解剖、宰杀、剥皮偶尔也会造成感染。

RABV 在人与人之间的传播极其罕见，在狂犬病患者的唾液、泪液、尿液和神经组织中可以发现 RABV，暴露于这些体液和组织在理论上有传播的风险，已证实的人与人之间的狂犬病传播仅发生于通过狂犬病感染者的组织和器官移植传播，还有一例围产期狂犬病。没有关于母乳喂养传播风险的数据，根据病理生物学和流行病学，这种风险不大可能发生。

由于食用狂犬病动物的生肉而引起的人类狂犬病病例极为罕见，彻底煮熟的动物肉和巴氏消毒过的奶，不会传播狂犬病。从未从患狂犬病的牛的奶中分离出 RABV，也没有因食用生奶而导致人类狂犬病病例的记录。经巴氏杀菌的牛奶不会导致狂犬病的传播。

狂犬病可以通过吸入含有病毒的气溶胶感染，包括在实验室处理含有高度浓缩活RABV 的材料，或在感染狂犬病蝙蝠密度高的洞穴中感染。与野生动物的接触应考虑当地环境和流行病学。野生食肉动物和蝙蝠（食肉动物和翼手目）比其他野生动物更容易感染狂犬病，因为它们是 RABV 的保存宿主。

没有因啮齿类动物咬伤导致人类狂犬病病例的报告。被啮齿类动物咬伤不构成危险，除非该啮齿类动物患有实验室确认的狂犬病。

三、人群易感性

不同性别、年龄、职业人群对狂犬病具有普遍的易感性。但由于暴露机会不同以及暴露后获得 PEP 的机会不同，狂犬病分布可表现出年龄、性别、职业和地区间的差异。高危人群可以通过 PrEP 获得保护。所有持续、频繁暴露于狂犬病危险环境下的个体均推荐进行暴露前预防性狂犬病疫苗接种，如接触 RABV 的实验室工作人员、可能涉及狂犬病患者管理的医护人员、狂犬病患者的密切接触者、兽医、猎人、动物驯养师以及经常接触动物的大学生等。此外，建议到偏远地区、难以获得及时的 PEP 且存在暴露风险的游客进行 PrEP。

（殷文武）

第三章　狂犬病病原学

一、狂犬病病原的分类

狂犬病的病原体属于单股负链病毒目弹状病毒科狂犬病病毒属（Lyssavirus）。

直到 20 世纪 50 年代，狂犬病病毒（RABV）一直被认为是狂犬病的唯一病原。通过对来自尼日利亚的血清学相关病毒即 LBV 和 MOKV 的鉴定，发现了狂犬病病毒群的复杂性，由此出现了狂犬病相关病毒（Rabies – related viruses）和狂犬病血清型（Rabies serogroup）的术语。1970 年来自南非被食虫蝙蝠咬伤死亡患者的 DUVV 被确定为第四种血清型。1950 年以来在欧洲分离到的蝙蝠病毒与 DUVV 呈血清学相关性，应用单克隆抗体反应将欧洲蝙蝠病毒进一步分为 EBLV – 1 和 EBLV – 2。针对狂犬病相关病毒多样性的广泛种系进化研究，产生了新的专业术语"基因型"（Genotype），之后持续发现了新的基因型，1997 年从澳大利亚果蝠中分离到的 ABLV 确定为基因 7 型。为了对越来越多的狂犬病相关病毒更好地归类，国际病毒分类委员会（ICTV）主持设立了狂犬病病毒属，现存的基因型作为狂犬病病毒属分类的基础，并结合系统发生进化树拓扑结构、单克隆抗体反应谱以及生态、宿主、地理范围等特征确立病毒种类。

2012 年，ICTV 明确 12 种狂犬病病毒属病毒。除上述 7 个基因型为 7 种狂犬病病毒属病毒外，21 世纪新发现的另外 5 种病毒为中亚食虫蝙蝠中分离到的 KHUV 和 ARAV，俄罗斯食虫蝙蝠中分离到的 IRKV 和 WCBV，非洲肯尼亚食虫蝙蝠中分离到的 SHIBV。

到 2015 年又新增两种病毒，分别为在法国、德国食虫蝙蝠中分离到的 BBLV 和坦桑尼亚非洲灵猫身上分离到的 IKOV。ICTV 将之前的 12 种病毒名称中的"virus"均修改为"lyssavirus"。

截至 2018 年，ICTV 确认的狂犬病病毒属病毒达到 16 种（表 3 – 1），新增加了从西班牙蝙蝠中分离到的 LLEBV 和从斯里兰卡的印度狐蝠中分离到的 GBLV 两种病毒。

根据遗传距离和血清学交叉反应，16 种病毒又被划分为三个不同的遗传谱系：遗传谱系 I 包括 RABV、DUVV、EBLV – 1、EBLV – 2、ABLV、KHUV、ARAV、IRKV、BBLV 和 GBLV；遗传谱系 II 括 LBV、MOKV 和 SHIBV；遗传谱系 III 包括 WCBV、IKOV 和 LLEBV。

表 3-1 狂犬病病毒属目前包括的病毒

序号	种类	英文全称	英文简称	主要宿主	地理分布	遗传谱系/疫苗能否保护	是否有人感染病例
1	狂犬病病毒	Rabies lyssavirus	RABV	所有哺乳动物，最主要是犬	除澳大利亚、南极洲及个别岛屿之外的世界各地（陆地哺乳动物）；美洲大陆（蝙蝠）	I/能	有，59000 死亡病例/年
2	Lagos 蝙蝠病毒	Lagos bat lyssavirus	LBV	种类众多的果蝠；偶尔溢出至家养犬猫	非洲	II/否	无
3	Mokola 病毒	Mokola lyssavirus	MOKV	鼩鼱、家养猫和啮齿动物	非洲	II/否	有，2 例
4	Duvenhage 病毒	Duvenhage lyssavirus	DUVV	食虫蝙蝠	非洲（肯尼亚、南非、津巴布韦）	I/能	有，6 例
5	欧洲蝙蝠病毒 1 型	European bat 1 lyssavirus	EBLV-1	食虫蝙蝠（Serotine bat）	欧洲（法国、德国、西班牙）	I/能	有，2 例
6	欧洲蝙蝠病毒 2 型	European bat 2 lyssavirus	EBLV-2	食虫蝙蝠（Daubenton's bat）	欧洲	I/能	有，2 例
7	澳大利亚蝙蝠病毒	Australian bat lyssavirus	ABLV	狐蝠和食虫蝙蝠	澳大利亚	I/能	有，3 例
8	Khujiand 病毒	Khujand lyssavirus	KHUV	食虫蝙蝠（Lesser mouse-eared 蝙蝠）	中亚（塔吉克斯坦）	I/能	无
9	Aravan 病毒	Aravan lyssavirus	ARAV	食虫蝙蝠（Whiskered 蝙蝠）	中亚（吉尔吉斯斯坦）	I/能	无
10	Ikrut 病毒	Irkut lyssavirus	IRKV	食虫蝙蝠（Greater tube-nosed bat）	俄罗斯、中国	I/能	有，1 例
11	西高加索蝙蝠病毒	West Caucasian bat lyssavirus	WCBV	食虫蝙蝠（普通长翼蝠）	俄罗斯、肯尼亚	III/否	无
12	Shimoni 蝙蝠病毒	Shimoni bat lyssavirus	SHIBV	食虫蝙蝠（Commerson's leaf-nosed bat）	非洲（肯尼亚）	II/否	无
13	Bokeloh 蝙蝠病毒	Bokeloh bat lyssavirus	BBLV	食虫蝙蝠（纳氏鼠耳蝠）	欧洲（法国、德国、波兰）	I/能	无
14	Ikoma 蝙蝠病毒	Ikoma lyssavirus	IKOV	非洲灵猫	非洲（坦桑尼亚）	III/否	无
15	Lleida 蝙蝠病毒	Lleida bat lyssavirus	LLEBV	食虫蝙蝠（普通长翼蝠）	欧洲（西班牙）	III/否	无
16	Gannoruwa 蝙蝠病毒	Gannoruwa bat lyssavirus	GBLV	印度狐蝠	亚洲（斯里兰卡）	I/能	无

二、病毒理化特性

狂犬病病毒属病毒不耐高温，悬液中的病毒经 56℃ 30~60 分钟或 100℃ 2 分钟即失去感染力。脑组织内的狂犬病病毒属病毒在常温、自溶条件下，可保持活力 7~10 天，4℃可保存 2~3 周。病毒在 pH 7.2~8.0 较为稳定，超过 pH 7~9 的范围易被灭活。病毒对脂溶剂（肥皂水、三氯甲烷、丙酮等）、乙醇、过氧化氢、高锰酸钾、碘制剂以及季铵类化合物（如苯扎溴铵）等敏感，但不易被来苏水溶液灭活。1:500 稀释的季铵类消毒剂、45%~70% 乙醇、1% 肥皂水以及 5%~7% 碘溶液均可在 1 分钟内灭活病毒。

三、病毒蛋白结构与功能

狂犬病病毒属病毒基因组长约 12 kb，为不分节段的单股负链 RNA，从 3′端到 5′端依次编码 5 种结构蛋白：核蛋白（NP）、磷蛋白（PP）、基质蛋白（MP）、糖蛋白（GP）和依赖 RNA 的 RNA 多聚酶（LP）。

病毒颗粒呈子弹状，长 100~300 nm，直径为 75 nm，由囊膜和核衣壳两部分组成：基因组 RNA 及外层紧密盘绕的 NP、PP、LP 共同构成具有转录、翻译功能的核衣壳；颗粒外层脂质膜表面镶嵌着 GP 以三聚体构成的纤突，为病毒中和抗原及与宿主受体结合的部位；MP 位于囊膜内侧和核衣壳之间，连接内外两部分。

四、分子流行病学和变异

基于病毒 NP 基因或 GP 基因等的核苷酸序列进行种系发生分析，不仅能够明确病毒的种类及其亲缘关系，还可以结合流行病学背景资料，全面细致分析病毒的种群分化模式和流行分布特征，了解不同地域、不同宿主以及不同时期病毒的可能来源及传播方向，为狂犬病预防控制策略的制定提供科学依据。Bourhy 等将所有已知的 RABV 病毒分为 7 个世系，与病毒的地域分布密切相关：分布群在全球范围内的不同宿主中分布，可能由于欧洲殖民统治将病毒分散至亚洲、非洲（Africa 1、Africa 4）、美洲等地；非洲 2 群（Africa 2）由分布在非洲撒哈拉沙漠以南及中非地区的犬相关病毒组成；非洲 3 群（Africa 3）包括南非、博茨瓦纳、津巴布韦的獴中分离到的病毒；北极相关群（Arctic - related）是指在北极及其周围地区的红狐或北极狐中分离到的北极群（Arctic）及覆盖更大地域范围的北极相似群（Arctic - like），使得分布范围拓展到阿根廷、巴基斯坦、朝鲜、伊朗、尼泊尔、印度、蒙古国甚至中国；印度次大陆群（Indian subcontinent）由斯里兰卡播散到了印度南部；亚洲群（Asian）基本覆盖整个亚洲大陆以及东南亚地区，中国的绝大部分毒株均属于本群；蝙蝠群（Bat）来自于美洲大陆的蝙蝠。

对我国目前所有 RABV 的种系发生分析，勾勒出了我国 RABV 的进化模式及与世界病毒种群的关系。我国学者基于现有我国流行株 320 条 GP 基因序列及 232 条 NP 基因序列，利用生物信息学方法将我国毒株分为 6 群（China Ⅰ~Ⅵ）：China Ⅰ 群为我国目前流行的优势毒株群，数量最多，分布范围最广；China Ⅱ 群不仅包括南方省区的犬毒株，还包括野生动物鼬獾病毒；China Ⅲ 群参与国际分群中世界分布群的循环；China Ⅳ 群来自内蒙古等地的貉等动物，归属于国际北极相关群；China Ⅴ 群目前仅在宁夏、重庆发现；China Ⅵ 群与 Ⅰ、Ⅱ、Ⅴ 群均归属于国际亚洲群，区别是 China Ⅵ 群不是完全在国内循环，而是与东南亚毒株交叉存在。

利用最新的生物信息学进化分析方法，可以估算整个狂犬病病毒属的进化时间及各种群分化的先后顺序，从而了解病毒的系统进化史。整个狂犬病病毒属的进化史可以追溯至大约 5000 年前，与早在 4000 多年前美索不达米亚就有关于狂犬病的最早记载的历史相吻合。狂犬病病毒属可以分为食肉目动物（如犬、狼）和翼手目动物（蝙蝠）两个大分支，食肉目病毒分化时间晚于翼手目病毒，支持十多年前关于 RABV 历史上发生了宿主由翼手目向食肉目动物转换的推论。2000 年前左右开始分化出目前不同的病毒种类，而分布范围最广、数量最多的 RABV 约在 663 年前开始出现。呈全球范围分布的世界分布群约在近 200 年内完成了世界范围的播散，与欧洲殖民史的时间相吻合。因此推测，人类交流的频繁和活动范围的扩大可能促进了病毒多样性的发展。

（朱武洋，陶晓燕）

第四章　狂犬病病例的实验室诊断

狂犬病主要发生在亚洲、非洲的发展中国家和经济不发达国家，由于对狂犬病实验室诊断的意识不足、实验室检测能力欠缺及宗教和传统文化等原因，狂犬病病例实验室诊断比例极低，多数狂犬病病例为临床诊断病例。我国狂犬病病例的实验室诊断率低于1%，有能力进行狂犬病病例诊断的实验室很少，主要集中在省级及省级以上疾病预防控制中心、武汉生物制品研究所、少数大学院校相关实验室，每年送检的狂犬病病例标本数量少、来源分散，使得狂犬病病例实验室诊断能力的持久维护较为困难，专业进行狂犬病病例实验室诊断的人员也极度稀缺。

我国目前仍然执行狂犬病诊断标准 WS 281—2008，本章结合实际经验和最新进展论述狂犬病病例的实验室诊断，以期进一步完善我国狂犬病病例的实验室诊断。

第一节　狂犬病病毒抗原检测

一、抗原检测方法类型

狂犬病病毒（RABV）核蛋白（NP）是进行 RABV 抗原检测的靶标蛋白。RABV 抗原检测的金标准方法为直接荧光抗体法（DFA）。此外，酶联免疫吸附试验（ELISA）、直接快速免疫组化法（DRIT）的检测效果也获得广泛认可。

（一）直接荧光抗体法

1. 基本原理

抗 RABV NP 单克隆抗体蛋白分子能够和荧光素结合形成荧光抗体，荧光抗体保持了抗体活性，仍然能和 NP 形成抗原抗体复合物。利用这种特性，借助荧光显微镜观察荧光色素，从而检测 RABV NP。DFA 是荧光抗体直接与标本内的抗原反应，该方法简便、快捷、有效减少非特异性染色，适用于检测细胞内的 RABV NP，是世界卫生组织（WHO）推荐的检测狂犬病病毒抗原的金标准方法。

2. 操作步骤

（1）用乙醇浸泡载玻片 30 分钟后取出、吹干，分别取不同的脑组织（大脑、中脑、小脑、海马回）剖面均匀涂印在载玻片上。

（2）吹干后，取冷丙酮（4℃）室温固定 7～10 分钟；取出后再吹干，进行步骤（3），或置于 -70℃ 冰箱保存。

（3）将稀释好的荧光标记抗 RABV NP 单克隆抗体滴加在固定好的抗原片上。

（4）将涂有荧光标记抗 RABV NP 单克隆抗体的抗原片放在湿盒中，37℃ 孵育 30 分钟。

（5）取出后，用缓流冲洗抗原片 3～5 秒，再用 PBS 振洗 2 遍，蒸馏水振洗 1 遍，每次 2 分钟，吹干。

（6）用 90% 甘油（PBS）封片，加盖盖玻片，荧光显微镜观察。

（7）结果判断　仔细观察每个视野的荧光强度，并结合不同视野的荧光分布，做出荧光强度的等级判断。－：无荧光；＋／－：极弱的可疑荧光；＋：荧光较弱，但清晰可见；＋＋：荧光明亮，且多个视野均有分布；＋＋＋～＋＋＋＋：荧光闪亮，且范围广泛。

3. 在狂犬病病例实验室诊断中的应用

WS 281—2008 中指出狂犬病患者受伤处皮肤组织、角膜、后颈带毛囊皮肤组织、体液（唾液、脑脊液等）、尸检脑组织标本可以进行 DFA 检测。经过长期实践，在狂犬病病例诊断中 DFA 最适宜的检测标本是尸检脑组织标本制成的涂片，国内偶有应用；狂犬病患者后颈带毛囊皮肤组织的冰冻切片也可以进行 DFA 检测；狂犬病患者受伤处皮肤组织、角膜、体液（唾液、脑脊液等）进行 DFA 检测的效果不佳且罕见开展，无实际应用价值。

（二）酶联免疫吸附试验

1. 基本原理

抗 RABV NP IgG 抗体和 RABV NP 抗原特异性结合，在固相介质（ELISA 检测板）上包被抗 RABV NP IgG 抗体，捕获标本中的 RABV NP 抗原，然后再与辣根过氧化物酶（HRP）标记的抗 RABV NP IgG 抗体结合，经邻苯二胺（OPD）底物显色反应达到检测目的。该方法操作快速、简单，并且不受组织腐败和热灭活影响，检测效果与 DFA 对等。

2. 操作步骤

（1）取待检脑组织加样品稀释液研磨制成 10% 脑组织悬液，或直接取待检脑脊液约 0.5 ml，用稀释液将待检脑组织悬液和阴性、病毒阳性对照各 1:20 稀释（阴性对照自设，脑脊液不稀释），加入各自对应孔中，其中待测样品各 1 孔，阴性、病毒阳性对照各 2 孔，100 μl/孔。设 2 孔为空白对照，只加样品稀释液，100 μl/孔，将酶标可拆板置湿盒内，37℃ 孵育 30 分钟。

（2）将浓缩的洗涤液用蒸馏水 30 倍稀释成工作浓度，取出酶标板，甩干，将洗涤液加满各孔，倾出，甩干，重复以上操作共 3 次。

（3）取酶结合物加入各孔（空白对照孔中不加酶结合物），100 μl/孔，置湿盒内，37℃ 孵育 30 分钟。

（4）取出酶标板，倾出液体，甩干，同上法洗板 6 次。

（5）将底物液 100μl/孔加入各孔中，置湿盒内至阳性对照显色。将终止液加入各孔，50μl/孔，终止反应。置酶标仪上读数。

（6）结果判断　空白和阴性对照孔无色，而阳性对照孔显色，则结果成立。以空白 2 孔的平均数调零，在酶标仪上测定 450nm 处各孔的吸光值（A），待测样品 A 值大于或等于阴性对照 A 平均值 +0.08，则表明该样品为 RABV 抗原阳性。

3. 在狂犬病病例实验室诊断中的应用

WS 281—2008 中指出狂犬病患者脑脊液、尸检脑组织标本可以采用 ELISA 检测 RABV 抗原。武汉生物制品研究所成功开发了 RABV 抗原检测的 ELISA，对动物脑组织标本的大量检测表明与 DFA 一致性良好，但是用于狂犬病病例诊断的情况少见。

（三）直接快速免疫组化法

1. 基本原理

DRIT 是美国 CDC 建立的一种以酶标记抗 RABV NP 单克隆抗体检测 RABV 抗原的诊断方法，该方法检测对象为脑组织印片，经甲醛固定后，以生物素 - 亲和素系统进行免疫组化反应，以 3 - 氨基 - 9 - 乙基咔唑（AEC）为显色剂，并以苏木精复染。该方法具有操作简便、仪器设备要求低、结果易于观察等优点，检测效果与 DFA 对等。

2. 操作步骤

（1）制作常规脑组织印片于标记的载玻片上，包括标准阳性对照和阴性对照。

（2）在室温下将载玻片风干 5 分钟。

（3）在室温下将载玻片浸润到 10% 福尔马林溶液（Dish Ⅰ）中，作用 10 分钟。

（4）将载玻片取出，放在 TPBS 溶液（Dish Ⅱ）中浸润清洗几次，以除去多余的固定剂。TPBS：含吐温 80 为 1% 的 PBS 溶液。

（5）在 3% 过氧化氢溶液（Dish Ⅲ）中浸润载玻片 10 分钟。

（6）在 TPBS 溶液（Dish Ⅳ）中浸润清洗载玻片，以除去多余的过氧化氢。将载玻片移入下一个冲洗槽（Dish Ⅴ）中（浸润之后，甩去多余的缓冲液，并用滤纸从载玻片的一侧将其表面吸干）。一次只操作一张载玻片，而保持其他载玻片浸润在 TPBS 溶液中。

（7）在湿盒内孵育载玻片，在室温下将其与生物素标记的抗 RABV NP 单克隆抗体反应 10 分钟。

（8）孵育之后甩掉多余的结合物，用 TPBS（Dish Ⅴ）浸润冲洗载玻片。

（9）在湿盒内将载玻片与链霉菌抗生物素蛋白 - 过氧化酶复合物于室温共同孵育 10 分钟，孵育之后甩掉多余的液体。

（10）用 TPBS（Dish Ⅴ）浸润冲洗载玻片。

（11）在湿盒内将载玻片与过氧化酶底物（AEC）于室温下共同孵育 10 分钟，AEC 于使用前稀释到工作浓度，孵育之后甩掉多余的底物。

（12）用去离子水或蒸馏水（Dish Ⅵ）浸润冲洗载玻片。

（13）用 Gills 苏木精（用去离子水稀释为 1:2）（Dish Ⅷ）复染 2 分钟。

（14）立即用去离子水或蒸馏水（Dish Ⅷ）浸润冲洗载玻片以去除上面的染色剂，再次用去离子水（Dish Ⅸ）浸润冲洗以确保除去多余的染色剂。

（15）将载玻片转移到干净的蒸馏水中，用水溶性的封固剂封闭载玻片和盖玻片。在封固之前不要让载玻片在空气中风干。如果有多个载玻片染色，可以在封固之前置于去离子水或蒸馏水之中。

（16）用光学显微镜观察载玻片，用 20 倍的物镜扫描视野。然后用 40 倍高倍镜观察（蓝色背景下，狂犬病病毒抗原为棕红色颗粒）。

（17）结果判断

①＋＋＋＋：在印片的每一个区域里都可以观察到大量的不同大小和形状的包涵体。

②＋＋＋：几乎在每一个显微镜视野里都可以观察到不同大小和形状的包涵体，虽然每个视野中的数目各不相同，但是大多数视野中都含有数目众多的包涵体。

③＋＋：在 10%～50% 的视野中可以观察到不同大小和形状的包涵体，而且每个视野中的数目并不多。

④＋：在不到 10% 的视野中观察到不同大小和形状的包涵体，而且每个视野中的数目很少（通常每个视野只有一个或者两个包涵体）。

在所有检测实验中，阳性对照最理想的染色强度是＋＋＋＋级。如果样品处理不理想，狂犬病阳性样本也会出现＋＋＋级染色强度。值得注意的是，＋＋和＋级这两个比较弱的染色强度，如果在没有明确的证据下是不能作为 RABV 诊断依据的。

3. 在狂犬病病例实验室诊断中的应用

DRIT 进行结果观察时只需要光学显微镜即可，被认为是适合发展中国家 RABV 抗原检测的实验室方法。2011 年中国疾病预防控制中心病毒病预防控制所病毒性脑炎室在美国疾病预防控制中心狂犬病专家 Michael Niezgoda 指导下建立了 DRIT 检测体系，对国内狂犬病犬脑组织进行的检测显示与 DFA 效果相当。但是该方法目前在国内尚未应用于狂犬病病例尸检脑组织标本的检测，未列入我国狂犬病诊断标准中。

二、抗原检测在狂犬病病例实验室诊断中的价值

狂犬病病例实验室诊断的常见标本是唾液、血清、脑脊液，获取病例脑组织和其他组织器官标本的机会很少。DFA、DRIT 检测 RABV 抗原对狂犬病病例实验室诊断的价值有限，ELISA 检测 RABV 抗原在狂犬病病例实验室诊断中应用机会相对较多。然而，检测狂犬病病例唾液、血清、脑脊液标本中 RABV 核酸的方法更加实用和可靠，因此，总的来说，RABV 抗原检测在狂犬病病例实验室诊断中的价值较为有限。

第二节　狂犬病病毒核酸检测

一、核酸检测方法类型

RABV NP 基因是 RABV 核酸检测的主要靶标基因，此外，病毒 RNA 依赖的 RNA 聚合酶（LP）基因、糖蛋白（GP）基因也是 RABV 核酸检测常用的靶标基因。反转录 – 聚合酶链式反应（RT – PCR）是 RABV 核酸检测最常用的方法。此外，实时荧光定量 PCR（Q – PCR）、环介等温扩增（LAMP）、高通量测序技术在 RABV 核酸检测中也效果良好。

（一）反转录 – 聚合酶链式反应检测技术

1. 基本原理

RABV 基因组为单股负链 RNA，因此首先需要通过反转录酶的作用以 RNA 合成 cDNA，再以 cDNA 为模板经 PCR 扩增目的基因。病毒 NP 基因序列保守，适于进行 RABV 核酸诊断。病毒 LP 基因同样相对保守，适于进行 RABV 核酸诊断。采用巢式或半巢式 PCR 可以进一步增加反应敏感性，增强对病毒拷贝数低的样品的检测效果。核酸序列测定和比对对于核酸检测是必要的，同时也为基于核酸序列的系统进化分析提供数据基础。

2. 操作步骤

（1）核酸提取　病例组织器官标本（尸检脑组织标本、后颈带毛囊皮肤组织）采用 Trizol 提取总 RNA，病例唾液、血清、脑脊液采用 Qiagen 公司 QIAamp© Viral RNA Mini Kits 病毒 RNA 提取试剂盒，依据说明书进行核酸提取。

（2）反转录　采用 Invitrogen 公司 SuperScript© Ⅲ 1st Strand cDNA Synthesis Kits 反转录试剂盒将病毒 RNA 反转录合成 cDNA，依据说明书进行反转录。

（3）聚合酶链式反应　采用 Promega 公司 GoTaq© Green Master Mix 试剂，分别采用针对 RABV NP 和依赖 LP 基因的特异性引物（表 4 – 1）进行目的基因片段扩增。

扩增 RABV NP 基因时，外引物为 P_{N1-1} 和 P_{N1-2}，内引物为 P_{N2-1} 和 P_{N2-2}。外引物 PCR 反应条件为：94℃ 预变性 3 分钟；94℃ 变性 30 秒，56℃ 退火 30 秒，72℃ 延伸 1 分 40 秒，共 35 个循环；72℃ 延伸 10 分钟。内引物 PCR 反应条件为：94℃ 预变性 3 分钟；94℃ 变性 30 秒，56℃ 退火 30 秒，72℃ 延伸 40 秒，共 35 个循环；72℃ 延伸 10 分钟。

扩增 RABV LP 基因时，外引物为 $P_{L1/2-1}$ 和 P_{L1-2}，内引物为 $P_{L1/2-1}$ 和 P_{L2-2}。外引物和内引物 PCR 反应条件均为：94℃ 预变性 3 分钟；94℃ 变性 30 秒，56℃ 退火 45 秒，72℃ 延伸 40 秒，共 35 个循环；72℃ 延伸 3 分钟。

表 4-1 病例标本 PCR 检测使用的引物

目的基因	引物编号	引物序列（5′→3′）	基因组定位（nt）
NP	P_{N1-1}	5′-ATG TAA CAC CTC TAC AAT GG-3′	55~74
	P_{N1-2}	5′-CAG TCT CYT CNG CCA TCT-3′	1570~1587
	P_{N2-1}	5′-AAG ATG TGY GCY AAY TGG AG-3′	644~663
	P_{N2-2}	5′-GCC CTG GTT CGA ACA TTC T-3′	881~899
LP	$P_{L1/2-1}$	5′-ATG ACA GAC AAY YTG AAC AA-3′	7170~7189
	P_{L1-2}	5′-TGA CCA TTC CAR CAR GTN G-3′	7489~7507
	P_{L2-2}	5′-GGT CTG ATC TRT CWG ARY AAT A-3′	7419~7440

注：采用 Primer 5.0 软件以 RABV PV2061 疫苗株（GenBank ID：NC_ 001542）为模板设计引物

（4）结果判断 NP 和 LP 基因 PCR 产物长度均为大约 250 bp。PCR 扩增产物进行核酸序列测定。序列拼接采用 BioEdit 等软件，序列排列采用 Clustal X 等软件，系统进化分析采用 MEGA 等软件，依据软件使用说明进行操作。

3. 在狂犬病病例实验室诊断中的应用

对于狂犬病病例的实验室诊断，RT-PCR 是最为实用的实验室检测技术，适用于狂犬病病例的各类标本的实验室检测。对于尸检脑组织 DFA 仍然是首选金标准方法，但是对于病例唾液、血清、脑脊液标本，RT-PCR 是首选检测方法，因此 RT-PCR 在狂犬病病例实验室诊断中的应用价值是最大的。WS 281—2008 中将 RABV NP 基因的 RT-PCR（巢式 PCR）列为标准诊断方法。狂犬病病毒 LP 基因的 RT-PCR（巢式 PCR）检测技术应用于国内狂犬病病例实验室诊断效果良好，但是迄今在国内应用很少，作为狂犬病病例实验室诊断技术的价值尚未得到广泛认可。

（二）其他核酸检测技术

中国疾病预防控制中心病毒病预防控制所病毒性脑炎室在 2006 年就建立了 RABV 核酸检测的 Q-PCR 技术，但是一直未用于狂犬病病例的实验室诊断。目前，Q-PCR、LAMP 技术不但已经成功应用于 RABV 核酸检测，并且有商品化试剂盒面市。此外，深圳华大基因股份有限公司应用高通量测序技术在狂犬病病例存活期的脑脊液样品中完成了 RABV 全基因序列测定。然而，从实用性角度来讲，狂犬病病例实验室诊断数量少，难以支持 Q-PCR、LAMP 商品化试剂盒市场的维系，采用高通量测序技术进行狂犬病病例实验室诊断更是极其偶然的探索，无法普遍应用于狂犬病病例实验室诊断。

二、核酸检测在狂犬病病例实验室诊断中的价值

病毒核酸检测是狂犬病病例实验室诊断中应用价值最高的检测技术，适用于所有狂犬病病例和所有类型狂犬病病例标本，在存在明确 RABV 抗原检测证据的情况下，如：尸检脑组织印片 DFA 检测阳性结果、后颈带毛囊皮肤组织冰冻切片 DFA 检测阳性结果、脑脊液 ELISA 检测阳性结果，病毒核酸检测是没有必要的。然而，对于缺乏明确 RABV 抗原检测证据的情况下，如没有适于病毒抗原检测的病例标本（唾液、血清）、病毒抗原检测结果不符合临床诊断结果的病例标本（脑组织、后颈带毛囊皮肤组织、脑脊液），病毒核酸检测是有必要进行的实验室诊断检测。如前所述，对于病毒核酸检测，RT – PCR 技术已经足够了，在条件许可的情况下采用 Q – PCR、LAMP、高通量测序技术进行病毒核酸检测也可行，但是并非推荐和必需的实验室检测选项。

第三节　狂犬病病毒分离

一、病毒分离方法类型

新生乳鼠颅内接种实验和敏感组织培养细胞感染实验是实验室进行 RABV 分离的两种方法。病例标本进行 RABV 分离结果阳性可确诊为狂犬病病例。病毒分离用于狂犬病病例实验室诊断的敏感性不低于 DFA 和 RT – PCR 法，该方法虽然是传统的病毒学实验室方法，但是对操作要求较高，并且要求在生物安全Ⅲ级实验室进行，因此实际使用非常少见。

（一）新生乳鼠颅内接种实验

1. 基本原理

RABV 具有嗜神经性，新生乳鼠脑组织对病毒高度敏感，将狂犬病病例标本（组织器官标本需要制备混悬液）颅内接种新生乳鼠，观察 21 天，连续传三代，取乳鼠脑组织进行 DFA 检测，确认病毒分离成功与否。

2. 操作步骤

（1）接种前准备工作　组织器官标本以含 1% 青链霉素（PS）双抗的 DMEM 培养液研磨制成 10% 混悬液，4℃ 2000 rpm 离心，取上清；唾液、血清、脑脊液可与含 1% 青链霉素（PS）双抗的 DMEM 培养液 1:1 混合，经一次性无菌滤器过滤后备用。

（2）新生乳鼠颅内接种　采用 1~3 日龄新生乳鼠（母鼠和乳鼠同笼饲养），0.5ml 或 1ml 一次性注射器吸取适量接种样品，0.02 ml/只，常规方法颅内接种一窝新生乳鼠。

（3）接种后观察　连续观察 21 天，出现明显发病的乳鼠及时收获，即使未出现发病症状，21 天后收获乳鼠。

（4）连续传代　收获的乳鼠剖取脑组织，以含 1% 青链霉素（PS）双抗的 DMEM 培养液研磨制成 10% 混悬液，4℃ 2000 rpm 离心，取上清，如上法连续传三代。

（5）结果判断　为确证病毒分离效果，可以剖取乳鼠脑组织制备印片，进行 DFA 检测。

3. 在狂犬病病例实验室诊断中的应用

原则上，所有 RABV 抗原和（或）核酸检测阳性的病例标本都可以进行 RABV 分离，狂犬病病例实验室诊断要求快速和便捷，而采用新生乳鼠进行病毒分离耗时较长，过程繁琐，因此只有在某些特殊情况下，比如获取有价值的毒株时才会进行新生乳鼠颅内接种实验，该方法不具备普遍的诊断实验应用价值。

（二）敏感组织培养细胞感染实验

1. 基本原理

小鼠成神经纤维瘤细胞（MNA 或 N2a）、金黄地鼠肾细胞（BHK-21）、非洲绿猴肾细胞（Vero）对 RABV 敏感，将狂犬病病例标本（组织器官标本需要制备混悬液）感染敏感组织培养细胞，连续传三代，经 DFA 检测敏感组织培养细胞感染 RABV 的情况，确认 RABV 分离成功与否。

2. 操作步骤

（1）接种前准备工作　组织器官标本以含 1% 青链霉素（PS）双抗的 DMEM 培养液研磨制成 10% 混悬液，4℃ 2000 rpm 离心，取上清；唾液、血清、脑脊液可与含 1% 青链霉素（PS）双抗的 DMEM 培养液 1:1 混合，经一次性无菌滤器过滤后备用。

（2）敏感组织培养细胞感染实验　提前培养细胞，以含 10% 胎牛血清（FBS）的 DMEM 培养液制备为 1×10^6 细胞/ml 的细胞悬液，取 96 孔细胞培养板，每个病例的标本在 1 块 96 孔细胞培养板上至少做 4 孔，每孔加 50 μl 制备好的标本混悬液，再补加 50 μl 制备好的敏感细胞混悬液，37℃ 5% CO_2 培养 3~4 天。

（3）连续传代　将上述培养上清液继续按照同样的方法传 3 代。

（4）结果判断　为确证病毒分离效果，可以对 96 孔板上生长的敏感组织培养细胞进行 DFA 检测，方法同脑组织印片 DFA。

3. 在狂犬病病例实验室诊断中的应用

同新生乳鼠颅内接种实验相比，敏感组织培养细胞感染实验操作相对便捷，但是在标本中 RABV 含量较低的情况下，采用敏感组织培养细胞感染实验将病毒滴度提高是比较复杂的过程，在 RABV 抗原和（或）核酸检测结果明确的情况下，敏感组织培养细胞感染实验并不作为常规的狂犬病病例实验室诊断技术，仅在某些有必要获取毒株的特殊情况下才使用。

二、病毒分离在狂犬病病例实验室诊断中的价值

病毒分离可以获取 RABV 毒株进行深入研究，该方法是经典的病毒学实验室方法，成功与否与操作人员的操作技能关系密切。由于病毒分离耗时较长，一般不适于快速实验室诊断，仅在需要获取毒株时采用。WS 281—2008 中将该方法列为狂犬病病例实验室诊断技术，但是在国内用于狂犬病病例实验室诊断的实践很少，不具备作为普遍使用的狂犬病病例实验室诊断方法的价值。

第四节　狂犬病病毒抗体检测

一、抗体检测方法类型

小鼠脑内中和试验（MNT）、快速荧光灶抑制试验（RFFIT）是世界卫生组织（WHO）推荐的进行狂犬病病毒中和抗体（RVNA）检测的标准方法。MNT 需要使用一定数量的小鼠，动物接种后观察 2～4 周，进行大批量样品检验时工作任务较繁重，但是该方法在药品检定机构中仍然是狂犬病免疫球蛋白（RIG）效价检测的定标方法。RFFIT 是使用培养细胞进行的微量中和试验，单流程可在 48 小时内完成，在 96 孔板上进行适合大批量样品检测，和 MNT 的比较研究显示二者之间检测一致性接近 100%，同时 RFFIT 的重复性和稳定性优于 MNT，因此在多数需要进行 RVNA 效价测定的情况下 RFFIT 已经取代了 MNT。在狂犬病病例实验室诊断中应用 RFFIT 检测 RVNA 效价。

酶联免疫吸附试验（ELISA）、胶体金试验（CG）在 RABV 抗体检测中也有应用。然而，对于同一样品 ELISA、CG 法检测的 RABV 抗体效价和 MNT、RFFIT 检测的 RVNA 效价不是一个概念。ELISA、CG 法检测的是病毒总抗体或病毒 GP 总抗体，而 MNT、RFFIT 检测的是病毒 GP 中和抗原表位刺激机体产生的中和抗体。我国《狂犬病暴露后预防处置工作规范（2009 版）》明确规定检测 RVNA 应采用 MNT、RFFIT 方法。

（一）快速荧光灶抑制试验

1. 基本原理

RFFIT 是 WHO 狂犬病专家委员会推荐的 RVNA 检测标准方法，该方法是以 RABV 标准攻击毒株 CVS－11 为攻击病毒中和待测血清内的 RVNA，而后采用培养细胞检测剩余病毒，并通过 DFA 检测结果的 RVNA 检测方法，血清内 RVNA 水平 ≥0.5 IU/ml 即可认为体内具有保护水平的 RVNA。

2. 操作步骤

（1）取一块 96 孔细胞培养板，按照预先设计的方案在相应孔内加入 100 μl 10% FBS 的 DMEM 培养液。

（2）取待测血清和标准品、弱阳性血清、强阳性血清、阴性血清各 50 μl 分别加入相应孔内，进行连续 1:3 倍比稀释，最后一孔弃去 50 μl 混合液，同时设立细胞对照和 CVS－11 病毒对照。

（3）除细胞和病毒对照孔以外每孔加入稀释至 80% 细胞感染量的 CVS－11 毒种 50 μl，37℃ 中和作用 1 小时。

（4）中和作用结束后每孔加入 $1 \times 10^6/ml$ 的 BSR（BHK－21 小细胞亚克隆）细胞悬液 50 μl，37℃ 5% CO_2 孵箱培养 24 小时。

（5）弃培养液，每孔加 200μl PBS 磷酸盐缓冲液（0.01mol/L，pH7.2）洗 1 次，

弃洗液。

（6）每孔加 50 μl 80% 冷丙酮，4℃ 固定 30 分钟，弃丙酮，室温干燥 5 分钟。

（7）每孔加 50 μl 以 PBS 磷酸盐缓冲液（0.01 mol/L，pH 7.2）1:60 稀释的荧光标记抗狂犬病病毒 NP 抗体 LIGHT DIAGNOSTICS™ Rabies DFA 5100 Reagent（Millipore，Billerica，Massachusetts，USA）（含 0.1% 的 1% EVAN's Blue），37℃ 湿盒孵育 30 分钟。

（8）弃荧光标记抗狂犬病病毒 NP 抗体，每孔加 200 μl 磷酸盐缓冲液（0.01 mol/L，pH 7.2）连续洗 3 次。

（9）每孔加 50 μl 80% 甘油，铺满孔底。

（10）结果判断　倒置荧光显微镜下观察，在记录表中详细记录各样品 50% 细胞感染量分界点前后孔内荧光染色细胞百分比，代入计算公式内求取各样品中和抗体效价值，单位为 IU/ml。

3. 在狂犬病病例实验室诊断中的应用

狂犬病患者在中晚期时，RABV 突破血 - 脑屏障进入血液，刺激机体产生 RVNA。如果病例从未接种过狂犬病疫苗，那么在病例血清中检出 RVNA 可以确诊病例为狂犬病病例。对于狂犬病患者而言，入院后多数会采集血液标本进行各类检测，因此也为 RFFIT 用于狂犬病病例实验室诊断提供了便利。国内多家狂犬病实验室采用 RFFIT 检测技术对狂犬病病例进行了实验室诊断。WS 281—2008 中将该方法列为狂犬病病例实验室诊断技术。

（二）酶联免疫吸附试验

1. 基本原理

利用抗原抗体特异性结合反应，采用 RABV 全病毒或 GP 包被 ELISA 检测板，血清内的 RABV 抗体与包被抗原特异性结合，抗体再与生物素 - 亲和素标记的抗人二抗结合，经底物显色反应达到检测目的。该方法操作快速、简单，需要血清量极少，并且对于一些 RFFIT 不能检测的血清，如：污染血清、少于 50μl 的血清等，也可以检测血清内 RABV 抗体。ELISA 检测 RABV 抗体必须经过 RFFIT 评价其灵敏性、特异性，从而确立其检测功效。

2. 操作步骤

（1）用样品稀释液将待测样品按 1:50 稀释，加入各自对应孔中，其中待测样品各 1 孔，100 μl/孔。空白对照及阴性对照各 2 孔，100 μl/孔。取自设阳性对照，用样品稀释液稀释至工作浓度，再依次倍比稀释至 1:1600，每个稀释度各加 1 孔，100 μl/孔，将酶标可拆板置湿盒内，37℃ 温育 30 分钟。

（2）取出酶标板，倾出液体，甩干，将洗涤液加满各孔，倾出，甩干，重复洗板 4 次。

（3）取酶结合物加入各孔，100 μl/孔或 2 滴，置湿盒内，37℃ 温育 30 分钟。

（4）取出酶标板，倾出液体，甩干，同上法洗板 6 次。

（5）将显色液 A/B 液各 1 滴加入各孔中，置湿盒内 37℃ 显色 15 分钟，加终止液 1 滴，置酶标仪上读数。

（6）结果判断　空白和阴性对照孔无色，而阳性对照孔显蓝色，则结果成立。在酶标仪上测定 450 nm 处各孔 A 值。以 IU/ml 的对数为横坐标，以各孔 A 值对数为纵坐标，将阳性对照各孔依次在对数坐标纸上标出相应位点，各位点应形成一条直线，在该直线上找出样品 A 值的对数，其横坐标所示即为该样品相应的 IU/ml 的对数。

3. 在狂犬病病例实验室诊断中的应用

在病例仅有血清标本而且血清标本无法进行 RABV 核酸检测或核酸检测结果不支持临床诊断、血清标本不足以进行 RFFIT 检测时，ELISA 检测方法可以提供某种数据支持。WS 281—2008 中将该方法列为狂犬病病例实验室诊断技术，也是考虑到该方法具备不得已情况下提供检测数据的能力，但是并非优先推荐使用方法。

（三）胶体金试验

1. 基本原理

在硝酸纤维素膜上包被检测线和质控线，检测线侧贴有金标抗体玻璃纤维膜结合垫，质控线侧贴有吸水垫，其中检测线包被的是纯化的 RABV 抗原，质控线包被的是兔抗 RABV IgG，玻璃纤维膜结合垫上喷有胶体金标记的纯化的 RABV 抗原。检测时，取被检测的少量血清，滴在该试纸条的样品孔里，经过 20 分钟的层析作用，观察检测线和质控线的颜色，确定体内是否产生了有效的保护性抗体。该方法简单便捷，无需依赖任何仪器设备，适合床旁诊断及现场诊断。

2. 操作步骤

（1）将检测卡平放，用加样器将待检测标本（血清 10 μl 或全血 20 ~ 25 μl）加到加样孔处，然后垂直缓慢滴加 1 滴标本稀释液，15 ~ 20 分钟肉眼判读结果。

（2）结果判断　在 15 ~ 20 分钟内观察结果，超出 30 分钟判读结果无效。对照（C）线和检测（T）线均出现为阳性；只显示对照（C）线为阴性；对照（C）线不显示，本次实验无效。见图 4 - 1。

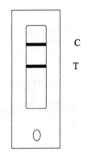

图 4 - 1　CG 阳性结果示意图

3. 在狂犬病病例实验室诊断中的应用

CG 存在的问题主要是灵敏性不足，实验结果显示 CG 检测 RVNA 水平超过 6.5 IU/ml 的血清样品时才显示阳性结果，漏检现象严重。在此情况下，CG 很难用于狂犬病病例实验室诊断，未来随着 CG 检测性能的提升，该方法在现场提供快速诊断的意义才能得以发挥。WS 281—2008 中尚未将该方法列为狂犬病病例实验室诊断技术。

二、抗体检测在狂犬病病例实验室诊断中的价值

狂犬病病例主要发生在亚洲、非洲的发展中国家和经济不发达国家，患者主要是农村人口，医疗卫生条件有限，有限的实验室诊断能力主要集中在区域相对发达的大城市或国家级实验室。在此条件下，将 RFFIT 列为狂犬病病例实验室诊断中唯一的抗体检测技术显然不现实。将 ELISA 检测 RABV 抗体列为狂犬病病例实验室诊断时可以选择的实验室技术是一种备用的替代性选择。国内对于 ELISA 检测 RABV 抗体的方法始终不认可其用于个体诊断的价值，所以对 ELISA 检测 RABV 抗体用于狂犬病病例实验室诊断价值的认识不宜过高。

第五节　狂犬病病例实验室诊断实例

一、背景信息

患者（A），女，31 岁。被流浪犬咬伤右侧大腿，自行冲洗伤口，未使用 RIG 和人用狂犬病疫苗，87 天后因烦躁而入院，未出现典型的狂躁型狂犬病临床表现，只是鉴于近期有犬伤史，入院后 14 天采集唾液、血清、脑脊液标本送检。患者儿子（B）同时被流浪犬咬伤左侧小腿，但是经过伤口处理后，5 针法全程接种人用狂犬病疫苗，于患者入院后 24 天采集血清标本送检。狂犬病实验室诊断由所在省疾病预防控制中心传染病预防控制所完成。

二、实验室诊断

（一）病毒核酸检测

唾液、脑脊液、血清标本采用表 4 – 1 引物进行 RT – PCR 检测，1% 琼脂糖凝胶电泳结果显示：患者唾液标本扩增到大约 250 bp 的条带（图 4 – 1）。经过核酸序列测定，NCBI 网站 Blastn 比对显示与 RABV NP、LP 基因核酸序列同源性为 96% ~ 98%、86% ~ 97%。LP 基因系统进化分析显示病例感染毒株与来自北京、上海、重庆、内蒙古、宁夏、安徽、湖北、江西、福建的 RABV 毒株共同位于一个进化分支内，并且与河南历史流行 RABV 毒株亲缘关系最近（图 4 – 2、图 4 – 3）。

（二）抗体检测

采用 RFFIT 进行 RVNA 检测。患者 A 从未接种过人用狂犬病疫苗，血清 RVNA 阳性（0.68 IU/ml），可以确认病例感染 RABV。患者 A 的儿子全程接种了人用狂犬病疫苗，血清 RVNA 阳性（2.29 IU/ml），未发病，说明伤口冲洗和疫苗接种发挥了保护作用。

（三）狂犬病病毒分离

采用 BHK – 21 细胞对患者唾液标本进行病毒分离，结果显示细胞被 RABV 感染。

三、意义

患者经实验室诊断为狂犬病病例后，与患者有密切接触的亲属和看护人员及时接种了人用狂犬病疫苗，采用 RFFIT 进行 RVNA 检测显示均产生了保护水平的 RVNA，随访无人发生狂犬病。

（吕新军）

第五章　狂犬病的临床

第一节　狂犬病的发病机制

一、狂犬病病毒进入人体机制

典型的狂犬病的传播方式是携带有病毒的唾液经皮肤破损处进入机体的肌肉或皮下组织。狂犬病病毒先在伤口附近的肌肉细胞小量增殖，在局部可停留 3 天或更久，然后入侵人体近处的末梢神经。在末梢神经内，病毒沿神经的轴突向中枢神经做向心性扩展，至脊髓的背根神经节大量繁殖，入侵脊髓并很快达到脑部。随后，病毒从中枢神经向唾液腺、皮肤、角膜和其他器官离心扩散，致感染者出现临床症状，最终死亡。

狂犬病病毒自皮肤或黏膜破损处入侵人体后，对神经组织具有强大的亲和力，致病过程可以分为三个阶段。

（一）神经外小量繁殖期

机体感染狂犬病病毒后，主要在局部肌肉细胞复制，有实验报道该时期可长达 2 个月之久。在上皮细胞和真皮的成纤维细胞均可以见到病毒的复制，可能为病毒的复制初始阶段。

狂犬病病毒经带病毒的犬等哺乳类动物咬伤、抓伤或舔黏膜、伤口等途径进入机体内。病毒的侵入和吸附是机体遭到感染的关键。根据相关信号分子研究发现，病毒的侵入和吸附是依靠病毒 GP 与宿主细胞表面相应的病毒受体结合进行的。已经证实的狂犬病病毒受体有烟碱型乙酰胆碱受体（nAchR）、神经细胞黏附分子（NCAM）和低亲和力的神经营养因子 p75（p75NTR）。nAchR 为五聚体配位的 α_1 阳离子通道受体，属于半胱氨酸环受体超家族成员的一种，是最早发现和目前研究最深入的狂犬病病毒受体之一，其广泛分布于中枢神经系统与外周神经系统，其所有亚型都在中枢神经系统中有表达。肌肉细胞表面只表达 nAchR 的一个稳定的亚型——α_1 型及其产物。由于受体的特异性，绝大多数侵入机体的狂犬病病毒早期仅在局部肌肉细胞内低复制率性增殖——其机制可能是低滴度感染量和内源性 RNA 沉默机制或 microRNA（miRNA）的存在，Chen 等研究表明肌肉特异性 miRNA mir-133 能与狂犬病病毒的 NP 和 GP 转录物结合，可显著降低转染的 N2a 细胞中狂犬病病毒蛋白的表达，而不在血液中播散，不形成病毒血症，加之狂犬病病毒 NP、PP、LP 诱发的免疫抑制，无法充分激活树突状细胞——一种能起到免疫反应激活和产生恰当免疫效应的抗原呈递细胞，这也使得机体不能产生足够有效的免疫应答。并且有研究表明狂犬病病毒能诱发 T 细胞等免疫细胞的凋亡，这也能促使狂犬病病毒在免疫应答中的逃逸。虽然临床上由于其神经保护抗细胞凋亡和抗炎症性质，米诺环素有希望治疗各种神经系统疾病，包括系统性硬化、脊髓损伤、肌萎缩侧索硬化、帕金森病和亨廷顿病，但在小鼠实验中其可以导致 T 细胞的凋亡，而表现出对狂犬病没有益处。当狂犬病病毒含量不高时，可以结合此受体来侵入伤口附近的肌肉细胞，并在其中小量繁殖后，4~6 天能更有效地侵及运动终板和周围运动神经，由于缺乏证实性实验，感觉神经旁路在狂犬病病毒感染后能否被侵犯还不能完全肯定。但当病毒含量高时不需要在局部肌肉中复制就能直接感染运动终板、神经。这一现象也解释了狂犬病的潜伏期长短与穿透性神经损伤的关联。

（二）快速逆轴浆移行期

狂犬病病毒在伤口附近的肌肉细胞完成增殖后，侵袭肌肉中的运动终板。病毒也可以直接感染外周神经，如臂丛神经被严重咬伤时。运动终板即神经肌肉接头，是指神经纤维末梢终止肌纤维的部位。由突触前膜、突触间隙、突出后膜构成。前面提及的 nAchR 在突触后膜上分布最密集，这也是狂犬病病毒主要聚集并侵犯的部位。虽然有体外实验表明狂犬病病毒与该受体在突触后膜结合，但是 nAchR 在狂犬病病毒感染中的作用并非完全被解释清楚。在运动终板中，nAchR 定植在突触后膜而并非突触前膜，则狂犬病病毒如何侵入到神经细胞中这一点仍存有疑惑。根据 Lewis 等研究提示，nAchR 使得狂犬病病毒在突触后膜大量聚集，提高了其浓度，增加了神经末梢摄取病毒颗粒的可能性。NCAM 为非钙依赖性黏附分子，是免疫球蛋白超家族中的一员，它有多种类型，目前为止，在中枢神经系统发现了三种主要的 NCAMs，根据分子量的不同分别称为 NCAM120（120kD）、NCAM140（140kD）、NCAM180（180kD）。该受体广泛存在于运动终板和中枢神经系统中，与 nAchR 不同的是，其根植于突触前膜和突触后膜的皱褶内，狂犬病病毒与突触前膜的该受体结合入侵到神经细胞内，但突触后膜的该受体的机制尚待研究。

当狂犬病病毒被运动终板摄取到轴突以后，可以快速逆轴浆移行，动物实验估计移行速度为 50~100 mm/d。狂犬病病毒可以与 p75NTR 结合。P75NTR 在运动终板上没被发现，但其存在于脊髓的背角部位，Zampieri 等通过实验发现病毒进入神经细胞后，p75NTR 能够加速狂犬病病毒沿着轴突向中枢神经做向心性扩展。在运动神经元感染发作后第 4 天，支配被咬伤的部位的连接脊柱中神经和同侧背根神经节遭受严重感染，狂犬病病毒在其中大量增殖。背根神经节感染首先涉及背根神经节中的较大神经元（本体感受性Ⅰa 和Ⅱ类传入神经和其他受感染较粗的有髓传入神经运动神经元和中间神经元），背根神经节中支配拮抗肌的运动神经元也会被感染（通过Ⅰa 抑制性中间神经元途径）。细的背根神经节神经元（无髓鞘和小的有髓鞘传入神经元）在随后的感染过程中被感染。通过脊髓神经外膜通路，感染迅速涉及双侧颈和胸背根神经节，供给对侧手臂，颈部和背部以及腰骶背根神经节。同时，逆行跨神经元转移导致脑干和皮质脊髓通路的感染，其中紧接着感染脊髓运动神经元和中间神经元以及更高级的中枢神经系统神经元（包括脑干、小脑等处的神经细胞）。在神经系统中，神经细胞受到病毒感染后，只发生了变性，而并没发生死亡，这也有利于病毒的增殖与传播。无论狂犬病病毒的毒性如何，当侵入大脑中枢后，病毒本身都不能使脑血流屏障的通透性改变，而实验室致弱株 CVS – B2c 则是通过高表达趋化因子 CXCL 10 来激活 CD4$^+$T 细胞，CD4$^+$T 细胞与受体 CXCR3 结合被激活后可以分化成 Th1 细胞和 Th17 细胞，Th17 产生的白介素 17 能破坏脑血流屏障的紧密连接蛋白，从而提高血–脑屏障的通透性。在 CVS – B2c 中 CX – CL10 主要受到 IFN – γ 的调控而非 TNF – α。血–脑屏障结构的存在也使得特异性的免疫细胞不能进入到大脑内，不能起到杀灭并清除病毒的作用，这也是患者死亡率高居不下的原因之一。Madhu 等研究表明，当街毒株侵入大脑时，释放的一氧化碳可以下调自然杀伤细胞、CD4$^+$T 和 CD8$^+$T 细胞，加速病毒侵入神经中枢；而当实验室致弱的毒株侵入大脑时，一氧化碳的含量减少明显，自然杀伤细胞、CD4$^+$T 和 CD8$^+$T 细胞数量得到上调，限制住了病毒的进一步侵入。这一研究成果也为临床治疗提供了新的思路，如诱导性 NO 合酶的抑制剂——氨基胍在临床中的应用。

（三）病毒扩散期

狂犬病病毒在受到感染的神经群内增殖复制 2 天后，就开始了从中枢神经向周围神经离心性播散的缓慢阶段，这导致病毒传播到脊髓的皮质脊髓束、皮质核束以及感觉神经所支配的器官。例如，病毒经大脑皮质中央前回，沿着延髓锥体交叉，通过感染皮质脊髓束来侵袭肌肉纤维；病毒经大脑皮质中央前回和后回，沿着皮质核束，感染动眼神经核和动眼神经副核侵袭眼的上直肌、下直肌、内直肌、下斜肌、上睑提肌、睫状肌、瞳孔括约肌，感染滑车神经核侵袭眼的上斜肌运动，感染展神经侵袭眼的外直肌，感染舌下神经核侵袭舌内侧和外侧肌，感染面神经核侵袭同侧眼裂一下的面部表情，感染疑核和副神经核侵袭咽喉部和食管上段骨骼肌、胸锁乳突肌和斜方肌，感染三叉神经运动核和感觉核来侵犯咀嚼肌等由鳃弓演化的骨骼肌，感染前庭神经核和蜗神经核侵袭平衡觉、伸肌张力、视及听反射，感染上泌涎核和下泌涎核来影响泪腺、下颌下腺、舌下腺、腮腺的分泌功能，感染迷走神经背核来侵袭颈部、胸部、腹部大部分器官的平滑肌及心肌的运动和腺体的分泌；交感神经受累时出现唾液分泌和出汗增加；感染感觉轴突支配的皮肤和毛囊。这些途径形成是疼痛和导致器官病变的解剖学基础。离心性传播到相应神经所支配的器官与内脏感觉神经支配的解剖结构有关，并且呈现出距离依赖性，由于顺向轴突运输的狂犬病病毒并不足够，要传到较远的部位大概需要几周时间。有关侵入各器官组织中，尤以唾液腺、舌部味蕾、嗅神经上皮等处病毒量较多。由于迷走、舌咽及舌下神经核受损、致吞咽肌及呼吸肌痉挛，出现恐水、吞咽及呼吸困难等症状。迷走神经节、交感神经节和心脏神经节受损时，可引起患者心血管功能紊乱或者猝死。

二、狂犬病病毒免疫逃避机制

由于中枢神经系统不包含任何初级免疫器官（即不含抗原呈递细胞和经典的淋巴引流），故不能对狂犬病病毒产生适应性免疫应答。适应性免疫应答必须在外周触发。虽然被病毒感染的神经元和胶质细胞能够被体内固有两类传感器（跨膜 Toll 样受体 3 和 7/8、胞质视黄酸诱导基因 1 - 样解螺旋酶 RIG - Ⅰ 和 MDA5）识别出病毒 RNA，并且产生固有抗病毒 Ⅰ 型 IFN（α 或 β）和炎性细胞因子，并通过多种机制尝试清除病毒，但是病毒已经进化出多种策略来逃避体内固有感受器的激活或降低 IFN 的抗病毒作用。并且这些策略可以保留神经元的完整性，使病毒可以在神经元间传播。

在感染的神经元中，狂犬病病毒通过将固有传感器 Toll 样受体 - 3 隔离在内基小体中从而阻止其激活。在神经细胞质中，病毒 RNA 被免疫传感器 RIG - Ⅰ 和 MDA5 识别，并触发体内固有抗病毒 Ⅰ 型 IFN - α/β 的转录，形成免疫蛋白复合物，该复合物在 TBK1/KK - i 的作用下促进 IRF3/7 的磷酸化。磷酸化的 IRF3/7 转运至细胞核，诱导 IFN - α/β 与激活蛋白（AP - 1）和核周因子 κB（NF - κB）结合后转录。IFN - α/β 与细胞表面受体 IFNAR1/2 结合，通过激酶 JAK1/TYK2 诱导 STAT 磷酸化，磷酸化的 STAT/IRF9 复合物进入细胞核，激活具有抗病毒活性的干扰素刺激基因（ISG）。

狂犬病病毒 PP 可以阻断 IRF3/7 的磷酸化及其向细胞核内的转运，IFN - α/β 基因无法转录。狂犬病病毒 PP 也可以抑制 STAT 信号传导途径，阻断 ISG 转录。

尽管狂犬病患者血 - 脑屏障是完整的，但是活化的 T 细胞和单核细胞依然可以透过血 - 脑屏障进入中枢神经系统。受狂犬病病毒感染的神经元表面表达 B7 - H1、HLA - G、Fas - 配体。活化的 T 细胞和单核细胞与之结合后迅速死亡，从而达到免疫逃避。

三、蝙蝠携带狂犬病病毒所致狂犬病特点

人类狂犬病 99% 由犬类引起，主要集中在非洲和亚洲，对于欧洲、美洲的发达国家而言，狂犬病主要由蝙蝠所致。

在美国比较常见的种类为大型棕蝙蝠和小型棕蝙蝠，这种高度的群居生物已经能很好地适应乡村和城市的环境，并且具有迁徙性、寿命较长等特点，使其成为比较出色的狂犬病传播媒介。经蝙蝠来传播狂犬病病毒的途径主要有以下方式：①受感染的吸血蝙蝠在吸食猎物的血液时，将病毒传染给相应动物；②动物和人被受感染蝙蝠抓伤后造成直接感染；③捕食了蝙蝠的动物可以由口腔造成感染；④在吸入蝙蝠呼出的带有大量狂犬病病毒的气溶胶后受到感染。虽然大型棕蝙蝠和小型棕蝙蝠理论上能够将病毒轻易传播给人类，但实际从 1990 年到目前为止，报道的由大型棕蝙蝠和小型棕蝙蝠为途径感染的病例屈指可数，而经银毛蝙蝠感染途径却报道得相对较多。由经蝙蝠传播的狂犬病与经犬等动物传播途径的狂犬病有明显的差别：①银毛蝙蝠储存的狂

犬病病毒具有感染多系细胞以及有冬眠的习性，并且在低温条件下其体内的狂犬病病毒仍能生存并且具有复制增殖的能力。②由蝙蝠造成的伤口深度与犬等动物造成的伤口有明显的差异。银毛蝙蝠由于其身形较小，其牙齿微小，被其叮咬后伤口不明显且多不伤及肌肉，使得病毒只在皮肤表层和真皮层复制，侵袭局部的感觉神经，这也使得患者不能及时发现伤口而缺乏感染后免疫治疗以及其局部感觉神经症状更加常见。③经蝙蝠咬伤而侵入病毒数量与犬等动物有较明显的区别。病毒侵入的数量要比犬等动物侵入的病毒数量要高出不少。④即便上述机制有利于蝙蝠源性狂犬病病毒进入机体，但临床上发现其感染的患者的存活率极大程度上超出了感染了犬源性狂犬病病毒的患者。这是由于蝙蝠源性的狂犬病病毒的致病力相对较弱，它与犬源性狂犬病病毒不一样，它能使脑血流屏障的通透性增加，使得免疫细胞和相应的细胞因子能够进入到中枢神经系统，起到清除病毒的作用。

四、器官移植所致狂犬病特点

根据每年施行器官移植手术的数量，狂犬病通过器官移植来达到人与人之间的传播的概率还是相对比较低的，故不能成为主要的传播途径，但由于病情的严重性，我们仍不能对其忽视。国际和国内已经报道了相当数量的因供体感染了狂犬病病毒，通过器官移植的途径来使相应受体感染上狂犬病的病例。根据 2006 年卫生部颁布的相关规定，艾滋病患者、乙型肝炎病毒携带者、梅毒患者或患有恶性肿瘤及其他血源性疾病患者的器官或组织不得进行器官捐献。这一规定并没有涉及狂犬病患者的相关捐献问题，使得狂犬病处于灰色地带。而除非出现明显且典型的狂犬病的症状和体征以及出现接受由同一供体捐献的器官而同时或相继发病的多个患者，否则考虑到并确诊为器官移植导致狂犬病是有难度的。据相关报道，目前发生上述情形移植器官涉及肾脏、角膜、肺、胰腺、血管等器官。移植狂犬病患者来源的器官后的患者易感染狂犬病病毒及患病考虑有以下原因：①移植前患者基本身体情况不如正常人。如肾脏移植是将来至供体的肾脏通过手术植入受体内，从而恢复肾脏功能，针对终末期肾病最有效的治疗手段。而处于该时期的患者其免疫力较差、贫血、水电解质代谢紊乱、三大营养物质代谢紊乱、维生素代谢紊乱、呼吸功能紊乱、胃肠功能紊乱，内分泌功能紊乱。肝脏移植已经成为外科治疗终末期肝病的有效方法，处于该时期的患者肝功能较差或者处于肿瘤阶段。胰腺移植主要适应晚期 1 型糖尿病患者，此期的患者多处于严重的物质代谢紊乱以及多器官功能失代偿阶段。肺移植是针对终末期肺病有效治疗方式，此期患者多处于呼吸衰竭以及相应多器官功能失代偿阶段。②器官移植不可避免的组织损伤，来至供体器官神经细胞及组织间液含有狂犬病病毒可经这些损伤进入受体体内。③移植手术完成后，较大剂量的免疫抑制剂的使用，包括了免疫诱导时使用的抗淋巴细胞抑制剂等、免疫维持时使用的糖皮质激素和 T 细胞介导的免疫抑制。虽然可以预防排斥反应的发生，但是也抑制了机体的免疫功能，使得病毒有机可乘。④角膜移植是现有器官移植中比较特殊的一种器官移植。因其移植的角膜不存在血管，无产生免疫排斥的结构基础，几乎不产生免疫排斥反应，故移植后不需要使用免疫抑制剂，但其存在着丰富的感觉末梢。根据之前的狂犬病病毒的离心性扩散机制，若供体为狂犬病患者，狂犬病病毒可以从中枢神经系统经三叉神经进入到角膜神经末梢。故在低温保存下，其角膜神经末梢内极大可能存在有狂犬病病毒。根据相关病例报道，发病的受体其大脑颞叶细胞、三叉神经、视神经及角膜均能检测出狂犬病病毒，考虑其传播机制为狂犬病病毒从角膜的神经末梢顺着视神经或者三叉神经途径，接着感染大脑颞叶及整个脑膜及脑实质。

五、狂犬病患者细胞因子变化

由于中枢神经系统没有抗原呈递细胞及典型淋巴组织，故其对于狂犬病病毒的侵入不能产生适应性免疫，而只能由外周产生适应性免疫。但是其具有多种细胞因子，可以对狂犬病病毒产生非特异性的固有免疫。神经胶质细胞以及受感染的神经元可以在识别到狂犬病病毒的 RNA 后来倍增固有的干扰素（INF-α、β、γ）和炎症性细胞因子（IL-1、IL-6、IL-12 等）。其途径主要包括以下两条：其中一条途径为跨细胞膜的 Toll 样受体（TLRs）3 和 7/8；另一条途径为维甲酸诱导基因 1 样解旋酶（RIG-1）。

具体机制如下。

（1）TLRs 属于固有免疫识别受体的保守家族，其作为由许多病原体表达的特定病原体相关分子模式（PAMP）的主要感受器。人类 TLRs 多基因家族包含 10 个成员，其中 TLR2、3、4、7 和 8 是被认为在 RNA 病毒方面具有重要意义。TLR7 和 TLR8 具有相似作用机制，都能识别来至单链 RNA 病毒的含有鸟苷和富含尿苷的核苷酸序列。由细胞的内吞作用将病毒的 RNA 递送至溶酶体而与 TLR7 和 TLR8 结合后，TLR7 和 TLR8 将含有同源 Toll/白介素受体（TIR）叫作髓样分化初级应答基因 88（MyD88）的衔接子募集到受体的细胞质 TIR 结构域。MyD88 C 末端的 TIR 结构域和 N 末端的死亡结构域，分别与两种白细胞介素-1 受体相关激酶（IRAK）——IRAK-4 和 IRAK-1 形成复合物。结合后，IRAK-4 使 IRAK-1 磷酸化，磷酸化的 IRAK-1 结合 TNF 受体相关因子 6（TRAF6）的 C 末端结构域，IRAK-1/TRAF6 复合物与 TLR 解离。TRAF6 使 K63 连接多泛素化的肿瘤生长因子 β（TGF-β）去激活激酶 1（TAK 1）以及 IkB 激酶 γ（IKKγ）。IKKγ 接着与 IKKα 和 IKKβ 结合。TAK 1 使 IKKβ 磷酸化后与 TAK1 结合蛋白 1（TAB1）、TAK1 结合蛋白 2、TAK1 结合蛋白 3 结合。这导致 IKK 介导的磷酸化和随后的 IκB 降解，其在未磷酸化状态下与 NF-B 耦联。被隔离在胞质溶胶中的 NF-κB 随后可以自由进入细胞核以诱导基因表达。与 TAB1，TAB2 和 TAB3 相关的 TAK1 也触发导致 AP-1 形成的 MAPK 途径。与 NF-B 相似，AP-1 进入细胞核，NF-B 和 AP-1 一起诱导促炎基因的表达。TLR3 与绝大多数 TLRs 通过识别 RNA 病毒的核酸来发挥作用的方式不同，其主要识别的是糖蛋白，其余过程与 TLR7、8 相似。TLR2 和

TLR4 与双链 RNA 病毒有关，故在此不再赘述。

（2）RIG－I 样受体（RLR）是识别 RNA 病毒种类的胞质蛋白质，其包括 3 个成员：RIG－1、黑素瘤分化相关抗原 5（MDA5）、遗传学和生理学实验室 2 号（LGP2）。RIG－1 包含了识别病毒单股 RNA 和双股 RNA 的 C 端结构域。C 端结构域与病毒复制过程中产生的病毒 RNA 结构结合后，暴露出在 N 末端的两个半胱氨酸－天冬氨酸蛋白酶（半胱天冬酶）－回收结构域（CARD）。然后这些能够与其他含 CARD 的蛋白质相互作用以触发下游信号传导事件，导致炎症瀑布的发生。MDA5、LGP2 作用机制与 RIG－I 相似，故在此不再赘述。

IFN－α 和 IFN－β 首先与敏感细胞表面的 IFN 受体结合，激活细胞内基因合成多种抗病毒蛋白（AVP）从而实现对病毒的抑制作用。AVP 主要有 2′，5′－腺嘌呤核苷合成酶（2′，5′－A 合成酶）和蛋白激酶（PKR）等。其作用机制有 2′，5′－A 合成酶途径和 PKR 途径，这两种途径的激活都需要病毒中间产物双链 RNA 的存在。具体机制如下：①2′，5′－A 合成酶途径：2′，5′－A 合成酶可导致 mRNA 的降解。作用方式：由 dsDNA 激活 2′，5′－A 合成酶，使 ATP 多聚化，形成不定长度的寡聚腺苷酸；2′，5′－A 再活化核糖核酸酶 L（RNase L），活化核糖核酸酶 L 可切断病毒 mRNA。②PKR途径：PKR 使蛋白翻译起始因子 eIF 磷酸化而失去活性。作用方式：PKR 在 dsRNA 存在下产生自身磷酸化而被激活；活化的 PKR 作用于翻译起始因子 eIF 的 α 亚基，使之磷酸化；磷酸化的 eIF 失去启动蛋白质翻译过程的能力，病毒多肽链受阻。

IFN－γ 主要具有免疫调节作用，包括激活巨噬细胞，活化 NK 细胞，促进细胞 MHC 抗原的表达，增加淋巴细胞对靶细胞的杀伤作用。

IL－6 是一种作用广泛的前炎症细胞因子，其产生可被 IL－1、IFN－γ、TNF－α 调节。其主要作用机制：①可以刺激肝脏产生急性期反应物（C 反应蛋白等）；②促进 T 淋巴细胞增殖、分化、释放细胞因子；③促进 B 细胞的增殖和分化，促进免疫球蛋白的分泌。

IL－12 主要由巨噬细胞分泌，可介导 T 细胞、巨噬细胞和 NK 细胞产生大量 INF－α 和 INF－γ。

六、狂犬病发病机制研究的最新进展

先前的多项研究发现将狂犬病病毒直接注入成年鼠脑内，病理提示海马顶端树突严重破坏及紊乱，且细胞内细胞器几乎完全消失，仅残留少量线粒体。这种细胞凋亡机制曾被认为在狂犬病病理变化中扮演着重要作用。因为这种感染途径并非狂犬病病毒自然感染途径，故缺乏说服力。目前多项实验结果表明，狂犬病的中枢神经系统组织病理变化轻微，细胞内仅粗面内质网数量减少，线粒体及高尔基体肿胀，没有神经元死亡的明显证据。

Scott 等在 2007 年的研究中，用狂犬病病毒（CVS－11）感染表达黄色荧光蛋白的转基因小鼠，濒死状态下小鼠大脑组织经 HE 染色和甲酚紫染色、石蜡包埋切片，发现仅存在轻微炎症反应，银染色显示大脑皮质细胞骨架完整；经 Tunel 和半胱天冬氨酸酶-3 染色，几乎没有发现细胞凋亡，大脑皮质 Tunel 染色仅发现散在分布部分阳性细胞，多为炎症细胞，神经元没有染色；荧光显微镜下可见大脑皮层、小脑苔藓纤维、脑干束轴突中的 V 层椎体神经元的树突和轴突可见明显的珠样改变和碎裂；经甲苯胺蓝染色树脂包埋切片可见观察到大脑皮质和海马中椎体神经元的核周和近端树突内有空泡形成，在轴突和突触前神经末梢也观察到空泡化改变，这些空泡结构出现考虑与 Na^+，K^+-ATP 酶失活有关。在受狂犬病病毒感染的濒临死亡小鼠的神经元核周和近端树突内有大量空泡形成，而在狂犬病病毒感染的非濒临状态的小鼠体内却罕见上述改变，故 Scott 等提出上述改变的出现可以预测狂犬病的预后。

Jackson 评估了狂犬病病毒感染小鼠的 4-羟基-2-壬烯醛氨基酸复合物（4-HNE），4-HNE 为脂质过氧化、氧化应激的标志物，发现小鼠的 4-HNE 含量在感染 2~3 后明显升高，提示氧化应激可能为狂犬病病毒的发病机制。线粒体具有多种机制能减少细胞的氧化应激的发生，故考虑这种现象的发生是线粒体功能障碍造成的。通过对鼠神经母细胞瘤中线粒体的提取物进行蛋白质组学分析发现，狂犬病病毒的 NP、PP 以及 GP 在线粒体中均存在，且用免疫印迹法和免疫沉淀的方法验证了 PP 的含量在三者中最高。进一步研究发现，狂犬病病毒的 PP 氨基酸 139~172 位能够与线粒体呼吸链复合体 I 相互作用，增加了线粒体呼吸链复合体 I 的活性，导致活性氧的水平升高，诱发线粒体的功能性障碍。Wafa 等通过实验发现，狂犬病病毒街毒株与 Mokola 毒株的 PP 均可使线粒体复合物 I 的活性增强，使 ROS 水平升高，诱发线粒体功能障碍，虽然序列同源性只有 45%，但是 PP162 位和 166 位的丝氨酸残基却具有高度保守性，说明这些位点可能对氧化应激具有重要作用。

第二节 狂犬病的病理变化

一、中枢神经系统的整体病理变化

狂犬病神经系统整体病理变化：急性弥漫性脑脊髓膜炎，以大脑基底面、海马回和脑干部位（中脑、脑桥和延髓）及小脑损伤最为明显。外观有充血、水肿、微小出血等。镜下脑实质有非特异的神经细胞变性（特征为嗜酸性粒细胞增多，神经细胞萎缩和空泡化，核破裂或模糊，细胞质呈现网状或流失和细胞完整性丧失），感染严重的神经细胞周围少突胶质细胞增生，呈现弥漫性的分布，偶尔呈聚集状形成小结——胶质小结，偶可见卫星现象。小胶质细胞增生侵入到神经细胞中，可呈现出噬神经现象。

二、光镜下主要变化

意大利病理学和微生物学家 Adelchi Negri 最先在狂犬病的犬和兔中发现了这些特

殊的嗜酸性包涵体，并于1903年在维帕亚社会医学会上发表，后来美国病理学家安娜·威瑟斯·威廉姆斯也有同样发现，后以 Adelchi Negri 的名字命名。内基小体（Negri body）是狂犬病病毒形成的包涵体，呈圆形或椭圆形，直径 3~10 μm，见于含有狂犬病病毒的某些神经细胞的细胞质中最常见于海马、大脑皮质的椎体细胞、小脑浦肯野细胞中，也分布于脊神经神经核、基底核、交感神经核，少数见于外周组织器官，如外周神经和唾液腺体，具有诊断价值。该小体位于细胞质中内，也可位于神经细胞的树突和轴突内，病理组织用 Zenker 液固定后，再用 Wilthite 染色，内基小体呈现出樱桃红色，其周围有一狭窄的亮晕，神经细胞的胞体呈现出淡淡的蓝色，红细胞呈现出淡黄色，比较容易区分。

脑组织中可见神经细胞的变性、溶解、坏死等病理变化。有的神经细胞呈现皱缩样，细胞核和细胞质分界不清，染色后为紫红色改变；有的呈现出局灶性软化坏死，形成质地松软的筛状软化灶边界不清；有的脑组织周围间质内出现空泡，状似海绵，称为脑海绵状病变。

脑血管呈现出扩张充血，甚至血液淤滞状态。血管壁的内皮细胞和外膜细胞呈现出肿胀和轻度增生，内皮细胞间隙增宽。炎细胞增生浸润，由以淋巴细胞和单核细胞为主，常聚集于扩张的毛细血管周围，呈现出血管套样改变。

三、电镜下超微结构变化

在电镜下，可观察到病变主要发生在神经细胞的胞质中，而非发生在细胞核中。感染的神经细胞中内质网超微结构变化表现为高度的增生和扩张，形成形状各异和大小不一的空泡，空泡中可见低电子密度的细小颗粒状物质。线粒体表现出严重外形改变，其体腔表现为高度地扩张，内嵴发生脱落和断裂，该变化考虑与病毒阻止神经细胞凋亡有关。高尔基复合体主要表现为膜结构扩张和增生，其外形呈现出细长的管样结构或者扁平的囊腔扩张。在神经细胞中可见内基小体，其内可见呈现子弹样结构的病毒颗粒，有的观察不到包涵体基质。

四、麻痹型狂犬病病理特点

麻痹型狂犬病病理变化主要是节段性脱髓鞘和髓鞘再生，偶尔伴有华勒样变性，在咬伤层面更严重。脊髓神经根 T 细胞浸润表现为背侧神经根受累严重。周围神经的脱髓鞘和髓鞘再生也是麻痹性狂犬病的另一大特点。而脊髓运动前角细胞完整性几乎没受到影响，故推测麻痹性狂犬病的肢体麻痹与外周神经脱髓鞘有关，而非运动前角细胞受损这一点与格林-巴利综合征（GBS）的免疫介导机制有类似之处。

五、器官移植所致的狂犬病病理特点

器官移植所导致的狂犬病病理特点与典型的狂犬病病理特点相似，都具有弥漫性淋巴组织细胞增生，浸润涉及大脑、脑干、小脑和脊髓的小胶质细胞结节。在整个中枢神经系统中，特别是在小脑的浦肯野细胞和额叶皮层、丘脑、海马、中脑和脑桥的神经元中，识别出与内基小体一致的包涵体。淋巴细胞浸润涉及外周神经、心脏，一些患者也涉及肾脏。较为特殊是其移植物中多能发现嗜酸性的包涵体，电镜下能发现弹状的病毒颗粒。

第三节　狂犬病的临床表现

人类感染狂犬病病毒后，可呈现严重的进行性脑、脊髓、神经根炎表现，典型的狂犬病发病过程可分为潜伏期、前驱期、急性神经症状期及麻痹期几个阶段，临床症状多样，根据进入急性神经症状期的临床表现又可分为狂躁型和麻痹型两种。犬传狂犬病一般表现为狂躁型，而吸血蝙蝠传播的狂犬病多表现为麻痹型。

一、潜伏期

狂犬病潜伏期指从病毒感染到发病以前的无症状阶段，病毒主要存在于外周肌肉及神经细胞内，此期长短不一，通常为 2~8 周，大多在 3 个月内发病，但也有文献报道少于 7 天或长达数年者。潜伏期的长短与患者年龄、暴露程度、感染的病毒数量、毒力、暴露部位、伤口处理方法、暴露后是否接种人用狂犬病疫苗、暴露前免疫等因素有关。暴露程度越高、受伤部位离中枢神经系统越近，潜伏期越短。故头颈面咬伤潜伏期最短，其次为上肢、躯干等。其原因主要是头面部神经系统丰富并靠近中枢神经系统，易造成病毒的神经系统直接接种而快速发病。

二、前驱期

狂犬病前驱期指出现临床症状的早期，此期多为非特异性前驱症状，可能持续 1~10 天，包括发热、头痛、焦虑、易怒、疲劳、失眠等类似"感冒"的症状，不容易被早期识别。较有诊断意义的早期症状是伤口附近感觉异常，有麻、痒、痛及蚁走感等，见于 50%~80% 的病例。有人认为该时期症状可能与病毒繁殖刺激神经元或从周围神经向背根神经节的向心迁移有关。随着病情进展，可逐渐出现恐惧、焦虑、抑郁、严重失眠、神经过敏等症状，其中严重失眠具有早期鉴别诊断意义，患者可连续数日不睡。

三、急性神经症状期

随着狂犬病的侵犯至中枢神经系统，病程进入急性神经症状期，患者可出现狂躁型狂犬病和麻痹型狂犬病两种临床分型。临床分型可能与病毒对神经组织不同位点的特异性反应有关，而与病毒在中枢神经系统的解剖定位无关。

（一）狂躁型

狂躁型狂犬病也称为脑炎型狂犬病，约占狂犬病的 80%，多表现为发热伴神经系统症状。发热多为稽留热，体温可达 40℃甚至更高。神经系统症状主要包括功能亢进、间歇性的混乱、幻觉、痉挛发作和自主神经功能障碍，突出且典型的表现为高度兴奋、恐惧不安、恐水、恐风。恐水为本病的特征，但不一定每一例都有，典型患者虽渴极不敢饮，见水、闻流水声、饮水或仅提饮水时均可引起咽喉肌严重痉挛。此外，外界多种刺激如风、光、声也可引起咽肌痉挛。严重发作时还可出现全身肌肉阵发性抽搐，累及呼吸肌痉挛可导致呼吸困难和发绀，累及声带痉挛可出现声嘶、说话吐字不清。自主神经功能障碍，包括过度的分泌唾液和出汗、瞳孔散大、心率快、血压增高等交感神经功能亢进表现以及一些罕见症状，包括阴茎异常勃起、射精或性欲增强。

患者神志多清晰，可进行交流，部分可出现精神失常、幻视、幻听等。这些症状通常持续 1~4 天，随后进展至麻痹期。

（二）麻痹型

麻痹型狂犬病约占狂犬病的 20%，也称"静型"或"哑狂犬病"。此型无功能亢进表现及典型恐水现象，以高热、头痛、呕吐、咬伤处疼痛为主要表现，继而出现肢体软弱、腹胀、共济失调、肌肉瘫痪、大小便失禁等，呈横断性脊髓炎或上升性脊髓麻痹等症状，而不累及脑干或更高部位的中枢神经系统。

麻痹型狂犬病的进展与咬伤部位无关，并且存活时间较狂躁型狂犬病更长，容易被误诊为急性脊髓炎、脑血管疾病、格林–巴利综合征等。

四、麻痹期

狂犬病麻痹期指患者肌肉痉挛停止，进入全身弛缓性瘫痪，尤以肢体软瘫为多见，可表现为对称性或不对称性瘫痪，并可累及眼肌、颜面肌及咀嚼肌；精神由兴奋进入安静，进而转入昏迷，出现反射消失，呼吸变慢及不整，心搏微弱，可迅速因呼吸麻痹和循环衰竭而死亡。本期持续 6~18 小时。

五、非典型/罕见临床表现

狂犬病病毒的嗜神经性决定了狂犬病的临床表现复杂多变，仔细询问流行病学史，观察有无狂犬病的特征性表现和病情发展转归是诊断狂犬病的有力证据。通过了解其非典型/罕见表现，有助于临床工作者开阔思路，减少误诊及控制传染源的扩散。

（一）精神症状

有证据显示某些病例以精神症状表现为主，患者胡言乱语、答非所问。又或者出现兴奋、烦躁、乱言乱语、吐涎，甚至打人、骂人等症状，常被误诊为精神分裂症；此外有患者怕光、怕声、幻听、幻视，不敢出声吃东西，情绪低沉以为自己得了不治之症如食管癌、胃癌等，进而拒食，而临床检查均正常，酷似癔病症状；个别狂犬病患者病初周身不适，酸痛，情绪波动大，但神志清楚，易被误诊为神经官能症。

（二）颅脑损伤

患者可能以发热、头疼、恶心、抽搐、喷射性或非喷射性呕吐，同时伴有肢体运动功能障碍为主要表现，脑脊液检查正常或者呈病毒样改变，容易被误诊为病毒性脑炎。另外，患者亦可出现对称性或非对称性下肢感觉异常，并伴有感觉平面改变及深浅反射消失，多被误诊为急性脊髓炎、脑血管疾病、格林－巴利综合征等。

（三）泌尿生殖系统异常

有报道患者起病时可出现尿急、尿频、尿痛，甚至出现少尿及尿时淋漓不尽，排尿困难，同时伴有发热、全身不适，白细胞增高，尿蛋白阳性，镜下有白细胞，严重者尿素氮升高，酷似泌尿系感染或急性肾功能衰竭。一般认为该类症状可能系狂犬病病毒可以直接侵犯泌尿系统或感染较弱的病毒长期潜伏于体内，引起机体自身免疫反应造成。此外男性可出现阴茎异常勃起，发作时伴有阴茎疼痛，随即频繁射精，可有腰部不适及下腹疼痛。有文献报道印度一女性患者出现性欲增强。

（四）其他表现

此外，综合文献报道，在狂犬病发病过程中还可出现其他多种临床症状，部分可能是疾病发展过程中合并症的表现。如伤口处理不当导致破伤风、脓毒症、淋巴结/淋巴管炎等；咽肌痉挛导致吸入性肺炎、自发性气胸；累及括约肌导致泌尿系统感染或肠梗阻等。

第四节　器官移植相关狂犬病

一、概述

目前，实体器官移植已成为治疗各种晚期器官功能衰竭的最有效方法，同时，随着新型免疫抑制药物的临床应用，接受器官移植者的存活时间显著延长，移植术后感染成为受者面临的最大危险。随着实体器官移植的广泛开展，器官来源严重短缺，大量边缘供者的器官被采用，通过移植过程将供者的感染性疾病传播给受者的病例时有报道，其中包括一些罕见疾病的传播。

2009 年美国传染性疾病咨询委员会提出：包括肿瘤在内的源自供者的传染性疾病的等级评判标准，将其分为确诊、可能、可疑以及排除 4 个等级，并提出了满足不同等级的条件。

表 5 – 1   源自供者传染性事件的可能性分级系统

分级	标准
确诊	必须满足所有以下条件：
	可疑的传染事件
	一名受者体内发现可疑病原体或肿瘤的实验室证据
	其他受者体内发现相同病原体或肿瘤的实验室证据
	供者体内发现相同病原体或肿瘤的实验室证据
	如果有器官移植前的实验室证据，必须显示在移植前该病原体在同一受者体内为阴性
可能	必须满足以下两条：
	可疑的传染事件
	一名受者体内发现可疑病原体或肿瘤的实验室证据
	至少满足以下 1 条：
	其他受者体内发现相同病原体或肿瘤的实验室证据
	供者体内发现相同病原体或肿瘤的实验室证据
	如果有器官移植前的实验室证据，必须显示在移植前该病原体在同一受者体内为阴性
可疑	可疑的传染事件
	满足以下任意 1 条：
	任一受者体内发现可疑病原体或肿瘤的实验室证据
	在有效的预防或治疗感染后没有传染的证据
	虽然不能证明传染事件，但资料强烈提示传染
排除	可疑的传染事件以及至少满足以下 1 条：
	对于传染事件有明确证据的其他原因
	通过适当的检查后，对于来自同一供者的其他任一受者，不存在相同病原体感染
	实验室证据表明在移植前受者已经感染相同病原体或肿瘤

在过去的十多年中，有越来越多关于移植后受体出现中枢神经系统相关的来源于供体的病原体感染的病例被报道。在移植领域引起广泛关注的病原体主要有西尼罗病毒、狒狒巴拉姆希阿米巴、淋巴细胞脉络膜脑膜炎病毒、狂犬病病毒。多数情况下，只有多名同一供体的受体出现相似症状，并且已存样本检测证实病原体来自供体，才会怀疑该感染为供体来源的感染。

Houff 等于 1979 年首次报道了经角膜移植传播的狂犬病，此后经角膜移植传播狂犬病的病例不断出现，逐渐引起人们重视。近些年，随着实体器官捐献数量的不断增长，经实体器官移植传播狂犬病的报道也相继出现。

二、国内病例情况

2015 年起我国相继报道了 6 例由于器官移植引起的狂犬病，其中 5 例肾脏移植、1 例肝脏移植。

（一）2015 年广西病例

供者为一名 6 岁男童，来自广西，于 2015 年 5 月 13 日出现不明原因发热，伴有拒绝进食、饮水、拒绝睡觉，当日因出现极度兴奋、尖叫、言语不清被送至当地医院，5 月 16 日出现吞咽困难、多涎，经利巴韦林抗病毒治疗后病情仍持续加重，并逐渐昏迷，5 月 26 日死亡。外周血白细胞为 $15.7 \times 10^9/L$，脑脊液透明无色，压力 60 滴/分钟，脑脊液蛋白 265 mg/L，脑脊液葡萄糖 4.7 mmol/L，头颅 CT 检查提示双侧颞叶密度轻度减低，临床诊断为病毒性脑炎。患者捐赠双侧肾脏以及双眼角膜。追问病史，供者父母家中饲养犬并经常与之接触，发病之前与奶奶生活在另一个城市，未饲养任何宠物，父母和奶奶均否认供者遭动物咬伤史，无狂犬病疫苗接种史。

两名接受肾脏移植者，一名为男性，55 岁，于 2015 年 5 月 27 日行肾移植，术后肾功能恢复正常。于 2015 年 7 月 10 日发病，头颅核磁共振（MRI）示双侧脑室周围及深部脑白质斑点状异常信号，T1WI 上呈低或等信号，T2WI 及 FLAIR 上呈高信号，边缘不清，提示脑白质脱髓鞘改变。7 月 24 日根据狂犬病特异性症状，临床诊断为狂犬病。7 月 28 日受者唾液、尿液和痰液样本狂犬病病毒核酸均呈阳性，临床确诊为狂犬病，8 月 23 日死亡。追问病史，家属否认受者饲养宠物史，否认受者被动物咬伤史，否认受者狂犬病疫苗接种史。另一名为男性，43 岁，于 2015 年 5 月 27 日行肾移植，术后肾功能恢复正常。于 2015 年 7 月 14 日发病，头颅 CT 检查提示右侧基底节区可疑小斑点状低密度影。7 月 24 日根据狂犬病特异性症状，临床诊断狂犬病。7 月 28 日受者唾液、尿液和痰液样本狂犬病病毒核酸均呈阳性，临床确诊为狂犬病，8 月 17 日死亡。追问病史，家属否认受者饲养宠物史，否认受者被动物咬伤史，否认受者狂犬病疫苗接种史。

（二）2015 年湖南病例

供者为一名 2 岁男孩，2015 年 11 月开始出现发热、失眠、焦虑，6 天后症状加重，开始出现乏力、食欲差、不能饮水及恐慌。此后 1 天患者出现呕吐，遂收入当地医院住院，期间患者出现恐风、抽搐、肢体僵直及流涎。患者随即被转至另一家医院，考虑病毒性脑炎，予以亚冬眠治疗及辅助通气，患者生命体征稳定。入院后第 13 天病毒性脑炎确诊，疑似狂犬病，然而通过 ELISA 方法检测患者血清标本未检测到狂犬病病毒抗体。第 14 天，患者转院至另一家医院后出现昏迷，诊断脑死亡。

其中一名受者为 29 岁女性，2015 年 12 月接受左侧肾脏移植，移植后 40 天主诉呕吐伴右下腹部疼痛、腹胀 2 天，次日患者开始出现恐风及视物模糊。2016 年 1 月 22 日，患者出现恐慌、焦虑，拒绝饮水。患者唾液标本的狂犬病病毒 RT-PCR 阳性，患者逐渐出现意识障碍、血压下降，病情迅速恶化，1 月 23 日患者死亡。

另一名受者为 47 岁女性，接受右侧肾脏移植，移植后主诉下腹部及下肢疼痛，乏力明显。因左侧肾脏移植患者已被诊断狂犬病，故该患者唾液标本送检，结果回报狂犬病病毒核酸呈阴性。此后患者出现发热、焦虑，并拒绝饮水。患者唾液标本行 RT - PCR 提示狂犬病病毒阳性。患者逐渐出现流涎、血流动力学不稳定以及昏迷，于 1 月 26 日死亡。

（三）2016 年河北病例

供者为 11 岁女孩，来自河北。2016 年 9 月 22 日出现恶心、呕吐、寒战，此后患者症状逐渐加重，出现发热、意识不清、昏迷、呼吸衰竭及血压下降，10 月 5 日，患者出现尿崩症及严重的肌无力。10 月 11 日患者死亡，诊断急性弥漫性脑脊髓炎。脑脊液检查正常，头颅 MRI 提示大脑及颈髓弥漫性信号异常。检测 HIV、乙肝病毒、丙肝病毒、梅毒、巨细胞病毒、EB 病毒、柯萨奇病毒、单纯疱疹病毒、腺病毒及风疹病毒均阴性。家属否认暴露史，患者未接种狂犬病疫苗。

其中一名接受肝脏移植者为 57 岁女性，2016 年 10 月 11 日接受肝脏移植手术，术后恢复顺利。2017 年 3 月 18 日开始出现症状，CT 提示左侧基底节区斑片状低密度影。结合患者典型的狂犬病症状，3 月 24 日被临床诊断为狂犬病，2 天后患者唾液检测出狂犬病病毒核酸，因此确诊狂犬病。3 月 26 日患者死亡。家属否认狂犬病动物暴露史，患者未接种狂犬病疫苗。

另一名受者为 50 岁男性，2016 年 10 月 11 日接受肾脏移植手术，术后恢复顺利。2017 年 3 月 26 日，因接受肝脏移植者感染狂犬病病毒，遂给予该受者暴露后预防性治疗。2017 年 8 月 10 日，该受者开始出现狂犬病症状，8 月 14 日临床诊断狂犬病，1 天后受者唾液、尿液以及痰标本中均检测出狂犬病病毒核酸。8 月 16 日患者死亡，家属否认狂犬病动物暴露史，患者未接种狂犬病疫苗。

三、国外病例情况

目前已经报道 8 例角膜移植、4 例肾移植、1 例肾-胰腺联合移植、1 例肺移植、1 例肝移植和 1 例髂动脉血管移植患者经器官移植途径被传染狂犬病。

（一）1979 年美国病例

1979 年美国报道了第一例因接受角膜移植感染狂犬病病例。器官提供者是一名男性，39 岁，既往体健，职业为林场主。因腰椎疼痛 6 天，伴有前胸下部部位的麻木就诊，患者出现大腿及手臂无力，右侧较重。入院前一天，患者出现呼吸和吞咽困难，遂行气管插管、呼吸机辅助呼吸。入院时患者呈现警觉和恐惧状态，双肺呼吸音粗，面部充血。神经系统检查提示慢性眼外肌麻痹伴有向上的斜视，中等程度的面肌麻痹，咀嚼肌无力，角膜反射下降，近端肢体肌力下降，以右侧肢体为重。四肢远端肌肉的无力不显著。腱反射阳性。病理反射未被引出。位置和皮肤表面疼痛觉不全。脑脊液检查提示淋巴细胞 8/ml，蛋白 67 mg/dl。入院后患者迅速出现肺炎，入院后 4 天，患者周身肌肉麻痹，眼外肌瘫痪和面肌无力最为严重。入院后第 7 天，患者出现抽搐，逐渐出现昏迷，伴有瞳孔反射消失。复查脑脊液提示：淋巴细胞 2/ml，蛋白163mg/dl。脑电图明显低平，总体缓慢的及周期性后慢波。低体温和低血压相继出现。入院后 16 天，患者死亡。

患者右眼的角膜迅速移植给一名患者。受者为女性，37 岁，右眼角膜移植术后 4 周半后出现右侧头痛，伴有颈背部及右肩疼痛，出现右侧脸部麻木，逐渐发展至右上臂和左侧脸部。相继出现构音障碍、书写障碍、步态不稳，患者被送入医院。查体：右侧肢体较左侧轻微增大，双侧脸部和前额出现感觉减退及感觉迟钝，咀嚼肌无力、舌肌右侧明显无力。脑脊液检查：淋巴细胞 13/ml、蛋白质 52 mg/dl、葡萄糖 68 mg/dl。肌电图显示微小弥散性虚弱。CT 平扫未发现明显异常。入院后 48 小时内，患者出现了进行性的失语和弛缓、左侧外展神经麻痹、右侧眼部眼震颤、手臂慢性进行性无力、进行性的呼吸困难，呈深度昏迷状态，行气管插管和呼吸机辅助呼吸。此后麻痹状态蔓延到了四肢。入院后第 14 天，患者死亡。

病理检查：器官提供者脑组织呈脑膜炎表现、运动神经元中可见嗜酸性包涵体。受者脑组织也存在严重的脑膜炎，伴有嗜酸性包涵体，右侧视神经被淋巴细胞充斥，在颞叶中发现狂犬病病毒。体外研究证实了病毒存在于受体的角膜、视神经、颞叶脑细胞中。进一步研究和动物实验证实了病毒存在于供者和受者的眼部和中枢神经系统。

(二) 1987 年印度病例

1987 年 9 月 17 日，两名患者接受了来自同一供体的角膜移植手术。受者之一，62 岁，内科医生，术后第 9 天，诉移植眼红肿、疼痛，2 天后患者出现焦躁不安、濒死感以及恐水症状，患者神志仍清楚，在律师帮助下立下遗嘱，患者否认被动物咬伤史，10 月 1 日患者死亡。此后另一名受者，48 岁男性，被建议注射鸡胚细胞疫苗 6 次，但患者仅注射 2 次后就拒绝继续注射，1988 年 6 月 1 日，患者出现吞咽困难，同时移植眼红肿、疼痛，2 天后患者出现恐水症状，被诊断为狂犬病。该患者也否认被动物咬伤史，6 月 6 日患者死亡。

(三) 1994 年伊朗病例

1994 年伊朗报道了一名 40 岁男性，职业为兽医。由于严重的圆锥角膜在某医疗中心接受了角膜移植。器官提供者是一名因食物中毒而死亡的 20 岁男性，无明确被咬伤史。同一天，另外一名 35 岁男性，因角膜营养不良经同一个外科医师进行了板层角膜移植，供体来源于同一器官提供者。

第一个患者在角膜移植后 26 天出现嘴唇感觉异常和恶心症状，6 小时后患者出现恐水症后死亡。由于该患者职业为兽医，当时考虑是患者被动物感染而发生狂犬病。第二个患者在手术后 40 天，因身体状况差入院，考虑到患者接受了同一个供体的角膜，故对其进行了唾液检查，并将患者样本注射入小鼠。第 2 天患者死亡，并进行了尸检。DFA 检测出狂犬病病毒抗体。用狂犬病病毒细胞分离培养实验，分离出狂犬病病毒。乳鼠颅内接种分离狂犬病病毒法接种的老鼠也出现死亡。

(四) 2004 年美国病例

2004 年 6 月，3 名器官移植接受者确诊感染狂犬病，这 3 名患者接受的器官均来自同一名器官提供者。器官提供者因严重心理状态改变、低热入院。影像学提示蛛网膜下隙出血，入院 24 小时后出血范围扩大，导致脑疝形成及死亡。该患者无器官移植的禁忌证，其家属同意进行器官移植。肺、肾、肝脏完好。患者生前未接受血液制品。其肝脏和肾脏分别移植给了 3 位患者。肺脏移植给了另一位患者，但该患者死于手术并发症。

其中接受肝脏移植者为男性，移植 21 天后因震颤、嗜睡、厌食再次入院。入院后24 小时，患者神经系统症状迅速恶化，并需要气管插管。脑脊液淋巴细胞升高、蛋白升高，脑 MRI 提示脑脊液里有密度增高影。入院后第 6 天，脑 MRI 提示弥漫性脑脊髓膜炎。患者随后死亡。

一名接受肾脏移植者为女性，移植后 25 天因右腹部疼痛再次入院，并进行了阑尾切除术。术后 2 天，患者出现全身抽搐以及嗜睡。CT 和 MRI 未见异常。在接下来的 48 小时后，该患者精神状态恶化、痉挛发作、低血压、呼吸衰竭需要气管插管，影像学提示严重的脑水肿。患者随后死亡。

另一名接受肾脏移植者为男性，移植后 27 天因抽搐、痉挛入院。脑部 MRI 未发现异常。在接下来的 24 小时内，该患者精神状态极度恶化。脑脊液淋巴细胞、蛋白升高。该患者精神状态恶化、呼吸衰竭需要气管插管。复查脑 MRI 提示严重的脑水肿。患者随后死亡。

3 位器官移植者组织病理学均提示脑膜炎并发现内基小体，且经免疫组化确诊狂犬病。电子显微镜提示肾移植患者的中枢神经系统发现典型的病毒包涵体及病毒颗粒。接种了肾移植患者脑组织的小鼠 7~9 天后死亡，电镜下小鼠中枢神经可见病毒颗粒。其中 2 名受者血液中检测到狂犬病病毒抗体。

(五) 2005 年德国病例

器官捐献者为 26 岁女性。因严重头疼、发热、严重的精神状态异常伴攻击性行为入院。药检提示可卡因、安非他明阳性。脑 MRI 成像和脑脊液检查未见明显异常，患者被诊断为药物中毒性精神病。此后患者心脏骤停死亡，患者脑脊液细胞数 700个/ml、蛋白 1.3 g/L、糖 0.7 g/L，脑脊液的单纯疱疹病毒Ⅰ和Ⅱ型、水痘病毒、带状疱疹病毒、巨细胞病毒、肠道病毒、黄病毒检测均为阴性。其角膜、肝脏、肺脏、肾脏、胰腺分别捐献给了 6 位患者。其中 3 名接受肺移植、肾移植、肾 - 胰腺移植患者死亡，其余 3 名接受角膜移植、肝脏移植患者幸存，其中接受肝脏移植者多年前接受过狂犬病疫苗注射，在进行肝脏移植前具有相应抗体。角膜移植的患者移植的角膜未检查出狂犬病病毒。

接受肾脏移植者为72岁男性，移植术后第35天出现头晕和吞咽困难，再入院后神经系统症状迅速加重，术后第40天出现癫痫发作和瘫痪，第41天因呼吸衰竭行气管插管，第43天患者死亡，脑脊液检测正常、无病毒学发现。

接受肺移植者为46岁女性，术前诊断为闭塞性细支气管炎综合征，17年前曾行心肺移植，此次再次行肺移植。术后第20天出现反应迟钝、嗜睡，术后第30天肾功能衰竭，术后第42天开始出现流涎、吞咽困难、瞳孔反应异常；脑脊液检查结果和MRI、CT和脑电图检查结果正常。

肾－胰腺移植患者为46岁男性，术前患1型糖尿病及终末期肾病，移植后第45天因恐慌、流涎及呼吸窘迫收入重症监护病房，头颅MRI未见异常病灶。术后第47天开始予以镇静治疗，同时常规PEP给予RIG，先后予以利巴韦林、IFN－α、金刚烷胺抗病毒治疗。术后第52天，患者脑脊液中狂犬病病毒检测为521拷贝/ml，患者血液病毒中和抗体滴度为0.56 IU/ml，当日患者出现心律失常、心跳骤停，予儿茶酚胺及临时心脏起搏器治疗，经过3周治疗，患者开始出现尿崩症，其脑垂体、甲状腺、肾上腺功能均出现紊乱。术后80天，患者头颅MRI提示脑灰质高信号、基底节及下丘脑信号异常，监测患者脑脊液病毒载量持续升高。术后第95天，患者脑死亡。

（六）2013年美国病例

器官捐赠者情况：2011年8月，一个既往体健的20岁男性，钓鱼回来后连续4天出现恶心、呕吐、上肢感觉异常的症状，就诊后患者出现发热，化验外周血白细胞增多、低钾血症、低钠血症，遂收入院，入院后患者出现恐水，且精神状况异常至需要插管。期间患者出现低体温、血流动力学不稳定等自主神经功能障碍。在患者发病17天后出现脑死亡，被诊断为鱼肉中毒。患者在急诊时曾检查了脑脊液，白细胞9×10^6个/L，查人类免疫缺陷病毒、巨细胞病毒、水痘带状疱疹病毒、单纯疱疹病毒以及隐球菌均阴性，EBV－IgG阳性。头颅MRI未见明显异常。在捐献器官的时候，工作人员曾经询问家属死者生前是否接触过狂犬病动物或者近期接触动物后是否接种了狂犬病疫苗，家属均否认。而器官移植受者狂犬病发病后，工作人员再次进行调查，捐赠者生前经常狩猎和捕捉动物，捐赠者饲养浣熊，期间至少被浣熊咬伤2次，且咬伤后并未进行医疗处理。对捐赠者进行的尸体检查显示其生前有狂犬病病毒感染，而且分离的病毒核酸序列与肾移植受者体内分离的病毒同源性超过99.9%，病毒均为变异的浣熊狂犬病病毒。最终证实病毒来自浣熊的变异的狂犬病病毒，也证实了经器官移植传染狂犬病这一传播途径。

左肾移植者：2013年2月，一名于2011年9月接受左肾脏移植的患者来到急诊，诉右侧臀部疼痛、并放射至下肢，起初他被诊断为坐骨神经痛，4天后患者开始出现发热、多汗、呕吐、右下肢无力以及右下近腹部近移植部位疼痛，住院。患者逐渐出现双下肢无力伴感觉异常，此后发展为脑病，流涎明显，血流动力学不稳定，在入院后22天死亡。患者死亡前5天脑脊液检查，白细胞622×10^6个/L，人类免疫缺陷病毒、巨细胞病毒、人类 T 淋巴细胞白血病病毒、JC 多瘤病毒、BK 病毒、肠病毒、水痘带状疱疹病毒、单纯疱疹病毒、西尼罗病毒以及隐球菌均阴性。头颅 MRI 提示头颅及脊髓弥漫性信号异常。血清中检测到狂犬病病毒 IgM、IgG 以及中和抗体。该患者此前并未接种过狂犬病疫苗，且家属否认暴露史。

其他三名接受移植的患者（右肾、心脏、肝脏）：没有出现狂犬病或脑炎的症状、体征。三者都接受了 RIG 及疫苗的 PEP。其中心脏移植患者有轻度的排斥反应，右肾移植患者出现 BK 病毒相关肾病，肝脏移植患者出现带状疱疹。

（七）科威特病例

器官提供者是一名印度人，居住在科威特，因呼吸衰竭、心脏骤停后脑死亡。患者父亲居住在印度，患者数月前曾回印度，期间被犬咬伤。患者肝脏及心脏被移植给沙特阿拉伯两患者，其中心脏接受者已经死亡，死亡原因不明确，肝脏接受者仍在重症病房接受治疗。

接受肾脏移植者是一名 5 岁女孩，在移植后 3.5 个月因抽搐、呼吸衰竭入院，入院后行气管插管、呼吸机辅助呼吸，住院期间患者出现发热、心动过速、高血压、易激惹，逐渐出现暴力行为、精神失控、嗜睡、呕吐、意识丧失。人类免疫缺陷病毒、乙肝病毒、丙肝病毒、巨细胞病毒及 EB 病毒血清学检测均阴性。血液巨细胞病毒 DNA 阳性，脑脊液细胞数为 94 个，蛋白及葡萄糖正常，脑脊液巨细胞病毒、EB 病毒、人乳头瘤病毒均阴性。移植物功能正常，其他血液常规检测均正常。头颅 CT 及腹部超声检查正常。诊断考虑免疫抑制引起感染性脑炎。在入院后第 4 天死亡。患者血清狂犬病病毒 IgM、IgG 均阴性。另一名肾脏移植接受者在 2 周前死亡，死亡原因不明确，考虑与器官提供者有关。

两名角膜移植接受者未出现症状，两名患者均接受了 PEP。该角膜被送至狂犬病实验室，并被确认感染狂犬病病毒。

四、总结

器官移植手术前会对捐赠者进行一系列检查，包括传染性疾病方面的检测，如人类免疫缺陷病毒、疱疹病毒、肝炎病毒、巨细胞病毒以及梅毒等。而狂犬病病毒不是器官移植的常规检测，因为狂犬病是一种比较少见的传染性疾病，相关检测比较复杂，检测结果回报往往超过 1 周，大多数医疗机构没有开展这样的检测；而且狂犬病潜伏期一般 1～3 个月，临床难以发现潜伏期的感染者，这些都给预防器官移植相关的狂犬病传播带来困难。

国外报道中，经肝移植、肾移植和血管移植传染狂犬病的患者，潜伏期多在 30 天内，潜伏期较短的原因可能与使用免疫抑制药物相关。而 2013 年美国发生的因肾移植导致传染狂犬病的患者潜伏期达到 18 个月，而且接受同一器官捐献者另外 3 个器官的受者并没有发病，其原因尚不明确，目前认为可能与病毒变异相关。文献报道器官捐献者表现为恶心、呕吐、吞咽困难、发热、精神状态和行为异常，这和普通狂犬病的临床表现没有区别，尽管症状符合，最初仍然被漏诊了。值得一提的是，2004 年美国和 2005 年德国器官捐赠者的血液中检出可卡因等成分，这导致接诊医生认为是这些药物导致的患者精神和行为异常，从而漏诊了狂犬病。

在接受狂犬病病毒感染者器官的移植受者中，2004 年美国的 4 例受者全部死亡。2013 年美国的 4 例器官移植案例中，接受肾移植的患者死亡后，其他 3 例受者经过暴露后预防避免了狂犬病发病，目前仍无狂犬病症状出现。而德国的 6 例受者中 3 例死亡，3 例存活，其中 1 例肝移植受者在移植术前 20 年曾经接种狂犬病疫苗，并且在肝移植手术前的检查中发现血液中存在狂犬病病毒的中和抗体；另两例角膜移植受者在获知捐献者是狂犬病患者后，立刻移除移植角膜并接受暴露后的被动免疫，均未发病，身体组织标本中也未发现存在狂犬病病毒的迹象。

由此说明暴露前后的免疫接种是避免发生狂犬病和发病后存活的关键。对于器官移植受者，一旦有证据显示存在感染狂犬病病毒的风险，应该立刻接受 PEP。

第五节　辅 助 检 查

一、一般检查

一般检查包括血、尿常规及脑脊液检查。通常外周血白细胞升高，计数（12 ~ 30）$\times 10^9$/L 不等，中性粒细胞一般占 80% 以上，血小板及红细胞均正常。血清钠降低，可有顽固性低钠血症（脑耗盐综合征）。患者可有低血容量，全身脱水表现（皮肤干燥、眼眶下陷、血压下降）。尿常规检查可发现轻度蛋白尿，偶有透明管型。脑脊液压力可稍增高，细胞数稍增多，主要为淋巴细胞；蛋白质增高，可达 200 mg/dl 以上；葡萄糖及氯化物正常。

二、病原学检查

（一）病毒分离

取唾液、脑脊液或死后脑组织混悬液可接种动物，分离病毒，阳性率较低。

（二）脑组织尸检

从死者脑组织印压涂片或病理切片，用染色镜检及 DFA 检查内基小体，阳性率 70% ~ 80%。

（三）血清学检查

用荧光素标记的特异性抗狂犬病病毒 NP 单克隆抗体，通过 WHO 推荐的 RFFIT 对中和抗体进行检测。狂犬病病毒抗体检测，国内多采用 ELISA 法。

（四）核酸检测

取患者唾液、尿沉渣、角膜印片等，用 RT - PCR 和荧光定量 PCR 检测核酸或者检测病毒 RNA，有研究显示病毒 RNA 可以用 RT - PCR 进行扩增。这项技术特别是应用于唾液样本已被证明是实验室诊断狂犬病的一个重要进展。

三、其他检查

（一）心电图

窦性心动过速多见，心率多在 100～150 次/分钟，也可见窦性心动过缓、窦性心律不齐、Q - T 间期延长，房性及室性早搏等。

（二）胸片

狂犬病主要累及中枢神经系统，呼吸道无特殊表现，如合并有呼吸道疾病，可有相应表现。随着医学进步，部分收治于重症监护病房的狂犬病患者，随着呼吸机使用，可有相关表现，如呼吸机相关肺炎等。

（三）头颅 MRI

无论狂躁型还是麻痹型，二者在 MRI 表现上基本一致，主要累及基底神经节、丘脑、中脑、桥脑的灰质核。呈对称性，主要见于 MRI 液体衰减反转恢复序列和 T2 - W 序列。狂犬病脑炎在 MRI 上需和急性播散性脑脊髓炎相鉴别，后者主要受累部位是脑白质。

第六节　狂犬病的诊断

在狂犬病临床发病前，目前尚无可行的诊断方法。狂犬病的临床诊断仍然是困难的，并且容易造成误诊、漏诊。当出现恐水、怕风症状时应高度怀疑狂犬病。但是狂犬病的确诊必须通过实验室检测确定。目前我国的狂犬病诊断，采用 2008 年卫生部标准（WS 281—2008）。分为临床诊断病例和确诊病例。

一、流行病学史

有被犬类、猫、野生食肉动物以及食虫和吸血蝙蝠等宿主动物咬伤、抓伤、舔舐黏膜或未愈合伤口的感染史。

二、临床表现

（一）狂躁型临床表现

患者在愈合伤口及其神经支配区有痒、痛、麻及蚁走感等异常感觉。随后出现高度兴奋、恐风、恐水、阵发性咽肌痉挛和交感神经兴奋症状，如流涎、吐沫、多汗等，逐渐发展为全身弛缓性瘫痪，最终因呼吸、循环衰竭而死亡。

(二) 麻痹型临床表现

前驱期多为高热、头痛、呕吐及咬伤处疼痛等，无兴奋期和恐水症状，亦无咽喉痉挛和吞咽困难等表现。在前驱期症状后出现四肢无力、麻痹症状，麻痹起始处多见于肢体咬伤处，然后呈放射状向四周蔓延。部分或全部肌肉瘫痪，咽喉肌、声带麻痹而失音。

三、实验室检查

(一) 存活期患者检测

患者唾液、脑脊液或颈后带毛囊的皮肤组织标本中狂犬病病毒抗原（＋）或者RT－PCR核酸阳性，从患者唾液、脑脊液等标本中分离到狂犬病病毒。

(二) 死亡患者脑组织检测

尸检脑组织标本，检测狂犬病病毒抗原（＋）、狂犬病病毒（＋）或者细胞培养分离到狂犬病病毒。

四、诊断原则

狂犬病的诊断要结合流行病学史、临床表现和实验室检查综合判断，病例确诊需要实验室证据。某些疑难杂症除外常见疾病，无法诊断时，要想到狂犬病可能。

五、诊断新进展

皮肤活检标本中病毒 RNA 检测可能是狂犬病诊断的替代方法。对唾液、脑脊液、含有颈背部毛囊的皮肤活检标本、提取的毛囊、泪液和尿液进行狂犬病病毒 RNA 检测也可以确诊。包括 RT－PCR、Q－PCR、核酸序列扩增和 LAMP 技术。最近一项研究显示，无论采集标本时间是何时（发病后 1 天到死后），单个皮肤活检标本的检测灵敏性均超过 98%。连续三次唾液标本检测的灵敏性可达 100%。如果可能，应对标本病毒RNA 进行测序分析，以排除假阳性结果。还可以通过对皮肤活检标本进行 DFA 检测病毒抗原。可以对以上标本进行病毒分离。可以通过 RFFIT 荧光聚焦抑制试验、荧光抗体病毒中和试验（FAVN）以及 ELISA 方法进行狂犬病抗体检测。然而，发病 8 天内几乎在血清中检测不到狂犬病病毒抗体，甚至要在更往后的时间内才能在脑脊液中检测到狂犬病病毒抗体，并且滴度低于血清。在犬变异 RABV 感染的情况下，无论发病时间如何，脑脊液中都无法检测到抗体。在蝙蝠变种 RABV 感染的病例中，可以在 8 天后检测到抗体。

六、临床诊断和确诊

（一）临床诊断病例

符合 WS 281—2008 中的 6.2.1 或者符合 6.1 和 6.2.2。

（二）确诊病例

临床诊断病例加 WS 281—2008 中 6.3 中的任何一条即可。

第七节　狂犬病的鉴别诊断

狂犬病需要与狂犬病恐怖症、破伤风、病毒性脑炎、病毒性脑膜炎、疫苗接种后脑脊髓炎、脊髓灰质炎、格林 – 巴利综合征等鉴别。

一、类狂犬病性癔症

类狂犬病性癔症是最易与狂犬病混淆的一类疾病，是由狂犬病事件作用于癔病个体引起的一种少见的精神障碍，发病与精神因素及患者的性格特征有关。该病患者常表现为感情用事、情绪不稳、暗示性强、心胸狭窄、富于幻想和自我为中心的倾向。患者可有一些符合狂犬病特点的"症状"或自我感受，如攻击行为、咬人、吼叫甚至恐水等，但无典型恐水、恐风、流涎、发热、瘫痪等症状，大多为反复阵发性发作，常受精神因素特别是受其他人谈及狂犬病的症状、体征及再次看见咬伤动物等影响，药物及安慰治疗后病情缓解，发作过后症状完全消失，神经系统查体无阳性体征，特异性的实验室检查也无异常发现。

二、破伤风

破伤风是由破伤风梭菌通过伤口侵入人体引起的一种致命性急性特异性感染。破伤风早期可有全身不适、头痛、颈痛、肩痛、肢痛、咀嚼不便等，继而出现张口困难和牙关紧闭、腹肌坚硬、角弓反张和肌痉挛等持续性肌强直征象。在此基础上，可有阵发性肌痉挛症状，如面肌痉挛时可表现为苦笑面容，咽肌和胸肌痉挛可出现吞咽困难、饮水呛咳、喉头阻塞、发绀等，但该病患者无恐水表现。破伤风临床表现典型，根据临床症状即可做出诊断。另有一种罕见的局限性破伤风，此型破伤风的肌肉强直收缩仅限于创伤附近或伤肢，当吞咽肌群受累时可导致恐水性破伤风，在临床上易与狂犬病混淆。破伤风受累的肌群在痉挛的间歇期仍保持较高的肌张力，而狂犬病患者的这些肌群在间歇期却是完全松弛的。破伤风患者通过精心治疗，多半能够康复。

三、病毒性脑炎

病毒性脑炎是一组由各种病毒感染引起的脑实质炎症，常见病原体为单纯疱疹病毒 1 型、水痘 – 带状疱疹病毒、EB 病毒、腮腺炎、麻疹和肠道病毒，由于病毒侵犯部位不同临床表现也多种多样。该病主要临床表现为高热、头痛、意识状态改变及以认知功能障碍（急性记忆、语言及定向力障碍等）、行为改变（方向障碍、幻觉、精神错乱、性格改变、兴奋）、局灶性神经系统异常（如命名性失语症、言语障碍、偏瘫）、癫痫为特点的中枢功能障碍。体格检查可出现意识障碍、脑膜刺激征、运动功能障碍等阳性体征。以运动功能障碍为主要表现的病毒性脑炎易与麻痹型狂犬病混淆。病毒性脑炎磁共振成像表现为相应脑部位高信号，MRI 扩散加权成像（DWI）可能有助于发现病变早期改变。此外，脑脊液病毒核酸检测、病毒培养或特异性抗体测试阳性，恢复期血清特异性抗体滴度高于急性期 4 倍以上时有诊断价值。病毒性脑炎除狂犬病脑炎外，其余任何一种病毒引起的脑部感染都不会引起恐水表现。

四、病毒性脑膜炎

病毒性脑膜炎是一组由各种病毒感染引起的软脑膜（软膜和蛛网膜）弥漫性炎症综合征，常见的病原体有肠道病毒、乙脑病毒、麻疹病毒、腮腺炎病毒、单纯疱疹病毒等。该病通常急性起病，主要表现为发热、头痛、呕吐，神经系统查体可出现颈项强直等脑膜刺激征阳性。病毒性脑膜炎与狂犬病前驱期不易鉴别，但病毒性脑膜炎常见于儿童及青少年，早期即可出现意识障碍，无恐水、恐风、喉咙紧缩等症状，为自限性疾病，病程呈良性，通常为 2 ~ 3 周，预后较好。病毒性脑膜炎患者脑脊液检查呈现脑脊液压力升高、急性期中性粒细胞升高，后期淋巴细胞升高为主、葡萄糖及氯化物含量正常的特点。脑脊液病毒核酸检测、病毒培养或特异性抗体测试阳性，恢复期血清特异性抗体滴度高于急性期 4 倍以上时有诊断价值。病毒性脑膜炎除狂犬病脑炎外，其余任何一种病毒引起的脑部感染都不会引起恐水表现。

五、疫苗接种后脑脊髓炎

疫苗接种后脑脊髓炎又称为感染后脑脊髓炎、预防接种后脑脊髓炎、急性播散性脑脊髓炎，是指继发于麻疹、风疹、水痘、天花等急性出疹性疾病，或预防接种后，因免疫功能障碍引起中枢神经系统内的脱髓鞘疾病。患者常有疫苗接种或病毒感染史，临床表现以高热、意识障碍、痫性发作、烦躁不安、肢体瘫痪及进行性加深的昏迷为特点，来势凶猛，病死率高。与麻痹型狂犬病不易区别，但前者经停止接种，采用肾上腺皮质激素后多可恢复。随疫苗质量提高，已经非常少见。

六、脊髓灰质炎

脊髓灰质炎是由脊髓灰质炎病毒侵犯中枢神经系统的运动神经细胞引起的急性传染病，主要以脊髓前角运动神经元损害为主。患者多为 1 ~ 6 岁儿童，主要症状是发热、全身不适，严重时肢体疼痛，发生分布不规则和轻重不等的弛缓性瘫痪，故又称为小儿麻痹症。2000 年 10 月 WHO 西太平洋区证实本土脊髓灰质炎野病毒在中国的传播已被阻断，我国实现了无脊髓灰质炎的目标。麻痹型脊髓灰质炎易与麻痹型狂犬病混淆。此病起病时可出现双峰热型，发热或热退后出现肢体或躯干非对称弛缓性瘫痪，脑脊液呈细胞蛋白分离现象，其分类以多形核粒细胞为主，而狂犬病患者脑脊液后期以淋巴细胞升高为主。更主要的是该病患者血清可检测出脊髓灰质炎病毒特异性抗体，其脑脊液、咽拭子和大便中也可分离出脊灰野毒株。一般根据患者发病年龄、流行病学资料、典型临床表现或通过病毒血清学检测出特异性抗体，由脑脊液、粪便与咽拭子分离出病毒，脊髓灰质炎诊断并不困难。

七、格林 – 巴利综合征

格林 – 巴利综合征是常见的脊神经和周围神经的脱髓鞘疾病，又称急性特发性多神经炎或对称性多神经根炎。临床上表现为前驱感染、进行性上升性对称性麻痹、四肢软瘫以及不同程度的感觉障碍。患者呈急性或亚急性临床经过，多数可完全恢复，少数严重者可引起致死性呼吸麻痹和双侧面瘫。麻痹型狂犬病的急性轴索神经病变与轴索型格林 – 巴利综合征在病理上极为相似，故二者在临床表现上也不易区分。格林 – 巴利综合征很少出现持续性发热、意识模糊、尿失禁等括约肌受累症状。麻痹型狂犬病无兴奋期及恐水现象，而以高热、头痛、呕吐、咬伤处疼痛开始，继而出现肢体软弱、腹胀、共济失调、肌肉瘫痪、大小便失禁等，最终因呼吸肌麻痹与延髓性麻痹而死亡，病情进展迅速。实验室检查方面，格林 – 巴利综合征脑脊液检查为典型的蛋白质增加而细胞数正常，又称蛋白细胞分离现象。狂犬病患者脑脊液主要为淋巴细胞增多。由于狂犬病的高死亡率，所以当临床出现不能用格林 – 巴利综合征这一诊断完全解释的症状时，需首先考虑麻痹型狂犬病的可能性，应仔细询问患者的动物接触史并及时完善狂犬病病毒抗原、核酸检测及病毒培养等检查。

第八节　狂犬病的治疗

一、治疗原则

狂犬病目前仍无特效治疗手段，发病后几乎百分之百死亡，从巴斯德时代的狂犬病疫苗到目前的抗病毒尝试，人们一直在治疗狂犬病的道路上努力，目前认为应该积极对症支持治疗，毕竟目前世界上有数例存活病例，同时寄希望于对发病机制的深入研究及更新、更有效药物的使用。

二、密尔沃基疗法的提出

早在 20 世纪 70 年代和 80 年代，法国和美国就有使用 IFN 治疗狂犬病的尝试，但均以失败告终。随后，利巴韦林、阿糖胞苷、RIG、氯胺酮等陆续应用到狂犬病的治疗中，均未成功。Jackson 等在 2003 年发表文章认为，基于联合治疗在肿瘤、感染方面取得成就，建议狂犬病也可以采取类似治疗方案。随后在 2004 年，小罗德尼·威洛比成功救治美国威斯康星州密尔沃基市的一名 15 岁女孩珍妮·吉斯，她被确诊为疑似狂犬病患者，经化学药物诱导昏迷、抗病毒治疗后成功存活，因此该方案称为密尔沃基疗法，也可以称为威斯康星方案。

三、密尔沃基疗法的内容

密尔沃基疗法认为狂犬病脑炎的主要机制是神经兴奋性毒性和脑血管痉挛。基于该机制密尔沃基疗法主要内容包括：氯胺酮诱导昏迷、金刚烷胺抗 N–甲基–D–天冬氨酸（NMDA）受体的神经保护作用、脑耗盐综合征的治疗和脑血管痉挛的监测、预防及治疗。随着不断的尝试，该方案逐渐完善和更新。

四、密尔沃基疗法 5.2 版（2017 年 4 月 17 日更新）

1. 关于狂犬病疫苗或者免疫球蛋白的应用

狂犬病患者一旦出现临床症状不推荐使用狂犬病疫苗或者免疫球蛋白，因为之前的诸多实践证明无效，并且可能会产生不良后果。

- 免疫球蛋白会延迟中枢神经系统中狂犬病病毒抗体的产生，而这对于患者至关重要。
- 初步研究显示在小鼠狂犬病发作时应用狂犬病疫苗不利于生存。
- 对预后不好的狂犬病患者进行 IFN–β 治疗，能够降低中枢外病毒复制情况。对于脑脊液常常反应较差的犬传播狂犬病患者尤为如此。IFN–β 能够稳定住外周狂犬病病毒的蔓延，为血清学反应额外争取 1 周的时间。

2. 关于患者隔离

- 目前没有明确证据证明狂犬病患者传人病例存在（除外角膜或实体器官移植）。
- 连续 3 次唾液 RT–PCR 检测狂犬病病毒阴性，且通过 RFFIT、FAVN 或其他中和抗体检测方法检测血清中和抗体 >0.5IU/ml 的情况下，可以对患者解除隔离。

3. 关于救治条件

将患者转移至具有实验室确诊狂犬病能力的三级医疗机构，并对患者进行重症监护，包括颅压监测。

- 发展中国家医疗机构的重症监护室只要能收治头部创伤和（或）破伤风，就能收治狂犬病。

4. 狂犬病的治疗需要实验室配合

- 优先送检狂犬病患者标本。将标本送至狂犬病病毒专业检测实验室、分析、发送报告，这期间的时间可能会延误患者治疗。发送报告除外标准报告渠道外，还应尽快通过电话或邮件报告。

- 根据标本运输物流决定，如果患者在发病第 5 天还没有诊断结果，建议开始密尔沃基疗法，镇静 7 天的疗法比不治疗的危险小。

- 建议使用 Bio – Rad Platelia rabies – Ⅱ（人）（货号：355 – 1180）检测狂犬病病毒 GP 抗体，该检测主要应用 ELISA 方法，并且该检测方法经过充分研究，已经有用于人类狂犬病检测的报道。该检测可以快速就地检测，并且留取备份，待专业实验室检测确认。

- 可以使用 ADTEC 公司 RAPINA 横向流分析法，进行床旁一次性检测狂犬病病毒 GP 抗体。（参见《疫苗》2012，30：3891 – 3896。）

5. 治疗需要借助于康复设施

6. 治疗通常需要两种交流方式

- 少数内科医生喜欢应用私密的方式进行沟通，如电子邮件或其他信息交流应用程序，如 WhatsApp。

- 大部分人群，如负责公共卫生人员、实验室检测人员、流行病调查人员、公共卫生应急人员、运输物流人员、药品采购人员及对外发布信息人员更习惯用电话会议和电子邮件进行沟通。

7. 从住院第一天开始计数住院天数，为 HD0，这样较用前驱症状出现时间预测并发症出现时间更准确

8. 第 0 ~ 7 天镇静非常重要，能预防致命性的自主神经功能障碍（20% 狂犬病患者死于自主神经功能障碍）

- 减少刺激，避免间断的神经系统检查。

- 住院前 7 天建议使用氯胺酮，按每小时 0.5 ~ 1.0 mg/kg 剂量给药，预防致命性的自主神经功能障碍。狂犬病患者具有高水平喹啉酸，认为是 NMDA 受体的兴奋性激动剂。氯胺酮能拮抗喹啉酸的激动剂作用。

- 氯胺酮可通过以咪达唑仑为代表的苯二氮䓬类药物的作用达到最适浓度，这样足以最大限度地减少吸痰或气道扭转时的血管反应性。

- 镇静治疗可以抑制心脏自主神经功能障碍，而非基于心脏异常运动。

- 异丙酚可造成狂犬病患者的过度镇静（呈现为等电位脑电图），但是在脑电图和脑电双频谱指数监测仪监测下可以使用。

- 此时间段内禁止使用苯巴比妥类，因为在血清抗体浓度 <0.5 IU/ml，脑脊液抗体浓度 <1.0 IU/ml 时，机体免疫不能清除病毒感染，该时期苯巴比妥具有免疫抑制作用。

- 阿片类和中枢 α 肾上腺素受体激动剂虽然批准使用，但是因为使用较少，在此不做评论。
- 通过脑电图或脑电双频谱指数监测仪来监测患者镇静状态。不建议直接镇静至脑电爆发抑制。如果脑电图呈抑制表现，则应暂时停止镇静。

9. 从住院第 8 天开始应积极减少镇静药物使用，每 12 小时停止镇静 1 次

- 此时迷走神经功能严重抑制，即使应用阿托品也无效。
- 可能会出现一些异常运动，在恢复期常见，尤其是面部运动，并非癫痫发作，不影响镇静剂的使用。
- 此时可加用可乐定或右美托咪定，而非单一的增加苯二氮䓬类或者氯胺酮的用量。
- 如果出现脑水肿，镇静药物应逐渐减量。

10. 放置中心静脉导管、尿管、NG 管（鼻胃管），在病程第二周，狂犬病患者出现短暂肠梗阻期间（5 天），可以使用 NJ 管（鼻空肠管）进行营养

11. 维持正常的血容量和血清钠浓度大于 145 mEq/L

- 住院第 5 天时会出现脑耗盐情况，建议在前两周使用等渗溶液。
- 疾病的前两周建议使用氟氢可的松（儿童 100 µg，成人 200 µg），以维持正常的血清钠浓度，否则即使使用高渗溶液，也难以纠正低钠血症。
- 没有氟氢可的松时，可使用氢化可的松，等倍换算，而不是 3 倍使用，建议成人 15mg/d，q8h 或者 q12h，儿童建议 8 mg/m²，q8h。应注意氢化可的松有轻度免疫抑制作用。
- 狂犬病患者会出现严重的脑水肿，在第 6 ~ 8 天和第 13 ~ 15 天会出脑血管痉挛。低钠血症所致的脑水肿会加剧该过程。

12. 使用正常参数进行通气。保持狂犬病患者中枢神经系统对 PCO_2 变化的反应性，避免低碳酸血症

- 四氢生物蝶呤的缺乏会消除低压的自动调节，并且会导致一定的肺动脉高压。

13. 应用低剂量胰岛素，并且要给予足够的肠内营养及静脉营养确保维持正常的血糖浓度

- 狂犬病的并发症与分解代谢的生化标记物（脑脊液中测的糖异生和酮体）有关。促进合成代谢可能延长生存曲线 1 周左右。
- 胰岛素还可以减少苯二氮䓬类镇静剂中与丙二醇稳定剂相关的醇代谢毒物的产生及乳酸酸中毒。

14. 预防深静脉血栓

15. 预防压疮

16. 一般目标

- 床头抬高 30°。

- 平均动脉压大于 80 mmHg（成人）。
- 中心静脉压 8 ~ 12 mmHg。
- 氧饱和度 >94%。
- 二氧化碳分压 35 ~ 40 mmHg，避免低二氧化碳血症。
- 血红蛋白 >100 g/L（既往经验）。
- 血清钠浓度 145 ~ 155 mEq，避免血清钠 <140 mEq。
- 低剂量胰岛素应用，使血糖维持在 70 ~ 110 mg%，血糖宁高勿低，不需要严格降糖。
- 通过水化，保持尿量每小时 >0.5 ml/kg，避免第 5 天后因为盐的迅速消耗，而第二周出现尿崩症。

17. 维持体温在 35 ~ 37℃，避免患者高热

- 退热药通常无效。
- 环境温度对狂犬病患者降温很重要。
- 患者的体温会影响心率和血压。

18. 金刚烷胺继续保持使用

- 狂犬病患者的脑脊液中存在高喹啉酸，它是 NMDA 谷氨酸受体的激动剂，而金刚烷胺是 NMDA 谷氨酸受体拮抗剂，因此具有神经保护作用。

19. 利巴韦林具有免疫抑制作用，不再推荐使用

20. 住院第 6 ~ 8 天和第 13 ~ 15 天会出脑血管痉挛和临床恶化

- 早期使用氟氢可的松可最大限度减轻血管痉挛，可以通过经颅多普勒进行监测。也可以通过脑电图或脑电双频谱指数监测仪监测。
- 建议使用维生素 C（儿童 250 mg/d，成人 500 mg/d，静脉滴注或者肠内给药）。
- 沙普蝶呤（每天 5 mg/kg 肠内给药）、维生素 C（每天 250 ~ 500 mg，静脉或口服）和 L - 精氨酸（每天 0.5 mg/kg 静脉或肠内给药）一起使用优于尼莫地平单药治疗。不推荐沙普蝶呤和尼莫地平联合使用。
- 如果不使用氟氢可的松或者氢化可的松，可使用半量或者全量的尼莫地平预防血管痉挛，注意避免低血压。

21. 实验室监测内容

（1）每日抽血两次，监测血清钠浓度。

- 当血钠浓度异常或者明显降低时，应监测尿钠。
- 血尿酸/尿尿酸可以作为监测脑耗盐的第二标记物。

（2）每日至少监测两次动脉血气，或者根据病情需要频繁监测。

（3）在住院第 5 ~ 8 天和住院第 12 ~ 15 天监测血清镁浓度，避免血管痉挛高风险期的低镁血症。

（4）每周监测血清锌（炎症状态，身体无储存）。

（5）住院第 2 周和第 3 周开始进行 CT 和核磁检查，每周两次，直到脑脊液滴度稳定。

- MRI 和 CT 对血清反应前出现颅高压并不敏感。
- 在蝙蝠所致狂犬病中，第二周影像学检查对血管检查特别重要。

（6）在住院第 4～8 天和住院第 12～15 天，每天进行经颅多普勒监测血管痉挛程度。

- 如果不进行颅内压的监测，经颅多普勒在第 9～11 天可以监测到逐渐加重的脑水肿。

（7）犬所致狂犬病患者，在住院第 5～14 天，每日行心电图检查，测量 P－R 间期，评估心脏传导阻滞程度。

22. 病毒学指标监测，每周送检两次至相关实验室

（1）每隔 1 天（每周至少 2 两次）送检唾液（0.5～1.0 ml，冷冻，用于 PCR 检测），直至连续 3 次阴性。

- 避免在氯己定口腔护理后收集唾液标本。
- 频繁的测试可以尽早解除患者隔离。

（2）入院前两周，每隔 1 天（至少每周两次）送检血清（2 ml，冷冻），然后每周 1～2 次。

- 更频繁地测试是为了更好地预测与免疫反应相关的并发症。

（3）每周送检两次脑脊液（2 ml，冷冻保存），可以考虑脑室或者腰椎引流。

（4）每周进行两次脑脊液细胞学检测和生化检测，包括乳酸。

（5）一些强烈的建议

- 样品应分开保存（-20℃或者-80℃保存），并保留备用样品，避免在运输过程中样品丢失或解冻。
- 建议使用 Bio－Rad Platelia rabies－Ⅱ 或者 ADTEC RAPINA 检测，以便更及时地报告和管理患者。狂犬病滴度对狂犬病的管理至关重要。

23. 并发症的监测

（1）住院后前 3 天，自主神经功能异常，可导致脱水、电解质紊乱、酮症。

- 维持血容量、使用等渗液体、使用小剂量胰岛素。

（2）颅内压增高（20～35 cmH$_2$O）。

- 影像表现轻微，但有脑疝形成的风险。
- 与脑脊液中 N－乙酰天冬氨酸增加有关。
- 可以进行颅内压监测，跟以往机械监视器相比，脑室或腰椎引流监测更有优势。

（3）心脏骤停或快速型心律失常导致的猝死。

- 尽量减少刺激和神经系统检查。

- 充分镇静，避免因为护理操作导致的心律异常。
- 备好床旁心脏起搏器。
- 过度镇静可导致心脏停搏。

（4）儿茶酚胺风暴对心脏的影响。

- 可以使用米力农和 β 受体阻滞剂。

（5）住院第 5 天需警惕脑耗盐、低钠血症、脱水。

- 氟氢可的松可以预防盐耗竭；如果没有氟氢可的松，可以使用等倍换算的氢化可的松。
- 监测 CVP。
- 经常监测血清钠浓度。
- 使用高渗盐水。
- 肠溶钠（23%，1 g 钠溶于 5 ml 水）比静脉 3% 的高渗钠更有效。
- 由于不能运动、体温过低或者机械通气，患者往往营养过剩，水容量过多。

（6）住院第 6 ~ 8 天（低钠血症第 1 天），需警惕脑动脉痉挛及全身血管反应，在脑耗盐出现的第 1 个 24 小时内，会出现 1 型脑血管痉挛、昏迷，脑电图或 BIS 活动减弱，呈抑制状态。

- 氟氢可的松可以预防脑血管痉挛；维持血清钠浓度大于 145；维持正常的中心静脉压。
- 如果条件允许，建议使用沙普蝶呤（每天 5 mg/kg）、维生素 C、精氨酸（每天 0.5g/kg）预防。
- 或者可以使用尼莫地平，预防性应用 14 天，注意剂量，避免低血压。
- 在住院第 4 ~ 5 天，行 TCD 检查，作为基线情况，然后第 6 ~ 8 天和第 13 ~ 15 天，每天监测 TCD。

（7）住院第 5 ~ 14 天，需注意分解代谢在神经系统的作用及蝙蝠/犬相关的特异性并发症，第二周开始狂犬病的进展与脑脊液中乳酸酸中毒的程度加重有关，可能与静脉注射镇静剂的赋形剂代谢或者星形胶质细胞的免疫反应或者神经元对乳酸的消耗减少有关。

- 第 7 天开始要逐渐减弱镇静作用，保证脑电图或 BIS 有一定的活动，第 12 天要完全停止镇静药的使用。

（8）狂犬病的并发症与支链氨基酸和甘氨酸的增加有关。

- 使用小剂量胰岛素（成人每小时 1 U，儿童每小时 0.025 U/kg），保证营养充足，维持血糖正常。

（9）蝙蝠所致狂犬病的并发症 免疫增强所致脑水肿。

- 每周至少监测两次血清狂犬病抗体滴度。
- 第 2、3 周时，每周两次 MRI 或 CT 检查，监测脑水肿情况。

- 一旦血清学反应大于 1 IU/ml，可给予甲磺酸泼尼松每天 30mg/kg，或者地塞米松每天 6mg/kg，静脉冲击 5 天。
- 如果患者接种过狂犬病疫苗，脑水肿风险更高，建议在 12～24 小时内给予丙种球蛋白（1 g/kg）及皮质类固醇类静脉冲击治疗。

（10）犬导致狂犬病的并发症　Ⅲ度房室传导阻滞。

- 起搏器有效。
- 可使用黄嘌呤（腺苷抑制剂）。每天 2.5 mg/kg 咖啡因碱（1～1.5 ml/kg 的咖啡）。
- 迷走神经抑制 7 天后，使用阿托品无效。
- 禁忌：异丙肾上腺素扩张颅内动脉，增加 ICP 发生率（相对而言）。

（11）尿崩症。

- 可能会偶然发生，也可能周期性出现，真正的尿崩症是两种情况都有可能的，所以要做好准备。
- 可使用血管加压素，DDAVP 有效，但是持续时间过长。

（12）炎症指标升高（CRP、白细胞核左移、血小板升高）。

- 易和体温升高混淆。
- 和检测血清中狂犬病病毒抗体相关。
- 与皮肤活检狂犬病 DFA 的"杂乱外观"相关。
- 在没有相关感染证据的情况下，抗生素使用不超过 3 天。

（13）第 13～15 天，脑动脉痉挛及全身血管反应。2 型血管痉挛通常是致死性的，与脑电活动消失、自主神经功能异常、尿崩症、肾功能衰竭有关。取决于之前的 1 型脑血管痉挛的严重程度。

- 尚不清楚如何治疗，可能会导致高血压或者高血容量。
- 该时期可能是低温诱导治疗保护颅神经功能的最佳时机，因为此时已经存在免疫反应。

（14）住院第 15 天之后，病情可能恢复或者持续进展至死亡。

（15）狂犬病的死亡与假定的酮症发生有关（丙醇＞脑脊液异丙醇，通过乙醇脱氢酶推测）。

- 使用小剂量胰岛素 ［成人 1 U/h，儿童 0.025 U/（kg·h）］，保证营养充足，维持血糖正常。

（16）2 型血管痉挛之后可以通过 TCD 监测到血管压力增强或减弱，动脉血流流速混沌不均一。长远来看，后期可能通过 MRI 发现夹层坏死。

- 通过使用黄嘌呤 ［参见（10）］，TCD 监测混沌的流速有所改善。

（17）住院 10 天后，治疗无效的定义为：尿崩症、等电位脑电图、脑脊液乳酸盐 ＞4 mmol/L 和脑脊液蛋白 ＞250 mg/dl。

- 目前尚不清楚，这些标准是否适用于使用盐皮质激素和胰岛素治疗之后，毕竟这些标准的发现改善了生存。

五、密尔沃基疗法的评价

依照该疗法，后续在美国、巴西、土耳其等陆续有 4 例狂犬病救治成功的报道，看似给狂犬病的治疗带来了希望，但 2004 年后有据可查的报告中，美国、英国、加拿大等使用密尔沃基疗法救治失败的病例有 12 例。越来越多的专家质疑密尔沃基疗法的科学性及安全性。截至目前没有实验数据证实诱导昏迷对狂犬病及其他中枢神经系统感染的有效性。

寥寥无几的成功案例和更多的失败案例促使人们思考更根本的治疗方法，缺少有效的抗病毒治疗是密尔沃基疗法的最大缺憾。

六、治疗进展

如前所述，了解了狂犬病病毒进入人体的过程、病毒复制周期，均可成为预防和治疗狂犬病潜在靶点。

（一）病毒进入细胞的抑制剂

病毒在靶细胞上附着和渗透是病毒复制周期中的早期步骤，阻断和干扰这些步骤可以从根本上消除感染，因此，参与病毒进入细胞的病毒蛋白和细胞受体的结合域被认为是潜在的抗病毒靶点。研究发现，某些靶向烟碱乙酰胆碱受体的药物和某些脂质分子以及对脂质具有高亲和力的分子具有潜在的抗病毒作用。

1. 针对狂犬病病毒 GP 和狂犬病疫苗的抗体

研究显示在狂犬病病毒感染叙利亚仓鼠的模型中针对狂犬病病毒 GP 的非重叠表位的人单克隆抗体能够避免其感染狂犬病病毒，同时在体外试验中该单克隆抗体能广泛的中和 RABV 野外分离株。它的有效性已经在人类 I 期试验得以证实。

减毒狂犬病疫苗已经用在治疗各种动物模型中的症状性狂犬病脑炎，包括犬、猴子和小鼠。虽然在鞘内或脑内给药后能诱导中枢神经系统和或脑脊液中产生中和抗体，但是目前尚未获得理想的结果。

原本在犬的初步试验中看到了希望，3 只（$n=12$）出现临床症状的犬经鞘内注射减毒狂犬病疫苗后恢复，但是在重复该实验时所有出现临床症状的犬仅延长了生存期，最终全部死亡。在猴子的实验中发现，在临床发病阶段予以鞘内注射减毒 Flury LEP 狂犬病疫苗，2 只（$n=2$）猴子全部死亡，并且没有观察到临床症状的缓解后生存期的延长。高度减毒重组 RABV（源自 SAD B19 毒株并表达三种突变 GP 基因，SPBAAN-GAS – GAS – GAS）可以用于预防小鼠模型中的狂犬病病毒感染。暴露前预防取得了有趣的结果，感染后不久（4 小时）肌肉或脑内使用减毒的重组 RABV 能完全预防小鼠感染。当感染后 4 天，接近于临床症状发作时，脑内和肌肉给药，存活率分别降至

50%和30%。这些研究给予了人们希望，但是还有更长的路要走，短期内不可能应用于人类。

2. 特异性受体抑制剂

α-银环蛇毒素是AchR的高亲和力不可逆竞争性拮抗剂，其与该受体的40 kDa亚基上的Ach结合位点不可逆的相互结合。这种药物源自一种毒蛇的神经毒素，来自台湾银环蛇。能够抑制各种类型的培养细胞感染狂犬病病毒，包括鸡胚肌细胞、培养的原代大鼠肌管和IMR-32人类神经母细胞瘤细胞。

3. 脂质基抑制剂

早在20世纪80年代，就有研究发现脂质，包括神经节苷脂、磷脂，与狂犬病病毒跟细胞膜结合有关。体外实验发现，神经节苷脂在病毒与细胞膜结合这个过程中存在竞争性抑制，该过程还有磷脂和磷脂酶有关。但是，使用神经节苷脂、磷脂作为抗病毒靶向位点似乎不太现实，因这种治疗作用仅限于病毒结合步骤。此外，在动物实验中，感染前后添加这些物质并没有改变感染率。

4. 凝集素与神经氨酸酶

有细胞实验表明凝集素-糖结合蛋白对狂犬病病毒感染鸡胚细胞具有高度特异性的糖基部分的抑制活性。从菜豆青霉中提取的凝集素Concanavalin A，与细胞表面含碳水化合物组分的α-D-甘露糖基吡喃糖基和α-D-葡萄糖吡喃糖基残基特异性结合，已显示对病毒感染性具有直接抑制作用。这种抑制作用在感染前或病毒结合步骤后均可观察到，并可被α-D-甲基甘露聚糖苷逆转。

神经氨酸酶，也被称为唾液酸酶，是糖苷水解酶，其裂解神经氨酸的糖苷键。狂犬病病毒感染细胞的实验中发现，产气荚膜梭菌神经氨酸酶处理1小时后病毒附着靶细胞的剂量依赖性抑制。去除酶后，神经氨酸酶介导的抑制能持续3小时，此后靶细胞逐渐恢复对狂犬病病毒的易感性。

与针对病毒复制周期的第一步（附着和穿透细胞）的其他药物一样，使用凝集素或神经氨酸酶治疗狂犬病感染似乎没有什么价值，因为这种治疗的抑制效果没有选择性，且持续时间短暂。

(二) 代谢抑制剂

众所周知，狂犬病病毒属于RNA病毒，影响DNA合成或RNA逆转录成DNA的抗代谢剂对狂犬病病毒的体外复制没有作用。然而，阿糖胞苷作为DNA合成的抑制剂，在体外实验中却能很好地抑制狂犬病病毒的复制。但是，其他嘧啶苷酸类似物或衍生物却不能抑制狂犬病病毒复制。另外一种嘧啶类似物抑制剂6-氮杂吖啶也被认为具有体外抗狂犬病病毒作用。然而，在体内实验，这两种药物都不能有效地降低小鼠死亡率。虽然，有另一项研究表明阿糖胞苷与碘脱氧尿苷、放线菌素D、利福平或巯唑嘌呤对预防小鼠感染狂犬病有益处，但是因为该实验的设计复杂性、缺乏标准化，结果不能令人信服。

（三）溶酶体作用剂

如前所述，狂犬病是有包膜病毒，借助于内吞途径进入靶细胞，其中溶酶体起着重要作用。有体外实验证明氯化铵、氯喹、奎宁可通过提高溶酶体 pH 值防止病毒包膜与细胞膜融合，从而达到抑制病毒复制。目前尚无动物实验评估溶酶体作用剂的抗狂犬病病毒活性。

（四）作用于微丝和微管骨架的药物

为了了解狂犬病病毒复制和成熟的细胞机制，先前的实验测试了几种作用于肌动蛋白微丝的细胞松弛素 B、抗钙调素。目前为止只用一项体外实验研究表明，细胞松弛素 B 和三氟拉嗪在人神经母细胞瘤细胞和鸡胚细胞具有抗狂犬病病毒活性。但是后续没有实验得到类似结论。目前的体外实验证明影响微管的药物，如长春碱、秋水仙碱和秋水仙素，没有抗狂犬病病毒活性。

（五）干扰素

干扰素（IFN）是抗病毒感染的重要防御因子，它通过诱导机体产生 ISG 产物，从而抑制不同种 RNA 和 DNA 病毒感染机体。同时 IFN 还能通过增强机体免疫反应强度及效果。此外干扰素还可以直接作用于感染病毒的增强子/启动子序列或借助外来体将抗病毒活性在细胞间传递等方式来实现其强大的抗病毒性能。诸多体内体外实验尝试 IFN 的抗狂犬病病毒活性。Marosi 等发现，在狂犬病病毒感染 N2a 细胞系的体外实验研究中，IFN－α、IFN－β 对狂犬病病毒复制有浓度依赖性抑制作用。Weinmann 等发现 IFN 对感染狂犬病病毒的猴子具有良好的抗病毒作用。该团队探索了人白细胞 IFN 对狂犬病感染的猴子进行肌内注射和（或）脑脊液注射治疗效果，他们以马来西亚的猴子作为研究对象，在结束免疫隔离后将每 10 个猴子随机分为一组并对所有的猴子进行颈背肌内注射 1 ml 试验用狂犬病病毒使其感染。随后肌内注射人白细胞 IFN，只有第一组实验猴的注射部位为双腿，其余猴子注射部位为颈部被感染区域的相邻四角；脑脊液给药部位为第一、二节脊椎中间。对照组的猴子只对其进行感染，没有经过任何治疗。对照组的 10 只猴子中，9 只猴子在感染后 20 天内死亡，死前 1～4 天表现发病症状。只进行肌内注射给药组，从感染后第 1 天即开始给药，最好的结果为 10 只猴子中存活了 7 只。只进行脑脊液注射组，给药方式包括从感染后第 3 天、7 天或 11 天至少连续 8 天多次给药。最好的结果是 10 只猴子存活 5 只。表现最好的治疗组合为同时进行肌内注射和脑脊液给药，最高存活率为 10 只猴子存活了 8 只。但是，所有的猴子一旦表现症状，任何干预方式都是无效的。但是 Merigan 等对 3 例临床狂犬病患者应用 IFN 治疗未能取得成功，虽然患者血液和脑脊液能持续检测到高浓度干扰素，但在其中一位患者发生了严重的高钾血症，只有一位患者在病程后期检测到抗体，这表明 IFN 在疾病的临床进展上并没有表现出明显的积极作用。Merigan 团队对 8 位狂犬病患者进行了 IFN 治疗，除了其中 3 位在进行 IFN 治疗前就呈现半昏迷状态，其他患者都能在脑脊液中检测到较未进行 IFN 治疗的狂犬病患者 30~10000 倍的 IFN，但疾病进展并未受到积极影响。

（六）氯胺酮和地佐西平

基于神经功能障碍在狂犬病发病机制中起着重要作用，人们研究发现，两种麻醉药物——氯胺酮和地佐西平对狂犬病病毒具有抑制作用。最初认为这两种药物是 NMDA 的非竞争性拮抗剂，可以减轻兴奋性氨基酸引起的神经兴奋性毒性。在一项研究中发现，地佐西平能够抑制大鼠体内狂犬病病毒复制，这种抑制作用，在 0~2 mmol/L 浓度下呈浓度依赖性，并且具有选择性，仅对狂犬病病毒有抑制作用，对单纯疱疹病毒、脊髓灰质炎病毒、人类免疫缺陷病毒没有抑制作用。有实验表明氯胺酮，在 0.2~2 mmol/L 浓度下对大鼠初级皮层神经元、人神经母细胞瘤细胞中的狂犬病病毒具有抑制作用，并且呈浓度依赖性。后续有体内实验证明氯胺酮在大鼠体内也有抗狂犬病病毒活性。随着人们研究发现，氯胺酮和地佐西平可能特异性作用于狂犬病病毒基因组的转录，抑制病毒蛋白质合成。然而最新的研究发现，在小鼠模型中，没有观察到氯胺酮和地佐西平对狂犬病病毒抑制作用。125 μmol/L 氯胺酮和 50 μmol/L 地佐西平在原代培养的小鼠皮层和海马神经元中无神经保护作用。因此，人们认为可能与选择相关的动物模型有关。

（七）金刚烷胺

金刚烷胺的抗流感病毒作用早已被证明。因为其具有亲脂性，体外实验表明，它确实具有剂量依赖性的抗狂犬病病毒作用。特别地，当在病毒感染后不久（在前 2 小时内）加入金刚烷胺时，病毒复制明显受到抑制。但是在这些研究中没有发现杀病毒效果。据推测，金刚烷胺可能是影响病毒的脱膜，从而达到抑制病毒复制。然而，在狂犬病病毒感染小鼠的动物实验中，并没有观察到抗病毒疗效，即使在感染早期，或者，涉及不同给药剂量或给药途径。

（八）异丙肌苷

异丙肌苷是一种肌苷的烷基氨基醇复合物，长期以来被公认为广谱抗病毒化合物。体内实验发现，小鼠通过脑内或肌内接种感染狂犬病病毒后，在感染前 1 天和感染后 5 天，每日腹腔注射 300 mg/kg 异丙肌苷，没有观察到保护作用。在两项体外实验观察到其具有轻微的抗狂犬病病毒活性。

（九）皮质类固醇激素

人们在多种啮齿动物模型中研究了皮质类固醇激素的抗狂犬病病毒作用，包括大鼠、仓鼠、豚鼠和小鼠。然而，药物处理组却增加了死亡率。目前加重死亡的机制不清楚，没有更深一步的研究。

（十）杂多阴离子

以杂多阴离子（HPA）为基础的一系列分子已被发现具有抗狂犬病病毒活性。如，

5 – 钨 – 2 – 锑酸铵杂多阴离子（HPA – 23）被证实具有体外剂量依赖性抑制病毒复制作用。浓度为 4.5 μg/ml HPA – 23 具有 50% 的抑制率，12.5 μg/ml HPA – 23 则能完全抑制病毒复制。然而，这种抑制作用仅在感染早期，在接种后 18 至 24 小时内能观察到抑制作用，而在感染后 48 小时后则没有观察到抑制作用。此外，另外六种 HPA：HPA – 39、HPA – 56、HPA – 40、HPA – 51、HPA – 52 和 HPA – 57 也观察到了类似的抑制作用。但是在小鼠的体内实验，只有 HPA – 23 和 HPA – 39 有轻微的保护作用。因为呈浓度依赖性抗病毒作用，随着浓度增加，药物不良反应愈重，特别是在腹腔内、皮下或肌内给药后，在 50 ~ 150 mg/kg 的剂量范围内，死亡率明显升高。鉴于 HPA 分子的高毒性和低抗病毒活性，目前看来，在动物或人类身上使用该药进行预防或治疗狂犬病似乎不太可能。

（十一）利巴韦林

利巴韦林是一种广谱抗病毒药物，曾用于流行性感冒、丙型肝炎的治疗。目前研究显示，利巴韦林在 N2a 细胞系具有抗狂犬病病毒作用。Marosi 等认为，利巴韦林的体外抗病毒效力优于法匹拉韦，但是 Appolinário 等实验发现，口服利巴韦林对感染狂犬病病毒的小鼠不仅无抗病毒作用，反而具有选择性免疫抑制作用。早期的密尔沃基疗法包含了利巴韦林抗狂犬病病毒治疗，但最新版本中已不再推荐。

七、特异性抗病毒治疗

随着科技进步，越来越多的病毒病发病机制被人类攻克，特异性抗病毒治疗成为目前主流趋势。法匹拉韦是一种新型、广谱抗 RNA 病毒复制的药物。它通过选择性抑制病毒 RNA 依赖的 RNA 聚合酶，从而抑制病毒基因组复制和转录而发挥抗病毒作用。2004 年于日本上市，被批准用于流感的治疗。目前的研究发现它对埃博拉病毒、西尼罗病毒、黄热病病毒、布尼亚病毒、甲病毒、肠道病毒等具有很好的抗病毒作用。

自 2016 年以来，部分学者发现法匹拉韦在抗狂犬病病毒方面具有良好疗效，数个动物实验为狂犬病治疗指明方向。

2016 年日本学者 Yamada 等首次提出法匹拉韦的抗狂犬病病毒活性。法匹拉韦能显著降低小鼠神经母细胞瘤细胞系（N2a）中狂犬病病毒的复制，在细胞实验和动物实验中能有效抑制狂犬病病毒复制（降低 3log10），在小鼠感染狂犬病病毒的模型中，小鼠通过右后肢肌注形式接种病毒 1 小时后开始口服法匹拉韦治疗，法匹拉韦能延缓小鼠出现症状时间和降低发病率，作用呈现浓度依赖性，300 mg/（kg·d）给药时效果最佳。通过对小鼠大脑中病毒检测，法匹拉韦治疗组仅 1 只大脑组织病毒阳性，而甲基纤维素对照组有 4 只阳性，且两组脑组织病毒滴度比较具有统计学意义（$P < 0.05$）。同时该实验进一步研究延迟给药组，当小鼠接种病毒 4 天后开始给予法匹拉韦抗病毒治疗，小鼠发病率及死亡率较接种 1 小时后治疗组明显升高（$P < 0.01$），但是与甲基纤维素对照组比较无显著差异，认为越晚应用药物干预效果越差。最后该实验将法匹

拉韦与高效免疫球蛋白作为暴露后予以进行比较，法匹拉韦显著降低病死率，优于免疫球蛋白，虽然无统计学意义（$P = 0.30$），但是法匹拉韦的抗病毒作用毋庸置疑，该学者认为法匹拉韦可以作为暴露后预防高效免疫球蛋白的替代物。

Banyard 等随后对法匹拉韦抗狂犬病病毒的作用重新进行了评估，体外实验同样是应用狂犬病病毒标准毒株 CVS−11 感染 N2a 细胞，法匹拉韦和利巴韦林同样有抑制病毒复制作用，两者联用抗病毒作用无叠加。在感染小鼠的动物实验中，法匹拉韦治疗组对比空白对照组能明显延缓小鼠出现临床症状的时间，和死亡率（$P < 0.001$）。但是法匹拉韦的抗病毒作用弱于免疫球蛋白。尤其在小鼠感染后 4 天后，认为建立中枢感染模型时开始抗病毒，法匹拉韦作用更弱于免疫球蛋白，因此法匹拉韦是否能作为临床狂犬病发病时推荐用药，仍需进一步实验证明。但是事实上高效免疫球蛋白无法通过血−脑屏障，该实验免疫球蛋白治疗组的高抗病毒作用，使得人们怀疑小鼠病毒感染 4 天时是否代表中枢神经系统感染。

八、治疗狂犬病的新探索

（一）索拉菲尼

索拉菲尼是多种激酶的抑制剂。它既可通过阻断由 RAF/MEK/ERK 介导的细胞信号传导通路而直接抑制肿瘤细胞的增殖，还可通过抑制 VEGF 和血小板衍生生长因子（PDGF）受体而阻断肿瘤新生血管的形成，间接地抑制肿瘤细胞的生长。Ichiro Kurane 等的研究发现狂犬病病毒在促分裂原蛋白激酶（包括细胞外信号调节激酶1/2，ERK1/2）的帮助下激活多个细胞传导路径，诱导小胶质细胞强烈表达 CXCL10、CCL5，促进炎症的形成。

Marosi 等发现，在狂犬病病毒感染 N2a 细胞系的体外实验研究中，IFN−α、IFN−β、利巴韦林、法匹拉韦和索拉菲尼均对病毒的复制有抑制作用，呈浓度依赖性，IFN−β（10IU/ml）和索拉菲尼（50μmol/L）对病毒复制的相对抑制为 73.71%，法匹拉韦为 35.25%。然而，IFN−β 与利巴韦林、法匹拉韦和索拉菲尼两两组合后抗病毒作用并没有明显表现出明显的协同作用，IFN−β 和索拉菲尼的组合抗病毒作用最强（77.19% 相对抑制），其他组合反而使得抗病毒作用减弱。考虑到单一药物浓度问题，该实验在两种药物联合抗病毒实验室设计了高低两种浓度，因此不存在因药物浓度不够，抗病毒效果减弱的因素。

（二）小干扰 RNA

小干扰 RNA 存在于多数的动物和植物中，能与 mRNA 结合后，将其分解成小片段，从而达到基因沉默。早在 2013 年就有针对 NP 基因的小干扰 RNA 运用于狂犬病病毒感染的细胞和小鼠的研究，体内实验中接受治疗的小鼠存活率达到 30%（空白对照组为 0%）。2017 年新的研究发现针对于 PP 基因的小干扰 RNA 运用于感染了吸血蝙蝠狂犬病病毒的细胞和小鼠，得到体外实验中小干扰 RNA 能抑制病毒的复制及能显著减少病毒 PP 的产生，但体内实验中小干扰 RNA 并未展现出明显的疗效。有科研团队也进行了相应的体内及体外实验，都证明了小干扰 RNA 的抗狂犬病病毒的作用。这都表明小干扰 RNA 对于狂犬病病毒的抗病毒作用值得期待。

（三）期待更优秀的治疗药物和治疗方法

2018 年的最新研究，Marcin Smreczak 等将 caspase－1 抑制剂、IFN－α 抑制剂、索拉菲尼、IFN－α、IFN－β、法匹拉韦、利巴韦林、RIG、25% 甘露醇联合作用于感染狂犬病病毒的小鼠，在病毒接种后 4 天开始治疗，仍然较空白对照组明显降低了死亡率（$P = 0.0312$）。

第九节　全球狂犬病救治成功案例

一、密尔沃基疗法提出之前的存活案例

狂犬病是一个古老的疾病，我国早在春秋时期就对狂犬病有记载。数千年来，人们谈犬色变，因为狂犬病一旦发病几乎 100% 死亡。由于对该疾病的不认识，人们将希望寄托于神灵或者巫术。直到 19 世纪巴斯德成功研制出狂犬病疫苗，才给人们带来希望。在 1970 年美国俄亥俄州一名 6 岁男孩被蝙蝠咬伤，按照规范进行了狂犬病疫苗接种。咬伤后 20 天男孩出现脑炎症状并昏迷，25 天后意识恢复，并在发病 2 个月后出院，成为历史上首个狂犬病存活病例，此后阿根廷、墨西哥、美国、印度又陆续出现 4 个狂犬病救治成功的病例。他们的共同特点是发病前都曾接种狂犬病疫苗，发病后可检测到狂犬病病毒抗体。由此可见，狂犬病疫苗、狂犬病病毒抗体在存活病例中起着重要的作用。以下对上述 5 个案例进行简单描述。

案例 1

1970 年美国俄亥俄州一名 6 岁男孩被 1 只大棕色蝙蝠咬伤左拇指，该蝙蝠在 4 天后确定为携带有狂犬病病毒，随后该男孩开始 14 天的暴露后狂犬病疫苗的接种，没有应用抗狂犬病血清，在疫苗接种完成后 2 天，也就是咬伤后 20 天，患者出现颈部疼痛，几天延伸至臂部、腿部和头部。随后患者出现意识障碍，逐渐昏迷。患者脑活检标本、脑脊液提示存在脑炎。给予对症支持治疗，患者出现心脏、肺脏并发症，还有局灶性癫痫发作，予以苯妥英钠治疗。患者发病 25 天后意识逐渐恢复，发病 2 个月后出院。后续随访，没有心理、神经系统异常。患者发病后脑脊液和血清中检测到高滴度特异性中和抗体，并在发病 3 个月时达到高峰。患者的血液、脑脊液、脑活检标本均为检测出狂犬病病毒。该患者成为历史上首个狂犬病存活病例。

案例 2

1972 年，阿根廷门多萨一名 45 岁中年妇女，被疑似狂犬病的犬咬伤，4 天后伤人

犬死亡。咬伤后 10 天，该妇女开始应用狂犬病疫苗治疗。她应用 2 针强化剂量后，共应用 14 天乳鼠脑疫苗。在咬伤后 21 天，她出现持续数月的小脑纹状体综合征和 75 天严重的脑炎症状。13 个月后，几乎完全恢复。患者的血清和脑脊液中含有中和抗体，最高滴度分别为 1:64 万和 1:160 万。

案例 3

1977 年，在美国纽约狂犬病实验室工作的一名 32 岁的男性技术人员，可能暴露于高浓度的雾化形式的活 RABV 株（源自减毒的 SAD 病毒株）。该患者在疾病开始前两周进行了暴露前免疫。起初症状不明显，伴有不适和头痛，随后几天出现寒战、发热和恶心。随后变得昏昏欲睡、意识不清，住院后陷入深度昏迷。两周后，他开始逐渐清醒。在临床症状出现 3 个月后，他恢复了运动功能，但是走路仍遗留有后遗症，偶尔伴有躁动和痉挛性失语。该患者的狂犬病诊断完全基于血清和脑脊液中中和抗体滴度的增加，角膜印迹和颈部皮肤活检 FAT 检查结果为阴性。

案例 4

1992 年 8 月 3 日，一名 9 岁男孩被 1 只病犬咬伤右前额，伤口约 6cm，同时，鼻子和左脸颊也被咬伤。伤人犬后来经荧光抗体确诊为狂犬病，并且在伤人前咬伤了 25 只犬。该男孩被咬伤后，立即对前额的伤口进行了清洗并缝合，第二天开始接种了狂犬病疫苗，并且在接种第 3、7、14 天接受了加强针，第 30 天接受了二倍体狂犬病疫苗。全程没有应用抗狂犬病血清和免疫球蛋白。

9 月 1 日开始出现发热和吞咽困难，第 2 天开始出现恶心和呕吐，此后出现乏力、易怒、言语混乱和脑炎症状。9 月 6 日入院检查时患者神志清楚，脑功能正常，无异常活动，无恐风、恐水症状。脑脊液检查白细胞 184/ml，其中，65% 为单核细胞。血液检查提示白细胞 18.4×10^6 个/L，84% 为多核细胞。除尿素 113mg/dl，余血生化均正常。患者有典型的颅高压症状，血压升高、呼吸频率降低、心动过速和视乳头水肿，并于 9 月 10 日昏迷。头颅 CT 检查提示：小脑室没有任何肿块性质的病变。由于患者呼吸下降，接受呼吸机治疗，因此被收入呼吸病房，9 月 10 日至 17 日因院内肺炎，应用双氯西林和阿米卡星抗感染。由于患者持续发热，从 9 月 16 日至 10 月 7 日应用头孢类抗生素抗感染治疗。21 天后撤除呼吸机，行气管造口术。第 34 天患者出现改善，开始睁开眼，对疼痛刺激有强烈反应，并恢复自主呼吸。

这期间，应用各种检查尝试明确狂犬病诊断。9 月 8 日收集患者唾液、角膜印迹和颈部皮肤活检标本，尝试病毒培养和抗体检测，均为阴性。在咬伤后第 24 天、39 天、68 天和 83 天检测，患者血清和脑脊液中和抗体均阳性。第 24 天时检测抗体滴度较低，第 39 天检测时，血清和脑脊液抗体滴度分别为 1:34800 和 1:78125。第 68 天检测时，血清滴度大致相同，脑脊液滴度降至 1:3125。

至 1994 年 7 月份文章发表时，患者仍遗留有严重的神经系统后遗症。

案例5

2001年，一名6岁印度女孩，因为发热4天，伴有吞咽困难、照片恐惧症、视觉幻觉和感觉异常而入院治疗。发病前20天曾被流浪犬咬伤脸部和手，咬伤后4天，该流浪犬死亡。在咬伤当天、第3天和第7天，接受了3剂纯化鸡胚细胞疫苗。该患者并没有接受局部伤口的处理和免疫球蛋白的使用。入院检查时，患者意识不清，但是能遵循简单指令。神经学查体提示双下肢肌力稍减弱，腱反射活跃。常规实验室检测基本正常。头颅CT平扫和增强检查未见异常。因考虑不除外严重神经系统病变，开始应用甲泼尼龙琥珀酸钠（甲强龙）、抗生素和对症补液支持治疗。在患者入院第二天注射了二倍体狂犬病疫苗。入院第4天患者昏迷，并有严重的流涎和大量出汗及局灶性运动痉挛。头颅MRI提示基底神经节、脑干和大脑皮质在T2加权像可见异常高信号，提示存在脑炎，而不是疫苗后的脱髓鞘病变。

患者血清和脑脊液中和抗体阳性，发病第8天，血清和脑脊液的滴度分别为1:64和1:8。随后滴度逐渐升高，在发病第90天时，分别为1:265000和1:124000。

患者颈部皮肤活检样本行DFA检测为阴性，角膜印迹检测也是阴性。脑脊液病毒分离阴性。脑脊液鞘内抗体检测阳性，证实为狂犬病脑炎。

该患者的治疗以对症支持治疗为主，逐渐减量至停止了激素的使用。患者昏迷了3个月后神志逐渐恢复，在发病第5个月可以遵照指令完成简单的动作，并恢复了自主进食，但是她的四肢僵硬并有不自主运动。发病后6个月患者出院，并接受随访。患者发病后18个月仍然存活，但是神经系统并发症无明显改善。

二、密尔沃基疗法提出之后存活案例

2004年美国密尔沃基市一名15岁女孩被蝙蝠咬伤后发病，诊断为狂犬病，Willoughby等给予氯胺酮、金刚烷胺、利巴韦林等治疗，最终患者存活。Willoughby认为，狂犬病脑炎的主要机制是神经兴奋性毒性以及脑血管痉挛，并由此提出一套基于诱导昏迷为为主的临床应对方案，称为"密尔沃基疗法"。主要内容包括以住院日数为线索的病情观察以及诱导昏迷、保护神经系统、抑制血管痉挛、保持水电解质平衡等对症支持治疗。

依照该疗法，后续在美国、巴西、土耳其等陆续有4例狂犬病救治成功的报道，看似给狂犬病的治疗带来了希望，但2004年后有据可查的报告中，美国、英国、加拿大等使用密尔沃基疗法救治失败的病例有12例。越来越多的专家质疑密尔沃基疗法的科学性及安全性。截至目前没有实验数据证实诱导昏迷对狂犬病及其他中枢神经系统感染的有效性。以下仅对有公开发表的案例进行简单描述，包括应用密尔沃基疗法和未应用密尔沃基疗法而存活的病例。

案例1

2004年美国密尔沃基市15岁女孩被蝙蝠咬伤左手示指，伤口长约5cm，仅进行了局部消毒，没有进行正规医疗治疗，没有进行 PEP。此后患者并没有特殊不适。直至咬伤后 1 个月时，自觉左手感觉异常及周身疲劳感明显。发病后第二天出现复视及走路不稳。第三天出现恶心、呕吐。神经科医生查体提示双侧部分视神经麻痹及共济失调。头颅 MRI 和脑血管造影无显著异常。第四天出现视物模糊、左腿无力和步态不稳。第五天出现发热（38.8℃）、言语不清、眼球震颤、左臂抖动，结合蝙蝠咬伤史，疑似狂犬病收入医院。

入院第 1 天，患者发热（38.2℃），半昏迷状态，能回答一些简单问题，完成简单指令性动作。神经查体提示说话不连续、向上凝视、构音障碍、肌阵挛、左臂震颤和共济失调。将患者血清、脑脊液、颈部皮肤活检标本和唾液标本进行狂犬病病毒检测。复查患者头颅 MRI 和脑血管造影，未见异常。患者出现流涎、吞咽困难，予以气管插管保护气道。住院第二天，化验结果回报提示脑脊液和血清中存在狂犬病病毒特异性抗体。尝试从 2 个皮肤活检标本和 9 份唾液标本中分离狂犬病病毒和检测狂犬病病毒抗原及扩增病毒核酸，均未成功。

医生向患者父母告知患者目前诊断及可能的预后，患者家属表示接受，并同意医生对患者进行抗癫痫、抗病毒及支持性重症监护相结合的治疗及对症支持护理方案。患者父母接受抗病毒失败及不可预知的后果，如患者存活，可能存在严重后遗症。

给予患者氯胺酮 2 mg/（kg·h），咪达唑仑 1~3.5 mg/（kg·h），抑制脑电图的背景活动，仅每 1~2 秒监测到散在的大脑活动。通过输注红细胞，使红细胞维持在 10g/dl 以上，保证血氧运输及组织氧供，不使用正性肌力药物。保证合适的容量负荷。给予机械通气，保证动脉氧供及轻度高碳酸血症。通过近红外光谱法对静脉血氧饱和度、大脑和体细胞氧合作用进行间断的监测，保证器官及组织供氧需求。预防性给予肝素抗凝（每小时 10 U/kg）。

诱导昏迷后，开始对患者进行抗病毒治疗。住院第 3 天给予利巴韦林，负荷量 33 mg/kg，维持剂量 16 mg/kg，每 6 小时 1 次。虽然动物研究提示利巴韦林很少渗透到中枢神经系统，并且动物模型试验提示利巴韦林无效。医生给该患者应用的理由是该患者脑脊液蛋白升高，提示脑脊液通透性增强，并且利巴韦林可以预防狂犬病病毒所致心肌炎。住院第 4 天给予金刚烷胺（200 mg/d，肠内给药），因为其具有体外抗狂犬病病毒活性，并且其在脑中分布较氯胺酮更广。因为 IFN - α 具有神经毒性，没有使用。没有应用狂犬病疫苗和免疫球蛋白，因为患者已经表现出免疫反应，过度免疫反应可能对患者造成伤害。

应用大剂量的苯二氮䓬类药物和苯巴比妥以维持脑电的爆发抑制状态。因为无防腐剂的咪达唑仑的受限性，使用含 1% 苯甲醇的咪达唑仑代替，患者在住院第 5 天出现溶血和酸中毒。血红蛋白从 13.7g/dl 降至 10.9 g/dl。住院第 7 天乳酸脱氢酶由 420 U/L 升至1020 U/L，符合溶血。可能与累积使用 276 mg/kg 的利巴韦林有关。动脉血碱剩余在 5 天内由 2.7 mmol/L 降至 -3.8 mmol/L，符合代谢性酸中毒表现。患者血乳酸水平没有明显升高，可能与累积使用苯甲醇362 mg/kg有关。因此，第9剂利巴韦林给药时，降至8 mg/（kg·h），咪达唑仑降至每小时1.5 mg/kg，继续补充苯巴比妥维持脑电爆发抑制。

脑干和周围神经受损的全身反应极小。在住院第5~7天出现短暂抗利尿激素缺乏和过量表现。住院第5天出现自主神经功能障碍，心脏变异性降低和中心静脉压升高。住院第8天患者流涎减少。患者面色红润，但是却出现了肠梗阻症状。出现了转氨酶（ALT 52 IU/ml）、脂肪酶（1193 U/ml）、淀粉酶（288 U/ml）的升高。脂肪酶和淀粉酶在第15天和18天达到高峰，分别为2532 U/ml和539 U/ml。超声检查未见胰腺肿大。住院第8天显示血清和脑脊液中狂犬病病毒抗体水平增加。氯胺酮作用在24小时内明显减弱，将咪达唑仑更换为地西泮。

住院第10天，患者对吸痰刺激有反应，出现脉搏增快和血压升高。住院第12天出现发热，化验没有白细胞升高，血培养阴性，无细菌感染证据。对乙酰氨基酚、布洛芬、酮咯酸和物理降温对发热无效，住院第14天，继续用氯胺酮、大剂量地西泮和金刚烷胺治疗，体温无改善。住院第15天将室内温度降低了5.5℃，随后体温降低了3.6℃。氯胺酮和地西泮减量，金刚烷胺持续使用1周。

随着药物的逐渐减量，患者的脑电图逐渐改善，在第9天出现轻微的瞳孔对光反射，但是其他颅神经功能没有恢复。神经系统检查提示肌肉完全松弛，没有自主运动。肌腱深反射阴性，对痛觉刺激无反应。第12天髌骨肌腱深反射恢复，并且压迫胸骨时患者可以张嘴。第14天给予滴眼液时，患者恢复了眼球运动，并且可以眨眼睛。第16天时患者可以遵照指令完成张嘴，并且发声时可以完成皱眉动作。第19天时可以扭动脚趾，遵照指令完成挤压双手。患者可以辨识她的母亲。因为下颌肌张力高，存在下颌式的呼吸。患者头颅CT完全正常。

第20天时，患者踝关节及髌骨腱反射亢进，肱二头肌、肱三头肌腱反射存在。注意力可以持续10~30秒。同一天，患者出现呼吸窘迫、大汗、眼睛胀痛、结膜分泌物明显，伴有明显的咳嗽及呕吐。表明患者对利多卡因刺激咽部有了反应。第22天患者出现呼气相延长，对沙丁胺醇和吸痰有反应。第23天可以坐在床上，头部保持直立状态。第26天，患者可以明显辨识出新的工作人员，并表示出排斥，出现下颚震颤反应，当移动她的四肢时，她发出不高兴的语调。第27天，拔除气管插管后，患者连续睡了8小时，持续警觉60秒。下颌肌张力障碍，有限的自发活动。第30天，她莫名地哭了，承认因为悲伤，而不是恐惧或痛苦。肱二头肌和肱三头肌腱反射亢进，髌骨和踝关节屈伸正常。皮肤感觉正常。

鉴于患者血清和脑脊液中和抗体阳性，且唾液中病毒核酸阴性，在第31天时接触隔离。76天后患者出院回家。第131天时患者可以与检查员互动，说笑，可以自己照顾自己，穿衣、饮食、睡眠均正常，但是伴有全身性手足舞蹈症和间歇性肌张力增高，导致步态蹒跚和精细动作困难。

案例 2

2009 年 2 月 25 日，美国德克萨斯州一名 17 岁少女因头痛、头晕、畏光、呕吐、颈部疼痛、脸部及前臂麻木而到社区医院就诊。追问病史，患者头痛约两周，查体提示：间歇性定向力障碍，格拉斯哥评分 14 分。患者颈部僵硬，体温 38.9℃。头颅 CT 检查正常。腰椎穿刺提示脑脊液白细胞 163 个/mm³，97% 为淋巴细胞，3% 为单核细胞。葡萄糖 61 mg/dl。给予头孢曲松和地塞米松治疗。脑脊液细菌培养阴性后停用抗生素和激素。住院 3 天，患者症状缓解后出院。

出院后患者症状反复，并于 3 月 6 日就诊于另一家医院。患者畏光、呕吐、肌痛，尤其是颈部和背部。头颅 MRI 显示侧脑室扩大。脑脊液显示蛋白 160 mg/dl，白细胞 185 个/mm³，95% 为单核细胞，5% 为多核细胞。红细胞 1 个/mm³。患者于当天被转至另一家儿童医院。患者入院检查提示情绪激动、易激惹。眼底镜检查显示双侧视盘边缘模糊。患者畏光，查体提示左眼视野缺损。患者有一过性左侧肢体肌力减弱。患者手臂和背部皮肤有丘疹，伴有瘙痒。患者疑似脑炎，给予阿昔洛韦、头孢曲松、乙胺丁醇、异烟肼、吡嗪酰胺、利福平治疗。3 月 10 日患者右侧肢体感觉消失，肌力减退。情绪激动、烦躁不安，复查腰穿提示颅内压力升高。3 月 11 日上述症状好转。3 月 10 追问病史，患者有蝙蝠接触史，因此疑似狂犬病。患者回忆，2 个月前在野外露营时有蝙蝠接触史，无明确蝙蝠咬伤或者刮伤。患者还饲养有 1 只雪貂和 1 只犬，它们都定期去兽医处进行体检和护理，目前均健康。

3 月 11 日患者血清、脑脊液抗狂犬病病毒抗体呈阳性反应，但是患者唾液、颈部皮肤活检标本检测狂犬病病毒 RNA 阴性，抗原阴性。3 月 14 日患者接受 1 剂狂犬病疫苗和 1500 IU 免疫球蛋白。3 月 19 日和 3 月 29 日，患者血清 RFFIT 检测中和抗体阳性，脑脊液阴性。

患者 3 月 22 日临床症状缓解后出院。但是患者 3 月 29 日、4 月 3 日因头痛反复入院检查。此后未再住院，也没有相关随访信息。文章发表时患者临床状况不清楚。

该患者为美国第二例存活病例，然而并未应用密尔沃基疗法。

案例 3

2011 年 4 月 25 日，美国加利福尼亚州农村的一名 8 岁女孩，因服用药物时出现咽痛及呕吐，就诊于她的儿科医生，之后几天出现吞咽困难，只能进食液体，但是能维持正常的日常活动。初次就诊后第 3 天，因严重的吞咽困难，就诊当地急诊，输液治疗，纠正脱水。两天后出现腹痛及无具体定位的颈背部疼痛，再次就诊急诊，考虑病毒性疾病，出院。次日，即 5 月 1 日，她第三次就诊于急诊，抱怨明显的咽痛、周身乏力明显、伴有疑似阑尾炎的腹痛。脉搏 108 次/分钟，血压 112/87 mmHg，体温 35.9℃。头颅和腹部 CT 检查没有显著异常。胸部 CT 检查提示左下叶肺不张。她在喝造影剂时出现呛咳。动脉血气提示显著的呼吸窘迫和酸中毒，行气管插管呼吸机辅助呼吸，给予静脉注射头孢类抗生素、阿奇霉素，并转运至三级医疗机构。

进入儿科重症监护病房后，神经系统查体提示双下肢无力。5月1日抽血提示白细胞 19200 个/μl（正常范围 3700~9400 个/μl）。通过 PCR 技术检测呼吸道标本提示鼻病毒阳性，其余传染病病原检测阴性。电解质肾功能正常。脑脊液提示白细胞 6×10^6 个/L（正常 $0~5 \times 10^6$ 个/L），蛋白质 62mg/dl（正常范围 10~45 mg/dl），葡萄糖 67mg/dl（正常范围 45~75mg/dl）。毒理学检测结果阴性。几天之内，患者逐渐出现上行弛缓性麻痹，意识水平下降及发热。头颅 MRI 提示皮质和皮质下区域及脑室周围白质中存在多个 T2 和液体反转恢复序列信号异常。肌电图提示明显异常，主要是脱髓鞘病变，提示运动性多发性神经病变，远端肢体肌肉刺激无电信号。给予头孢曲松、左氧氟沙星和阿奇霉素抗细菌和支原体肺炎，并开始给予左乙拉西坦预防癫痫发作。

2011 年 5 月 4 日加州公共卫生部病毒和立克次体病实验室的加州脑炎项目部紧急检测了肠道病毒和西尼罗病毒。由于肠道病毒和鼻病毒在分子检测中具有交叉反应，因此要求检测肠道病毒。对呼吸道标本进行 PCR 检测，结果肠道病毒核酸阴性。西尼罗血清学检测阴性。鉴于复杂的临床表现，建议检测狂犬病病毒，随后根据间接荧光抗体检测血清中狂犬病病毒特异性 IgG 和 IgM。

因疑似狂犬病，开始对患者进行氯胺酮和咪达唑仑镇静、使用阿达莫林和尼莫地平预防脑动脉痉挛、氟氢可的松和高渗盐水维持血钠浓度 >140 mmol/L。没有使用 RIG 和狂犬病疫苗。

住院的第一周，患者出现自主神经不稳定的表现——显著的高血压。给予艾司洛尔、尼卡地平静脉输注以及间断的盐酸肼屈嗪和规律的氨氯地平降压治疗。患者经常发生室上性心动过速，给予腺苷后缓解。多次的经颅多普勒检查和头颅 CT 血管造影未发现脑动脉痉挛。

5 月 8 日患者能够自主抬头。在接下来的几天，她逐渐能够移动头部、手臂、下肢。随着肌力的逐渐恢复，5 月 16 日拔管，并于 1 周后转入儿科普通病房。5 月 31 日患者仍有左脚下垂，转入康复服务部门继续康复治疗。6 月 22 日患者出院，并没有遗留任何认知障碍。能够走路和进行日常生活活动。

该病例为美国第三例存活案例，住院期间应用了密尔沃基疗法。

案例 4

2011 年 4 月，印度果阿 1 名 17 岁男性，因尿急、排尿困难入院，随后 1 周内出现体位性眩晕、言语不清、吞咽困难、运动不协调和走路不稳。追问病史，患者入院前 1 周有头痛、呕吐、畏光和间断发热。发病前 22 天，被流浪犬咬伤左小腿，没有进行局部伤口处理，咬伤后第 3 天开始应用纯化鸡胚疫苗进行暴露后预防，咬伤后 10 天开始出现伤口局部刺痛感。发病时，患者已经接受了 4 针疫苗和 RIG 20 IU/kg。患者入院时存在严重的体位性低血压。患者处于嗜睡状态、构音困难、共济失调、下肢无力。无恐风、恐水等表现。高度疑似狂犬病。

3 天后患者病情进展，随后昏迷。入院 4 天时查头颅 MRI 提示：丘脑、脑桥和小脑流体衰竭反转恢复和 T2 加权像呈非增强性高信号。采用 RFFIT 检测血清和脑脊液中和抗体滴度，血清为 1:16000，脑脊液为 1:8000。随后对同一份脑脊液标本进行复测，滴度为 1:130000。

患者起初应用阿昔洛韦和抗生素治疗 15 天，后由于不除外疫苗诱导的脱髓鞘，静脉应用甲强龙冲击治疗 5 天（每天 1g），后逐渐减量。发病后第 39 天，患者行皮肤活检和角膜印迹涂片，狂犬病病毒检测呈阴性。患者昏迷了 3 个月，后逐渐好转，恢复脑干反射。随后出院。

该患者为印度存活病例，并没有应用密尔沃基疗法，但是体内和脑脊液存在高滴度的中和抗体。

（陈志海）

第六章　人用狂犬病疫苗

第一节　狂犬病疫苗发展概述

狂犬病是一种人兽共患病，是由狂犬病病毒引发的急性神经系统疾病，发病后死亡率几乎达100%。目前全球每年约有5.5万人死于狂犬病。大部分人狂犬病病例发生在非洲和亚洲。人用狂犬病疫苗在狂犬病的预防和消除中起重要作用。世界上第一种可预防人类狂犬病的疫苗是法国科学家巴斯德等于1885年首次研发成功，为预防和控制狂犬病奠定了基础，也为后续其他疫苗的研发指明了方向。

狂犬病疫苗已有100多年的历史，经历了早期的动物神经组织性疫苗、禽胚疫苗到目前的原代地鼠肾细胞、原代鸡胚细胞、人二倍体细胞和Vero细胞纯化疫苗。巴斯德在先后发明的鸡霍乱疫苗、炭疽疫苗的基础上，于1882年从牛脑分离到一株狂犬病病毒，将其在家兔脑内连续传90代，该病毒传代至50代时的潜伏期已由原来的15天缩短为固定的7天，并且毒力也减弱，称为固定毒。巴斯德发现将患狂犬病死去的兔脊髓在自然界中干燥后，脊髓毒性会降低，且干燥的时间越长，脊髓的毒性就越小。将在自然界中干燥放置了14天的因患狂犬病而死的兔子脊髓注射给其他兔子，这些兔子随后都能抵御狂犬病病毒的攻击。将感染狂犬病病毒后7天发病的兔的脊髓取出，在室温空气中干燥，发现病毒的毒力很快降低，一般干燥15天后可完全减弱。巴斯德用干燥减毒的脊髓悬液给犬进行皮下免疫，由开始注射无毒的病毒悬液至逐渐注射有毒材料，结果50多只经过免疫的犬均能抵抗脑内注射狂犬病病毒的感染。

1885年巴斯德给被患狂犬病的犬咬手和腿14处的法国9岁男孩Joseph Meiste腹部皮下注射接种了死于狂犬病家兔的脊髓液，连续注射13针，其中最后5针含有大量的活病毒，结果该小孩获得了免疫保护。几个月后，又给来自法国Jura地区的被狂犬多次咬伤后6天的14岁男孩Jean Baptiste Jupille和Meister同样的治疗，该男孩也获救了。巴斯德这一成功的预防和治疗狂犬病的方法开创了人用狂犬病疫苗的新纪元，引起了医学界的极大重视。此后许多国家对狂犬病疫苗的研制方法进行了改进和创新。1887年匈牙利Hoegyes研制的减毒活疫苗，即将狂犬病病毒固定毒以稀释法降低毒力。一般开始免疫时，病毒以1/10000稀释，最后以1/100稀释，持续免疫2~3周。这一方法曾在一些国家广泛使用，并证明效果良好。1911年在印度的英国人Semple将感染狂犬病病毒固定毒的羊脑组织研制成10%组织悬液，加入1%酚，于37℃灭活24~40小时，减少人们已经认识到的狂犬病疫苗中毒力减弱病毒可能存在对人类致病的风险。但因为神经组织狂犬病疫苗中含髓磷脂而引起神经性麻痹反应。该疫苗主要在非洲和亚洲使用，并一直沿用到20世纪50年代。由于用羊脑研制的疫苗接种反应严重，一般注射14～21针，到20世纪70年代末逐渐被细胞培养疫苗所替代。

为提高疫苗的有效性，减少注射针次、剂量和简化免疫程序，降低不良反应，各国开始研究细胞培养疫苗，目前研制成功各种细胞培养疫苗，并不断改进和提高，现在国际上广泛应用的有如下几种。

一、人二倍体细胞疫苗（HDCV）

该疫苗于20世纪60年代早期由美国Wistar研究所Wiktor等研制成功，用人二倍体细胞WI38株适应和MRC－5细胞培养病毒制备疫苗。目前主要由法国、德国生产，很长一段时间该疫苗在美国、欧洲等地的发达国家使用，近年来中国也生产和使用HDCV。该疫苗安全有效，被认为是一种好的疫苗。但该疫苗制备较困难，价格昂贵，难以推广。国外该疫苗生产不包含纯化工艺。

二、原代地鼠肾细胞疫苗（PHKCV）

加拿大最早于1958年进行该疫苗研制。苏联用适应于原代地鼠肾细胞上的Vnukovo 32株制备冻干疫苗，并已广泛用于许多国家。经大量试验研究和人群观察，证明其安全有效。我国也于1980年研制成功并开始大量生产和应用，取代了脑组织疫苗。

三、纯化鸡胚细胞疫苗（PCECV）

1965年日本Kondo将Flury HEP株病毒适应在鸡胚细胞培养，用鸡胚细胞培养病毒，经β－丙内酯灭活后而制成。该疫苗免疫后获得良好的中和抗体应答。该疫苗在世界上其他国家用量较少。

四、纯化Vero细胞疫苗（PVRV）

由法国Mrieux研究所研制成功，用微载体悬浮培养的Vero细胞生产狂犬病疫苗，其优点为短期内可培养大量细胞并可进行工业化的大罐培养，所用的毒种为与生产HDCV毒种相同的PM 1503－3M株。该疫苗具有良好的安全性和高免疫原性，用于暴露后免疫接种的保护效果显著。由于该疫苗可进行工业化大规模生产，产量大，便于浓缩精制，生产方便，价格便宜，仅为HDCV的38.7%，已在许多国家广泛应用。

五、纯化的鸭胚疫苗（PDEV）

由瑞士血清疫苗研制所研究成功的一种纯化鸭胚疫苗，系将狂犬病病毒PM株在鸭胚内连续传代的适应株作为毒种，用鸭胚培养病毒制备疫苗。该疫苗经人群试验，效果与 HDCV 相似，1980 年获准生产，到 1991 年生产 200 万剂量，其中 10% 在欧洲国家使用，90% 出口到其他国家。

六、原代牛肾细胞疫苗（FBKCV）

由法国巴斯德研究所研制成功，系将狂犬病病毒 PV11 株适应在胎牛肾原代细胞培养 31 代作为毒种，用胎牛肾原代细胞培养病毒制备疫苗。该疫苗在法国已获准用于暴露后人群的免疫接种，试验观察免疫后 14 天中和抗体阳转率达 89.4%，认为具有较高保护力，但尚未大量生产和使用。

1980 年 WHO 要求停止使用羊脑组织生产的疫苗。2004 年 WHO 狂犬病专家磋商会强烈建议应使用纯化的细胞培养狂犬病疫苗（CCRV）；细胞培养的狂犬病疫苗暴露前和暴露后的抗体应答率 >99%，与 RIG 或抗狂犬病血清（ARS）联合使用，对暴露后高危人群预防狂犬病发生的有效率几乎是 100%。

第二节　我国人用狂犬病疫苗概述

自 1949 年起，我国一直使用羊脑组织研制的 Semple 狂犬病疫苗，生产用的毒种为北京株固定毒。1980 年已停止使用该疫苗。为解决人用脑组织疫苗接种后的神经系统合并症和效价低的问题，我国于 1980 年研制成功 PHKCV，由含有氢氧化铝佐剂的 PHKCV 取代了之前使用的羊脑组织疫苗。由于疫苗未经浓缩和纯化，抗原量少，纯度低，虽然较羊脑疫苗大大降低了不良反应，不再出现变态反应性脑脊髓炎，但人体应用后效果不甚理想。1993 年开始使用浓缩 3~5 倍的 PHKCV，但大面积应用后发现不良反应很大，主要原因是疫苗没有经过纯化，杂质含量较高。1999 年及以后经纯化的 PHKCV 和 PVRV 以及 HDCV 相继在我国上市。另外，针对狂犬病疫苗免疫后需要尽快刺激受种者尽快产生抗体的特殊性，有专家认为虽然狂犬病疫苗中加入氢氧化铝佐剂吸附抗原后，可以延缓释放抗原，有利于提高狂犬病疫苗后期抗体滴度，但却延缓了早期抗体产生，不利于狂犬病疫苗在暴露后注射需要尽快产生中和抗体的原则。自 2006 年起，按照国家药品监管部门要求，国内企业生产的人用狂犬病疫苗均不再含铝佐剂。

目前我国生产和使用的狂犬病疫苗均为无佐剂的纯化狂犬病疫苗，包括 PHKCV、PVRV 以及 HDCV；剂型有液体或冻干两种。规格有每剂 0.5ml 或 1ml。狂犬病病毒固定毒经在细胞上培养、收获病毒液，经过病毒灭活、纯化，加上保护剂后制成人用狂犬病疫苗，用于暴露前和暴露后的狂犬病的预防和控制。我国狂犬病疫苗特点如下所述。

一、原代地鼠肾细胞疫苗（PHKCV）

我国 PHKCV 于 1965 年开始研制，经过多年的研究培育出 aG 株，至 1979 年研制成功并获准生产。该疫苗所用毒种为北京株兔脑固定毒在原代地鼠肾细胞中连续传至

50～60 代适应所得。再经豚鼠脑和原代地鼠肾细胞交替传代 3 代的毒株，用豚鼠脑作为保存生产用毒种。病毒在原代地鼠肾细胞上生长稳定后称为 aG 株。目前该毒株用于原代地鼠肾细胞和 Vero 细胞狂犬病疫苗生产。

二、纯化 Vero 细胞（PVRV）

近年来我国已研制成功以 Vero 细胞为基质的纯化狂犬病疫苗。Vero 细胞从美国 ATCC 引进，经全面检定，符合要求后提供给厂家，细胞代次为 126～134 代。生产企业获得细胞后按要求进行全面检定，建立主种子细胞库和工作细胞库。传过一定代次的传代 Vero 细胞 DNA 具有潜在的致瘤性，WHO 认可的 170 代以内 Vero 细胞是安全的，所以，Vero 细胞可以用于疫苗生产用细胞基质，但是对 Vero 细胞代次必须有限定。用于生产 Vero 细胞人用狂犬病疫苗的毒种，经国家药品监督管理部门批准的有两株，一株为生产地鼠肾细胞疫苗的 aG 株，另一株为 CTN - 1 株，由中国食品药品检定研究院建株和保存。CTN - 1 株源自于 1957 年分离自山东省淄博市死于狂犬病患者脑组织的 CTN - S1 株，也就是济南 1957 年 1 号株狂犬病街毒，经小鼠脑内连续传 56 代后证实为狂犬病固定毒，命明为 CTN - M 株。又经人二倍体 KMB - 17 株连续传 50 代以上即 CTN - 1 株。CTN - 1 经全面检定未发现外源病毒污染，抗原性与固定毒一致。85 代以内的毒种对家兔、豚鼠和小鼠均有良好的免疫原性。以 37 代的病毒悬液接种犬 8 只，均未发病并均产生大于 1∶320 的中和抗体。CTN - 1 毒种容易在 Vero 细胞传代适应，早代病毒滴度达 $10^{5.0}$/ml 以上，传 10 代后病毒繁殖高峰缩短，Vero 细胞适应 10 代以后的毒种适宜于制备 Vero 细胞疫苗。小鼠试验证明 CTN - 1 制备的疫苗对国内分离的狂犬病街毒（SBDO7 株）具有良好的保护作用，脑内或肌内攻击保护效果可达到 88.9% 和 90.0%，表明 CTN - 1 株具有较高的免疫原性，适用于狂犬病疫苗的生产。近年来辽宁成大生物股份有限公司引进国外的巴斯德 PV 毒种和生产技术，利用悬浮微载体生物反应器培养细胞和病毒，经过纯化后，制备液体和冻干剂型的狂犬病疫苗。国内还有狂犬病疫苗生产企业也成功地将 Vero 细胞和病毒培养由以前的转瓶改进为生物反应器生产，且生物反应器的规模也逐步放大，现在已达到 100 L 的反应器生产人用狂犬病疫苗。纯化规模也在不断扩大，纯化技术由一步的分子筛凝胶过滤发展到目前在凝胶过滤的基础上添加离子交换凝胶层析，以进一步除去疫苗生产过程中的杂质。

三、人二倍体细胞疫苗（HDCV）

从 2014 年开始，成都康华生物制品股份有限公司从国外引进狂犬病病毒固定毒 PM 株和人二倍体细胞 MRC - 5 后，将 PM 株病毒在人二倍体细胞上适应培养后，采用悬浮微载体的生物反应器培养人二倍体细胞和病毒，经过纯化、灭活后，制备成了人用狂犬病疫苗。该疫苗生产工艺技术在国际上处于领先地位。由于人二倍体细胞本身的特性以及生产技术难度大、成本高，造成了疫苗价格昂贵。

第三节　我国人用狂犬病疫苗生产

我国人用狂犬病疫苗是将狂犬病病毒固定毒接种细胞，经过病毒培养、收获病毒液、超滤浓缩、病毒灭活、纯化后添加保护剂分装或者再冻干后制成。目前国内狂犬病疫苗生产毒种包括 PM 株（Pitman Moore）、Pasteur 株（PV 株）、aG 株和 CTN 株。这些毒株已证明在人体能诱导抗狂犬病免疫保护作用，制备的疫苗已获准上市。aG 株和 CTN－1 株为中国分离和建株保存的疫苗株，经管理部门批准用于人用狂犬病疫苗的生产用毒株。其中，aG 株于 1931 年分离自北京捕杀的犬脑，经兔脑连传 50 代，地鼠肾细胞传 55 代，后来又在豚鼠脑与单层细胞培养交替传代 3 代，而得到 aG，命名为北京株狂犬病固定毒。适应于地鼠肾细胞和 Vero 细胞。与国外使用的 PV 株、PM 株、Flury LEP 株的亲缘关系相互都很接近。CTN－1 株源自 1956 年分离自山东省淄博市死亡狂犬病患者脑组织，经小鼠脑内连续传 56 代后，经检定证实为狂犬病固定毒，又经人二倍体细胞 KMB－17 株连续传 50 代以上。将 CTN－1 株在 Vero 细胞上传代适应，获得生产用的狂犬病病毒固定毒 CTN－1 株。CTN－1 株是中国食品药品检定研究院建株并保存的具有自主知识产权的毒株。该毒株与 PV、PM、Flury LEP、aG 株有一定区别，而与近 30 年来在中国流行的街毒株亲缘关系更接近。1982 年此毒种扩大使用。1984 年，WHO 狂犬病专家委员会第七次报告中，将我国 CTN－1 株认可为狂犬病病毒固定毒株，列为可用于生产疫苗的病毒株。2005 年 CTN－1 株经 WHO 狂犬病专家委员会确认为符合要求的狂犬病疫苗生产用疫苗株。PV 株、PM 株自国外引进。PV 株来源于 1882 年分离自疯牛脑中的病毒，也是最古老的狂犬病病毒疫苗株。PV－2061 株是 PV 株（或 PAS 株）在兔脑传至 2061 代的毒株。PM 株即 PM/WI－38－L503－3M 来自路易斯·巴斯德于 1882 年从自然界中疯牛脑内分离的狂犬病病毒 PV 株。国内已经上市的人用狂犬病疫苗的生产用细胞基质包括原代地鼠肾细胞、Vero 细胞、人二倍体细胞。

在具备国家药品监督管理部门许可的疫苗毒种和细胞基质后，生产者首先制备单层或者悬浮的细胞；将适宜量的工作种子狂犬病病毒接种于细胞上，经培养后，收获病毒液，超滤浓缩病毒收获液，用适宜量的病毒灭活剂甲醛或 β－丙内酯，在适宜的蛋白浓度、温度以及搅拌速度等条件下，经一定时间灭活病毒；采用凝胶层析和离心等技术进行病毒纯化；按照国家药监部门批准的抗原含量，以适宜的稀释液和保护剂配制成疫苗半成品，直接分装或者加上冻干后制成疫苗。国内人用狂犬病疫苗生产工艺在不断改进和提高。目前细胞和病毒培养有转瓶、悬浮和固定床的微载体生物反应器，规模逐渐在扩大，现在已经上市 500L 生物反应器用于狂犬病疫苗生产。同时，我国创新性的成功采用悬浮微载体的生物反应器培养人二倍体细胞，减少了生产过程的操作环节，降低了污染的风险，也增加了批间一致性。另外，狂犬病疫苗生产中采用的凝胶层析规模也在不断得到改进和完善。

第四节　我国狂犬病疫苗质量控制

狂犬病疫苗的质量控制贯穿于疫苗生产、使用全过程。即疫苗全生命周期，包括从疫苗生产所需的原辅料、毒种、细胞以及生产、质量控制、保存、运输和使用是否符合批准标准要求。疫苗应在符合 GMP 条件的环境下，按照国家批准的标准，进行生产和质量控制。自 2008 年以来，人用狂犬病疫苗被纳入国家批签发管理，即疫苗生产企业生产出狂犬病疫苗，在自检合格后，尚需向国家疫苗批签发机构申请批签发。只有当疫苗获得批签发许可后，方可获准上市。疫苗质量控制的原则是要确保疫苗安全、有效及质量可控三大元素。疫苗安全性是依赖于疫苗生产环境、原辅料的质量、人员操作的规范性、机器设备以及环境维护等综合因素；疫苗的有效性依赖于疫苗的有效成分是否达到疫苗临床试验时的质量状况，并符合国家药监部门批准的标准；同时，疫苗的稳定性和批间一致性的保障也是确保疫苗有效性的重要措施。疫苗的生产和质量控制必选满足国家标准和国家相关要求。当然，随着生物技术的发展和社会的发展，生产工艺的改进、质量控制方法和标准的不断完善和提高是永恒的话题。狂犬病疫苗质量控制关注的要点如下。

一、细胞基质

目前我国狂犬病疫苗生产用细胞包括 Vero 细胞、原代地鼠肾细胞、人二倍体细胞。这些生产用细胞来源、代次、传代谱系需要清晰，应建立原始细胞库（若是自己建立细胞系）、主细胞库以及工作细胞库。各细胞库代次、细胞扩增传代模式等不得随意变更。细胞库均需按照国家标准进行相应的全面检定，合格后，方可用于疫苗生产。用于狂犬病疫苗生产的原代细胞制备的动物如地鼠，需要满足清洁级或者以上级别的要求。该动物应符合实验动物微生物学和寄生虫学检测要求。用于细胞培养的主要原辅料如培养基等均需符合相关要求，并列入企业注册标准里。

（一）原代地鼠肾细胞

国内有两家企业采用原代地鼠肾细胞。需要大量的动物，同时制备地鼠肾细胞（解剖动物、摘取肾脏、剪碎和胰酶消化等）需耗费大量的人力和时间。为了从源头上保证无外源因子污染，要求地鼠需是清洁级或清洁级以上的。随着国内 SPF 地鼠种群发展、扩大，采用 SPF 级地鼠将是一种趋势。

（二）Vero 细胞

Vero 细胞被 WHO 和我国药品监督管理部门认可，用作生物制品的生产用传代细胞。Vero 细胞是国内常用的疫苗生产基质：遗传背景清楚，核型稳定，无外源因子污染，170 代以内无致瘤性，适合大规模培养，可用生物反应器生产，保证了大批量细胞的均质性和安全性。1994 年以 Vero 细胞为基质的法国人用狂犬病疫苗（维尔博狂犬病疫苗，维尔博疫苗）进入我国并投放市场，大量应用的临床结果表明，该疫苗安全、有效。由于是传代细胞，既可用于转瓶工艺也可用于微载体 – 生物反应器。由于高代次 Vero 细胞 DNA 具有潜在的致瘤性，不仅对细胞代次有限定，对疫苗需要进行 DNA 残留量控制。美国 FDA 虽然批准了 Vero 细胞作为疫苗生产基质，但美国只允许进口二倍体细胞生产的人用狂犬病疫苗。法国安万特·巴斯德公司采用 Vero 细胞生产的狂犬病疫苗主要售给亚洲发展中国家。

（三）人二倍体细胞

人二倍体细胞是指正常人胎儿组织在体外培养的细胞。在进行染色体检查时应约 80% 为二倍体细胞，对病毒敏感谱广，主要用于制备病毒类疫苗。人胚肺成纤维细胞 MRC – 5、WI – 38 均可用于狂犬病疫苗的生产。WHO 在相关指南中要求建立细胞种子库，用作工作细胞库的细胞种子群体倍增数应经国家管理部门批准，对代次有最高传递限度要求。法国安万特·巴斯德公司用 MRC – 5 生产的狂犬病疫苗由于价格昂贵，所以主要在欧美国家销售。

二、毒种

我国人用狂犬病疫苗生产用毒种主要有 PV、PM、CTN – 1、aG 株。毒种实行三级种子库管理，即原始种子批、主种子批以及工作种子批。原始毒种来源、代次、传代历史以及每个毒种库的病毒代次需明确清晰并获得批准。对毒种的检定主要包括鉴别试验、病毒滴度、是否有外源因子污染以及毒种的免疫原性等项目。毒种置 –60℃以下保存。

三、主要原辅料质量控制

我国人用狂犬病疫苗生产用主要原辅料主要包括培养基、小牛血清、人血白蛋白以及明胶等。上述原辅料必须满足国家标准以及企业产品的注册标准要求，不能随意变更。

四、病毒收获液

除了产品生产过程要关注一些质量参数外，主要关注无菌检查、支原体检查、病毒滴度等。

五、病毒灭活及验证

人用狂犬病疫苗的灭活工艺直接关系着疫苗的安全性，病毒灭活时的蛋白浓度、温度、搅拌条件均需经过充分验证，不得随意变更。病毒灭活验证样品的抽取应该是以盛装病毒灭活容器为单位计算，并立即分别取样，若因特殊的客观原因不能立即取样进行病毒灭活验证者，需将样品于 –60℃保存，并应验证该条件不影响样品中可能残留病毒活力。

常用病毒灭活剂包括β-丙内酯和甲醛。β-丙内酯通过降解核酸来灭活病毒，而不直接作用于蛋白。在高浓度β-丙内酯作用下，烷基化嘌呤诱导DNA脱嘌呤，从而导致糖苷键断裂，破坏DNA链的完整性。它还可以诱导DNA链打开缺口，使DNA和蛋白质之间以及双螺旋结构DNA链之间发生交联而发挥病毒灭活作用。甲醛灭活原理是甲醛使微生物的蛋白质、核酸变性，导致其死亡，但不明显影响其免疫原性。用甲醛灭活时间长，一般需要在37~39℃处理24小时以上或更长时间，温度与灭活时间成反比，并且灭活的效果易受温度、pH、甲醛浓度等因素影响，残留的游离甲醛若随疫苗注入机体会产生刺激性反应。《中国药典》2015年版规定病毒收获液中按1:4000的比例加入β-丙内酯或者按照200μg/ml终浓度加入甲醛灭活。该方法应证明具有灭活病毒的能力，但不破坏其免疫原性。目前国家标准规定，将待验证样品接种狂犬病病毒敏感的细胞中连续传代扩增3代，将扩增后的样品做小鼠脑内接种，无动物死亡判定符合规定。

六、原液

需对原液进行无菌检查、蛋白质含量、抗原含量等测定，均需符合规定。

七、半成品

无菌检查需符合规定。

八、成品

需进行鉴别试验、外观、渗透压摩尔浓度以及pH、水分、效价测定、热稳定性试验以及牛血清白蛋白残留量、抗生素残留量、Vero细胞DNA残留量、Vero蛋白质残留量、无菌检查、细菌内毒素和异常毒性检查。其中无菌检查、异常毒性检查以及一些残留物质检查与疫苗安全性和工艺稳定性密切相关。符合规定疫苗效价和热稳定性检查方可满足疫苗有效性要求。

鉴别试验：人用狂犬病疫苗的鉴别试验以前以疫苗效价测定结果是否符合规定来鉴别人用狂犬病疫苗，但是却面临着当疫苗效价不符合规定时，给该疫苗是假药还是劣药判定带来了困难。所以，中国食品药品检定研究院建立的检测狂犬病疫苗GP（抗原）含量的ELISA方法作为人用狂犬病疫苗快速鉴别试验，已获得了国家药品监管部门审批。该方法已作为法定的鉴别试验，并用于疫苗打假鉴定。也可用于人用狂犬病疫苗的生产工艺研究、生产过程控制以及疫苗配制的控制方法，有利于提高疫苗批间一致性。

效价测定：我国采用了NIH法和改良NIH法测定人用狂犬病疫苗效价。改良NIH法是由中国食品药品检定研究院建立，已获得国家药监部门批准。针对承担批签发的机构，对于那些生产工艺稳定并具备了丰富的效价测定经验的单位生产的人用狂犬病疫苗的效价测定使用。我国狂犬病疫苗成品效价实施国家批签发的放行标准≥4.0 IU/

剂和效期内标准≥2.5 IU/剂。

目前 WHO 牵头，由世界上狂犬病疫苗生产研究的几大公司参与的狂犬病疫苗效力测定替代体外方法的国际联合攻关团队，中国也属于其中之一。我国基本建立了针对不同工艺不同毒株的人用狂犬病疫苗效价测定的体外方法和相应的质量标准。在生产、质量控制过程中，可采用该体外检测狂犬病病毒 GP 方法进行预判或者生产工艺的稳定性研究。或者有针对性对批签发的多批次疫苗进行筛查，提高了疫苗质量控制的效率和准确性，提升了疫苗质量控制水平。

九、狂犬病疫苗国家标准与国际标准比较

我国狂犬病疫苗国家标准与国际标准相比，我国人用狂犬病疫苗质量标准高于国际标准，见表 6-1。

表 6-1 我国狂犬病疫苗国家标准与国际标准比较

序号	检定项目	《中国药典》2015 年版三部	《英国药典》或《欧洲药典》	《世界卫生组织标准》
1	鉴别试验	采用酶联免疫法检查，应证明含有狂犬病病毒抗原	/	/
2	外观	应为白色疏松体，复溶后应为澄明液体，无异物	/	正常
3	渗透压摩尔浓度	冰点下降法检测，应符合标准规定	/	/
4	pH	7.2~8.0	7.2~8.0	符合批准的要求
5	水分	≤3.0%	≤3.0%	≤3.0%
6	效价测定	应不低于 2.5 IU/剂	应不低于 2.5 IU/剂	应不低于 2.5 IU/剂
7	热稳定性试验	疫苗出厂前应进行热稳定性试验。于 37℃ 放置 28 天后进行效价测定，应不低于 2.5 IU/剂	/	/
8	牛血清白蛋白残留量	≤50 ng/剂	≤50 ng/剂	≤50 ng/剂
9	抗生素残留量	生产过程中加入抗生素的应进行该项检查。采用酶联免疫法，应不高于 50 ng/剂	/	/
10	Vero 细胞 DNA 残留量	应不高于 100 pg/剂	应不高于 10 ng/剂	应不高于 10 ng/剂
11	Vero 细胞蛋白质残留量	采用酶联免疫法，应不高于 4 μg/剂	/	/
12	无菌检查	应无菌生长	应无菌生长	应无菌生长
13	异常毒性检查	应符合规定	应符合规定	应符合规定
14	细菌内毒素含量	≤25 EU/剂	≤100 EU/剂	≤100 EU/剂

第五节 人用狂犬病疫苗的免疫程序

人用狂犬病疫苗的应用分为暴露前和暴露后，采取不同的免疫程序。

暴露前免疫程序：主要是针对某些可能感染狂犬病的特定人群，如实验室从事狂犬病病毒研究人员、兽医、猎人、野外考察人员及狂犬病流行地区的儿童和成人等，分别于 0、7、21 或 28 天各肌内注射 1 剂。

暴露后免疫程序：凡被可疑或确定的狂犬病动物咬伤裸露皮肤、轻度抓伤或擦伤皮肤的需要进行暴露后免疫。

5 针法：于第 0 天、3 天、7 天、14 天和 28 天肌内接种 1 剂。

4 针法：即 2 - 1 - 1 程序，即于第 0 天两侧胳膊肌内各注射 1 剂，于第 7 天和第 14 天各接种 1 剂。

接种方法：于上臂三角肌肌内注射，幼儿可在大腿前外侧区肌内注射。

暴露前和暴露后免疫程序均需要求每剂疫苗效价 >2.5 IU。上述任何一种免疫程序均需经过临床试验验证，并获国家监管部门审核批准后，方可推广应用。

另外，目前国际上有的国家如印度、菲律宾、斯里兰卡和泰国已经成功使用皮内接种方法。与标准的狂犬病疫苗肌内接种相比，皮内接种具有同等的安全性和免疫原性，同时可使疫苗的用量和直接成本降低 60% ~ 80%。中国有人用狂犬病疫苗公司在进行皮内接种方法的适用性研究，但尚未获准推广应用。

（李玉华）

第七章　狂犬病被动免疫制剂

发生狂犬病暴露后，应当及时进行伤口清洗处理、接种人用狂犬病疫苗，Ⅲ级暴露者还需要同时使用狂犬病被动免疫制剂。马源狂犬病免疫球蛋白（抗狂犬病血清，ERIG）、人源狂犬病免疫球蛋白（狂犬病人免疫球蛋白，HRIG）是国际上应用最广泛的狂犬病被动免疫制剂。近年来，重组抗狂犬病病毒单克隆抗体（mRVNA）已经在印度上市。

随着全球狂犬病被动免疫制剂应用经验的积累，2018年4月WHO新版对狂犬病疫苗的立场文件对狂犬病被动免疫制剂的使用方法进行了新的阐释，必将影响我国对于狂犬病被动免疫制剂使用方法指导原则的制订。

狂犬病被动免疫制剂在全球数十年的大规模应用已经证实了其对狂犬病暴露后预防处置（PEP）是安全有效的，mRVNA可以持续规模化生产并且无血源污染风险，理论上具备更高的安全性和有效性。狂犬病被动免疫制剂正成为狂犬病防控领域发展日新月异的新亮点而倍受全球狂犬病防控人员的关注。

第一节　狂犬病被动免疫制剂的种类和作用机制

一、狂犬病被动免疫制剂的种类

目前国际上推荐用于PEP的狂犬病被动免疫制剂，根据来源可分为三类，来自人血浆的为HRIG，来自马血浆的为ERIG，目前认为它们在临床中的有效性相近。ERIG现常用产品为马源纯化F（ab'）$_2$片段制品，目的是为了降低产品的致敏性，提高耐受性，降低不良反应发生的可能。第三类是重组mRVNA制剂，印度在2016年批准了一种mRVNA产品，已在临床研究中证明其是安全有效的。

HRIG系由含高效价（不低于10 IU/ml）狂犬病病毒中和抗体（RVNA）的健康人血浆，经低温乙醇蛋白分离法或经批准的其他分离法纯化，并经病毒去除和灭活步骤处理制成，药品名称为狂犬病人免疫球蛋白。我国HRIG制品规格通常为100 IU（1ml）、200IU（2ml）、500IU（5ml），其中以200 IU规格最为常见。马源纯化F（ab'）$_2$片段制品为采用狂犬病病毒固定毒抗原加佐剂免疫马匹所得血浆，经胃蛋白酶消化水解切除Fc段保留完整的F（ab'）$_2$，随后采用加温、硫酸铵盐析、明矾吸附等步骤进行纯化，进一步浓缩、澄清、除菌配制分装所得液体免疫球蛋白制剂。国内的ERIG

均为胃蛋白酶水解制备的 F（ab′）$_2$ 片段，药品名称为抗狂犬病血清，因为用马血提炼，可以杜绝人血传播的疾病如肝炎、艾滋病的发生。我国 ERIG 制品规格通常为 400 IU（2 ml）、1000 IU（5 ml），其中以 400 IU 规格最为常见。通过国家药品监督管理局（NMPA）网站数据查询结果显示国内未批准进口的 ERIG、HRIG 产品上市销售，目前国内有 4 家企业可生产 ERIG，17 家企业可生产 HRIG。但近 5 年来，市场上仅有 1 家企业生产 ERIG，每年仅生产 1 批。

HRIG 由于必须从狂犬病疫苗免疫后的健康人血浆提取，因此来源有限，且价格昂贵；ERIG 容易发生严重的过敏反应，尽管人们已经在减少 ERIG 过敏反应方面做了很多工作，但 ERIG 由于存在残余的完整 IgG 分子和其他微量马源蛋白，导致由异源成分在人体引起的过敏反应依然时有发生。因此，用重组 mRVNA 取代 ERIG、HRIG 已成为该类药物开发的必然趋势。

重组 mRVNA 系由能够表达抗狂犬病病毒单克隆抗体的基因工程细胞经逐级种子扩增、生物反应器无血清培养基大规模培养，mRVNA 表达至细胞培养上清液中。细胞培养收获液先经过滤除去细胞碎片，然后经多步层析、超滤、纳滤等纯化步骤，制备得到高纯度 mRVNA 制品。早期开发的 mRVNA 产品也有的使用杂交瘤技术生产。

目前，国外重组（人源/人源化）mRVNA 研究进度领先的是印度血清研究所开发的 SII RMAb（全人源，Rabishield）已完成临床Ⅱ/Ⅲ期研究，2016 年在印度获批上市，2017 年实现上市销售。处于临床阶段的为荷兰 Crucell 公司 CL184（两株全人源单抗 CR57、CR4098 的组合制剂，临床Ⅱ期试验）和兴盟生物科技（北京）有限公司 SYN023（两株人源化单抗 CTB011、CTB012 的组合制剂，已在美国完成临床Ⅱa 期试验）；印度 Zydus 研究中心用杂交瘤生产的鼠源 mRVNA Rabimabs（两株单抗 M777 - 16 - 3、62 - 71 - 3 的组合制剂）也已完成临床Ⅱ期试验，正在进行临床Ⅲ期试验。

国内进行 mRVNA 产品开发现状：华北制药集团新药研究开发有限责任公司开发的重组人源 mRVNA 注射液（NM57，全人源单抗）目前正在开展临床Ⅲ期试验；重组人源 mRVNA NM57S/NC08 组合制剂（全人源）也已于 2018 年底获得临床试验通知书。此外，深圳龙瑞药业有限公司和兴盟生物科技（北京）有限公司开发的重组人源化 mRVNA SYN023 于 2017 年 6 月获得 CFDA 颁发的临床试验批件，目前正在国内开展Ⅰ期临床试验研究。

重组 mRVNA 类产品上市可解决血源免疫球蛋白产品可能存在病原体污染风险及来源受限、价格昂贵等问题，而采用人源抗体骨架的 mRVNA，还可大幅减少抗狂犬病被动免疫制剂过敏反应的发生。通过基因工程技术制备重组 mRVNA 制剂，能大大降低狂犬病预防药物的成本，有助于解决农村和偏远地区狂犬病暴露后人群用不起预防药物的问题。

二、狂犬病被动免疫制剂的作用机制

狂犬病的暴露后预防处置（PEP）除了及时正确的伤口清洗外，还包括使用狂犬病疫苗和被动免疫制剂。疫苗诱导机体发生主动免疫，产生大量抗体需 7～14 天，这个窗口期由被动免疫制剂在伤口附近以较高浓度局部中和狂犬病病毒，阻止其在伤口内及伤口附近组织中扩散，从而对暴露后人群进行保护；接种疫苗 7～14 天后机体产生大量的抗体，足以清除体内可能残存的病毒，并对人体产生长期的保护作用。

（一）分子水平作用机制研究

关于被动免疫制剂，即抗体对狂犬病病毒的中和作用机制，尽管国内外学者做了广泛的研究，截至目前仍未能完全从分子生物学水平做出准确的解释。根据抗病毒抗体作用机制的研究进展，其可能的作用机制主要有：①阻断病毒 GP 与靶细胞受体或胞膜间的相互作用；②介导病毒交联以减少感染"单位"数量；③介导天然免疫系统对病毒颗粒的攻击；④介导抗体依赖的细胞毒作用；⑤活化补体系统。

详细来说，人们通常认为抗体可在病毒进入细胞的任意步骤阻断病毒的感染，包括病毒附着在细胞表面，病毒与受体或共受体互作，与宿主细胞膜的融合，或病毒基因组脱壳。抗体通过可变区对病毒表面与宿主细胞相互结合的位点进行特异性的识别、结合，使病毒不能进入细胞，抑制其传染性，发挥抗体的中和作用，有效抵御病毒的感染。同时，抗体结合抗原后可以激活补体系统清除病毒，如抗体与病毒表面抗原结合形成免疫复合物（IC），抗体发生构象改变，使 C1q 得以与抗体 Fc 段的补体结合位点结合，从而启动补体经典途径的活化。补体释放的过敏毒素会引起炎症反应，吸引吞噬细胞向感染应答的局部聚集。一些补体分子在病原体上的沉积可以使吞噬细胞通过补体受体识别并结合病原体，由此增强细胞对病原体的吞噬和清除功能。此外，补体系统可通过三条途径激活，最后均在靶细胞表面产生攻膜复合体（MAC）并介导细胞溶解，即发挥补体依赖的细胞毒作用。现已知 CDC 参与抗细菌、抗病毒（有包膜病毒）及抗寄生虫效应，是机体抵御病毒等病原体感染的重要机制。除补体介导的调理作用外，抗体也可以作为调理素，通过其 Fc 段与吞噬细胞等多种效应细胞表面表达的 Fc 受体结合，实现抗体的调理作用，增强细胞对病原体的吞噬作用。要想获得活化信号，效应细胞上的 Fc 受体应与形成了 IC 的抗体结合，造成 Fc 受体在细胞膜上交联，由此引发一系列的细胞反应，如吞噬免疫复合物、产生大量耗氧的氧化爆发反应、释放各种各样的溶菌酶和杀菌物质等，最终达到消灭病原体的目的。

此外，现已证明抗体的恒定区包括 Fc 区具有以下重要的功能，包括抗体依赖的细胞毒作用（ADCC）、抗体依赖的细胞吞噬作用（ADCP）以及 CDC。ADCC 和 ADCP 是由 Fcγ 受体介导的，而 CDC 是由补体级联反应蛋白（如 C1q 和 C5）介导的。它们在

抗体中和病毒感染的过程中均发挥着重要的作用。

神经细胞和肌肉细胞是狂犬病病毒主要的靶细胞,但有研究显示巨噬细胞也能被大量感染并参与在体内基于细胞转运的病毒传播。mRVNA 对狂犬病病毒的中和作用机制包括抑制狂犬病病毒 GP 与病毒受体的结合以及抑制病毒附着于质膜及其与内吞体膜的融合。相比之下,抗体的 Fc 区及其相关的效应功能(介导激活 Fcγ 受体和补体)则对于中和狂犬病病毒显然不是绝对重要的,因为 ERIG 通常以 F(ab')$_2$ 的形式使用以具有更好的耐受性。

(二)狂犬病病毒 GP 的中和抗原表位研究

根据有限的狂犬病病毒特异性抗体与狂犬病病毒作用机制研究显示,狂犬病病毒颗粒外层脂质膜表面镶嵌着 GP 以三聚体构成的棘突,为病毒中和抗原及与宿主受体结合的部位。回顾 mRVNA 的研究进展,人们已用一系列的单克隆抗体及其各自的中和抗性病毒突变体定义了 GP 的抗原结构。抗原位点 I 包括构象型及线性表位,位于氨基酸残基 226~231 的位置。抗原位点 II 是一个不连续构象表位,位于残基 34~42(IIb)和 198~200(IIa)。抗原位点 III 是一个连续表位,位于残基 330~338。抗原位点 IV 是位于残基 251 的单个氨基酸。次要位点"a"也称作 G1,位于残基 342~343 的位置。G5 抗原位点是一个线性表位,位于残基 261~264,并且包括抗原位点 VI,早期人们认为该位点仅包括 264 位的一个氨基酸。已识别的 GP 抗原位点及目前进入开发阶段的代表性中和单克隆抗体结合位点参见图 7-1。

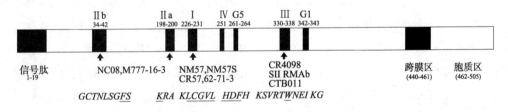

图 7-1 已识别的狂犬病病毒糖蛋白抗原表位及开发阶段中和单克隆抗体结合位点示意图
注:表位符号下方数字为氨基酸残基位点;最下方斜体字为表位的氨基酸序列,下划线氨基酸序列为高度保守位点;箭头下方为针对这些表位开发的代表性单抗

除图 7-1 中标注的抗原表位外,还有一些具有明确中和活性的单抗经表位分析证实作用位点为以前未报道过的新表位。如组成 SYN203 的另一株单抗 CTB012,其中和位点为高度不连续的氨基酸序列构成的构象表位,不属于目前已知的任何抗原位点。

(三)使用特异性单抗进行的作用机制研究

早在 1987 年,Dietzschold 等使用 GP 特异性单克隆抗体对狂犬病病毒特异抗体作用机制进行研究,结果显示:使用 mRVNA 与病毒孵育后使病毒完全被中和(通过感染性分析确认),但是仅部分抑制病毒对 BHK 细胞的结合和内化作用。几种 mRV-

NA 在病毒吸附在细胞后仍能阻止感染，在 4℃用抗体孵育吸附病毒的细胞可释放多达 30% 的结合病毒，这说明释放结合病毒是由于仅中和了部分吸附的病毒。为了研究细胞结合病毒的中和作用机制，随后在 37℃开展了细胞吸附病毒的中和研究。用每种测试的 mRVNA 处理感染细胞，在 37℃时 mRVNA 对病毒的摄取没有影响，并且 mRVNA 与病毒一同发生内吞；然而，部分 mRVNA 中和细胞吸附了的狂犬病病毒的能力与这些 mRVNA 的融合抑制活性相关。推测这些 mRVNA 中和狂犬病病毒是通过抑制内涵体酸催化融合步骤导致病毒脱壳。该研究结果暗示，由抗体介导的对狂犬病病毒的中和作用很可能包含多重机制，包括抑制病毒的附着、释放结合的病毒以及抑制内涵体融合。

Flamand 等对结合狂犬病病毒的 IgG 分子的电镜试验结果表明，中和状态下，3 个棘突平均可结合 1~2 个 IgG 分子，一个 IgM 分子则可结合 9~10 个棘突。Burton 等发现抗病毒抗体的相似作用机制，达到 63% 中和率所需 IgG 分子数 N 与病毒颗粒表面积 A 呈线性关系（$N = 0.0033 \times A$），应用该公式推算中和一个狂犬病病毒颗粒需 225 个 IgG 抗体分子。Irie 等全面比较了两株 GP 特异的单克隆抗体#1-46-12 和#7-1-9 的病毒中和能力的差异，发现两株抗体的病毒结合能力相近，亲和力均为 1.7×10^{-10} mol/L 左右，平衡态单颗粒结合数分别为 707 和 770，大概为病毒表面抗原数量（约 1350 个 GP，即约 445 个棘突结构）的一半。抗体中和活性分析结果表明，两株抗体均可通过阻断病毒的细胞黏附来实现中和作用，而两者中和滴度差别显著，前者高于后者 200 多倍，中和所需最少抗体数目也有较大差别（#1-46-12 数量 ≤20，而#7-1-9 数量 ≥250）。抗体逃逸株分析结果表明，两株抗体识别表位不同，#1-46-12 识别一个高度保守的空间表位，该表位位于 Ⅱ 表位内或附近，而#7-1-9 识别中间区域 249~268 的一个线性表位，F263L 会导致结合活性的完全丧失，因此 263 位的苯丙氨酸是其关键识别位点。目前已知 249~268 区域是包括了 Ⅳ（251）和 G5（261~264，线性）两个位点，推测#7-1-9 可能识别的线性表位为 G5。综合最小抗体结合数推测：超过 250 个#7-1-9 分子可以达到对三聚棘突 60% 的覆盖率，可能是通过位阻效应实现对病毒黏附的阻断作用；而仅需不到 20 个#1-46-12 分子即可实现病毒的有效中和，说明两者的中和机制存在较大差异。对#1-46-12 作用机制的进一步研究发现，该抗体逃逸株可分为两类：一类识别表位存在 T36P 突变（R-31 株），无抗体结合活性；另一类表位发生 S39T 突变（R-61 株），具有正常的抗体结合活性，与野生型 GP 不同的是其 N37 位点发生额外的糖基化。在突变株中引入少量野生型 GP 后，R-61 株重新恢复了对抗体的敏感性，而 R-31 仍对#1-46-12 具有耐受性，这一结果表明#1-46-12 并不是通过遮蔽 GP 受体结合位点来直接阻断病毒黏附，而可能通过结合来诱导 GP 发生变构使之丧失细胞受体结合能力，这种诱变作用具有抗体结合活性依赖的多米诺效应，N37 位点上的寡糖链可以一定程度上抑制#1-46-12 的初始诱变但无法抑制多米诺级联的变构过程。该研究表明抗体对狂犬病病毒的中和机制十分复杂，涉及糖基化、变构等分子水平层面的过程，对抗体作用机制的阐明需要进一步分子水平的 GP 结构研究。

目前，有关 mRVNA 的 ADCC 和 CDC 功能研究也已有报道。在对 SYN023 的 ADCC 和 CDC 功能研究中，研究者使用 CTB011、CTB012、SYN023 及 HRIG 进行标准 ADCC 试验，在以上抗体存在的条件下使用 CVS 感染的 BSR 细胞孵育新鲜制备的 PBMC 效应细胞，结果显示它们均无显著的 ADCC 活性。此外，该研究使用基于 BSR 细胞的体外模型，使用兔补体研究 CTB011、CTB012 及 SYN023 的 CDC 活性，结果显示 CTB011、CTB012 及 SYN023 以剂量依赖的形式具有 CDC 活性，说明 CTB011、CTB012 可能是以介导 CDC 作为清除狂犬病病毒的机制。

华北制药集团新药公司在对 NM57S/NC08 组合制剂的 ADCC 和 CDC 功能研究中，采用稳定表达狂犬病病毒 CVS GP 的 293 细胞模拟感染了狂犬病病毒的靶细胞，对单克隆抗体 Fc 段的效应子功能进行了评价研究。在 ADCC 活性研究试验中，杀伤细胞使用 Jurkat－CD16－NFAT－luc 细胞，单克隆抗体与靶细胞膜上的相应抗原结合后，其 Fc 段与杀伤细胞表面的 Fc 受体结合后，介导杀伤细胞直接杀伤靶细胞。杀伤细胞 Jurkat－CD16－NFAT－luc 通过其表面 CD16 分子与结合在靶细胞表面的单抗 Fc 结合后，激活活化 T 细胞核因子（NFAT）信号通路表达荧光素酶，再加入荧光素底物检测发光值。抗体的加入量与发光值成正相关，证明了 ADCC 活性可能是 NM57S、NC08 清除狂犬病病毒的可能机制之一。在 CDC 活性研究试验中，通过加入人补体和系列稀释的单抗对靶细胞进行杀伤，然后检测活细胞数量，结果显示，抗体的加入量与活细胞数量成负相关，NM57S、NC08 存在明确的 CDC 活性。

上述关于 mRVNA 的 ADCC 功能的两项研究存在明显不同的结果，有可能是由于单抗分子本身的差异导致，也有可能是由于采用的研究方法不同造成。由于此类研究很少，有关抗体中和狂犬病病毒和介导的清除效应的详细机制以及 ADCC 和 CDC 在其中所起的作用，有待于进一步研究。

第二节　狂犬病被动免疫制剂的使用方法

一、狂犬病被动免疫制剂的注射方法

受伤部位应先进行正确的伤口清洗处理。RIG 应尽早使用，最好在伤口清洗完成后立刻开始。如未能及时注射，在第一剂狂犬病疫苗接种后的 7 天内均可使用。7 天后疫苗引起的主动免疫应答反应已经出现，此时再使用 RIG 意义不大。

如果解剖结构允许，应当按照体重计算剂量，仔细地将 RIG 全部浸润注射到伤口及伤口周围，所有伤口无论大小均应进行浸润注射。对于小伤口，应以解剖学上可行的最大用量进行注射，但应注意避免将大剂量的 RIG 注射到一个由于组织结构受限而很小的区域，以免造成筋膜间隔区综合征。对于被动物严重咬伤的患者的大伤口和多处伤口，当 RIG 的体积不足以浸润全部伤口时，可使用生理盐水稀释 RIG 至足够注射到全部伤口的量后再进行浸润注射，必须确保所有伤口得到浸润注射。对于黏膜暴露者，可将 RIG 滴或涂在黏膜上。如果解剖学结构允许，也可进行局部浸润注射。

蝙蝠咬伤或抓伤不容易看见或察觉到，对于涉及与蝙蝠身体接触的暴露，应根据解剖学上可行的程度在暴露部位周围注射 RIG。没有伤口的黏膜暴露可考虑使用稀释的 RIG 进行深入冲洗。

浸润注射的 RIG 在伤口局部直接、快速地中和刚进入体内的病毒，形成阻遏病毒从伤口向神经组织蔓延的第一道屏障。WHO2018 年 4 月发布的狂犬病疫苗立场文件中指出，WHO 不再建议将伤口浸润注射后所剩余的 RIG 在距伤口一定距离处肌内注射，而应将计算的 RIG 剂量分成较小的份额，使用各自的注射器给其他患者。这样的处理操作和储存都需要在无菌条件下进行。已分装未使用的和已开瓶的 RIG 应该在当天结束时丢弃。

二、狂犬病被动免疫制剂的注射剂量

RIG 应严格按照伤者体重计算剂量，一次性足量使用。HRIG 按照 20 IU/kg、ERIG 按照 40 IU/kg 计算使用剂量。

WHO2018 年 4 月发布的狂犬病疫苗立场文件中指出，对 RIG 系统的回顾性研究得出结论，按伤者体重计算确定 RIG 的使用剂量后，与 RIG 最大限度的渗入伤口及其周围的效果相比，余量 RIG 在远离伤口的部位肌内注射使用的好处可能非常有限。剩余的 RIG 可以提供给其他伤者使用，这对于 RIG 短缺的地区是很好的解决方案。因此，HRIG 20 IU/kg 或 ERIG 40 IU/kg 是最大使用剂量。

三、狂犬病被动免疫制剂联合应用狂犬病疫苗

RIG 注射完毕后，立即开始进行全程的狂犬病疫苗接种。因为狂犬病疫苗本质上是消除了致病性但保留了免疫原性的狂犬病病毒颗粒，而被动免疫制剂在能够中和侵入伤者体内的狂犬病病毒的同时，如果与疫苗直接接触，也能够部分中和狂犬病疫苗的相应抗原位点，即部分地中和疫苗的有效成分。为尽量减少被动免疫制剂对疫苗主动免疫的抑制作用，不得把 RIG 和狂犬病疫苗注射在同一部位，即应在远离 RIG 注射的部位同时肌内注射狂犬病疫苗；不得共用注射器具，即禁止用同一注射器注射狂犬病疫苗和 RIG；不得超量注射被动免疫制剂，严格按照伤者千克体重计算的使用剂量作为最大注射剂量。

第三节　狂犬病被动免疫制剂的效果和安全性

一、狂犬病被动免疫制剂的保护效果

(一) RIG 使用的历史沿革

使用 RIG 预防狂犬病的历史可以追溯到 1889 年，Babes 在实验动物体内证明了其有效性。从此到 1945 年之间，有许多实验和野外调查研究试图评估 RIG 预防狂犬病的有效性，这些研究报道的保护率从低至完全没有保护至高达 100% 的保护率，但是这些实验并未设立足够的对照，并且实验动物的数目也很少，因此结论相互冲突。

RIG 有效性的结论性证据来源于 1945 年 Habel 和他的同事们完成的一系列严格控制下的动物实验。他们的研究是在给动物注射病毒后马上在攻毒部位使用抗狂犬病血清（ARS），并合并使用疫苗免疫，发现合并使用 ARS 和疫苗保护效果优于单用疫苗。1950～1954 年，Koprowski 和其他研究者在一系列动物实验中确证了相似的结果。

(二) 推动世界卫生组织建立 PEP 疗法的事件及过程

证明暴露后立即使用 RIG 可以有效地防止人患狂犬病的重大事件发生于 20 世纪 50 年代的伊朗。1954 年 8 月，一头携带狂犬病病毒的狼在几小时内咬伤了 29 个人，有 18 人被严重咬伤头颈部，这 18 人中有 5 人（A 组）在治疗第 0 天和第 5 天分别接受了两剂 ARS（兔抗狂犬病血清），并接受酚灭活神经组织疫苗（绵羊脑组织疫苗）免疫至第 21 天。另有 7 人（B 组）接受了一剂 ARS 和直至第 21 天的疫苗免疫。有 5 人（C 组）单纯接受了疫苗免疫。另有一个特殊病例，一个 6 岁男孩被咬致颅顶骨破碎和硬脑膜撕裂，他在受伤后的 12 天内注射了 6 剂 ARS，并用疫苗免疫直至第 21 天。其他大腿和躯干被咬伤的病例被分为两组，其一合用 ARS 和疫苗，余下的只用疫苗免疫。结果：A 组没有死亡，B 组死亡 1 人，C 组死亡 3 人。被咬伤大腿和躯干的病例均存活。值得一提的是特殊病例即那个被严重咬伤的 6 岁男孩，经上述治疗后存活。这一结果明确表明在严重暴露后预防初期，通过合用疫苗和 ARS 的方法比单纯应用疫苗有效。

在上述紧急救治事件中，研究者对所有头颈部受伤的 18 名伤者定时采血，对其血液样本进行了中和抗体分析，以期发现血液中抗体水平与临床结果的对应关系。结果显示，接受两剂 ARS 注射和全程疫苗免疫的 A 组 5 人，在处置后最初的 5 天内均可检测到一定水平的中和抗体，这种中等水平的抗体一直维持到第 21 天，其中有 1 人（A3）上升到一个高水平。然后，直至检测终点（第 53 天），除 A3 外的所有人抗体水平下降到较低的水平，而 A3 直至后期仍保持了较高的抗体水平。A 组的所有伤者全部

存活。

那个被严重咬伤、接受了 6 剂 ARS 的男孩，在整个观察过程中都维持了较高的抗体水平，这个男孩也成功存活。

接受 1 剂 ARS 和全程疫苗免疫的 B 组 7 人，在最初 5 天均可检测到一定水平的抗体。不过，到第 21 天时，7 人中的 4 人抗体水平已变得较低，而且此后也一直维持较低的水平；该组中唯一死亡的一位伤者（B2），自第 7 天起仅有极微量的抗体水平。该组中仅一人（B6）在后期表现出了高水平的抗体应答。

仅接受疫苗免疫的 C 组 5 人，在第 19 天以前均未检测到抗体。3 人在第 21 天至第 25 天检测到一定水平的抗体，这 3 人中有两人随后死亡。另外两名伤者在整个观察期内均未能检测到抗体，其中 1 人死于狂犬病，1 人存活。C 组中两例最高水平的抗体均出现于死亡病例临死之前的血液样本。

从上述事例可以看出，对暴露后伤者及时给予抗血清处理，使患者在暴露后伤口内病毒含量大大降低，并使患者在暴露后早期血液中维持较低到中等水平的 RVNA，对于挽救患者生命具有重要意义。

在这一事件后，WHO 同来自法国巴黎巴斯德研究所的 Atanasiu 教授协调进行了一系列试验来确定 RIG 的最优使用方法，以免其抑制由疫苗产生的主动免疫反应。1966 年，联合使用疫苗和 RIG 成为 WHO 推荐的 PEP 标准程序。

RIG 可以由多种动物来生产，但是由于可以较大量地制备，马的抗血清最终应用最多。到 1960 年，由于马抗血清未经纯化，导致使用过程中出现了严重的不良反应事件如过敏反应和血清病。1960 年末，人们制造出了高纯度和酶消化的 ERIG，去除 ERIG 中的 Fc 片段，仅保留完整的 $F(ab')_2$，同时也使其他马源成分大大降低，成功地减少了不良反应的发生。

用人血清生产 RIG 最早是 1959 年由 Hosty 进行的。到 1971 年 Cabasso 将制造 HRIG 的过程标准化并确定了最佳剂量。为考察 HRIG 联合狂犬病疫苗对主动免疫的影响，对健康受试者分 5 组进行了临床试验，分别给予 A：40 IU/kg HRIG；B：疫苗；C：40 IU/kg HRIG ＋疫苗；D：20 IU/kg HRIG ＋疫苗；E：10 IU/kg HRIG ＋疫苗。根据不同时间点受试者血清 RVNA 水平考察 HRIG 对主动免疫的影响，结果显示 20 IU/kg HRIG ＋疫苗组对疫苗主动免疫的抑制作用最小，使用效果最佳。1972 年，在第 6 次 WHO 狂犬病专家委员会上推荐使用 HRIG。HRIG 的工业化生产始于 1974 年，由美国 CUTTER 研究室研制并获准上市。

（三）狂犬病被动免疫制剂的药效学研究

由于狂犬病病毒的特殊性，关于被动免疫制剂的药效学研究不能严格按照随机对照的原则设计临床试验；尤其是对于严重暴露患者，很难做到盲法，这是抗狂犬病病毒的临床试验存在的一个普遍问题。现选取几项较大型或影响较大的研究内容予以介绍。

1. 赛诺菲巴斯德公司在菲律宾开展的狂犬病暴露后 ERIG 使用效果研究

赛诺菲巴斯德公司在菲律宾的热带医学研究中心（RITM）开展了一项追踪在 2003 年 7 月至 2004 年 8 月使用纯化马抗狂犬病血清 F（ab′）₂ 片段（Favirab™）进行 PEP 的回顾性研究。该研究共有 7660 例患者在发生 Ⅱ/Ⅲ 级暴露后接受 ERIG 注射，患者年龄跨度从 4 个月至 98 岁，从 PEP 到跟踪随访的时间跨度从 35 天至 29 个月。在跟踪随访中可联系到 7604 例伤者，有 6468 例伤者的健康状况被记录下来。整个研究人群中共有 16 例死亡，这其中 14 例与狂犬病感染或处置无关，2 例为 PEP 失败。

在此期间共有 137 只伤人动物通过实验室检测被确证感染狂犬病病毒，这些带毒动物共造成 151 人受伤，这些人都接受了 ERIG 浸润和（或）肌内注射，147 人接受了第一针疫苗。在 151 例被确诊感染狂犬病病毒的动物咬伤的伤者中，143 例健康存活，7 例无法联系，1 例死亡。这一结果说明，应用被动免疫制剂、狂犬病疫苗和伤口清洗的联合处置方案对于保护伤者，对抗狂犬病病毒感染是高度有效的。

此后，赛诺菲巴斯德公司于 2004 年 8 月至 2006 年 9 月，在菲律宾 RITM 开展了一项前瞻性处方事件监测（PPEM）研究，监测因为暴露于经实验室检测确证带毒的动物且暴露程度达到Ⅲ级、并且接受暴露后处置时使用了 ERIG（Favirab™）的伤者，试验目的是评估 pERIG 在伤者使用后 6 个月和 12 个月的有效性，并监测接受 ERIG 注射后 28 天内的不良事件。

该研究中发生Ⅲ级暴露患者的入选条件为：①造成暴露的动物经实验室检验（DFA）为狂犬病病毒携带，而不论造成的伤口的位置和数量；②由疑似患狂犬病的动物造成头部、颈部、面部及手指处的伤口，不论伤口数量；③由疑似患狂犬病的动物造成多处伤口而不论伤口位置；④患者接受正确的 ERIG 注射，剂量 40 IU/kg，包括在伤口周围浸润注射及在远离疫苗注射部位肌注；⑤正确接受了狂犬病疫苗第一次接种；⑥提供了书面知情同意书。按照上述入选条件已经入组的Ⅲ级暴露伤者，如果随后伤人动物用 DFA 法检测为狂犬病阴性，或者动物没有被抓住所以不能做检测，则该伤者随后被剔除出组。

2004 年 8 月至 2006 年 9 月间，共 1370 人在 RITM 就医，193 名被确诊携带狂犬病病毒的动物咬伤的患者被纳入这项监测期一年的研究，其中 189 人完成了健康状况调查。这 193 人中，91 人为单一伤口，102 人为多处伤口，其中 23 人身体多个部位受伤。狂犬病疫苗免疫方面，所有人接受了至少 2 剂疫苗注射，其中 147 人完成全部 5 剂注射，35 人完成 4 剂，8 人完成 3 剂，有 3 人仅接受了 2 剂疫苗注射。接受 ERIG 注射的方式方面，192 人接受了 ERIG 在伤口处的浸润注射，仅 1 例被 DFA 阳性的犬舔舐了嘴唇的患者因操作不便未接受 ERIG 浸润注射处理；75 人（39.1%）将推荐剂量的 ERIG 全部用于伤口及周围的浸润注射，117 人（60.9%）除浸润注射外将剩余剂量的 ERIG 在远离疫苗注射部位进行了肌内注射。

参与研究的 193 人中，191 人（99%）在一年后仍健康存活。在一年监测期间有 2 人死亡，一名 73 岁老人的死亡（心肌梗死）与狂犬病无关，一名 6 岁男童被家养宠物犬咬伤上唇，在 PEP 处置后第 28 天死于狂犬病。该病例死亡原因仍需仔细分析，尽管在咬伤后用肥皂和水清洗了伤口，但由于清洗是在当地医疗中心，因此伤口清洗不够及时，而且伤口清洗后未使用乙醇和碘消毒。此外，因伤口在嘴唇处，使得在伤口处浸润注射 ERIG 操作起来非常困难。除了上述在给予 ERIG 后第 28 天死于狂犬病的 6 岁男童外，在研究中，没有观察到与 PEP 处置注射 ERIG 或其他产品相关的严重不良事件。

综合这两项研究结果，在 RITM 进行治疗的Ⅲ级暴露后人群数据中，经实验室确证为狂犬病暴露后使用 ERIG 治疗的存活人数为（不低于）143 人（不低于 95%）和 191 人（99%），证明狂犬病暴露后使用 PEP 疗法是十分有效的。

2. 来自坦桑尼亚、中国、伊朗、美国等地的 PEP 统计数据

在坦桑尼亚西北两个狂犬病流行的农村地区塞伦盖蒂和恩戈罗，研究者对 PEP 的可及性和受害人死亡情况进行了调查。研究者调查了 1080 名在 2002 年 1 月至 2006 年 12 月间被动物咬伤的受害人，其中塞伦盖蒂 776 人，恩戈罗 304 人。648 人被疑似狂犬病动物咬伤，406 人被看似正常的动物咬伤，26 人对动物状态记忆不详。大约 75% 疑似狂犬病动物的样本经检测结果呈阳性。被疑似狂犬病动物咬伤人群中超过 1/4 未寻求医疗救治。在同期医院 1322 例被动物咬伤的记录中，760 例受害人被成功追踪，至少 50 例暴露是由疑似狂犬病动物造成。

调查结果显示，总体上仅有 65% 暴露于被确诊狂犬病阳性动物的受害人接受了 PEP。在 2002 年到 2006 年间，两个地区共发生 28 例狂犬病造成的死亡。这些死亡病例中，有 3 例接受了部分 PEP 治疗，一名 14 岁的少年在暴露发生几天后才接受了第一剂狂犬病疫苗接种，在完成第 4 剂接种后发病；两名儿童头部、颈部和脊柱被严重咬伤，分别在接受第 2、第 3 剂接种后发病。他们均未接受 RIG 注射，PEP 程序亦不符合 WHO 标准。其余的 25 名死亡病例未接受任何 PEP 处置。研究者通过统计分析指出，受害人暴露于狂犬病阳性动物后，不接受 PEP 而发病死亡的概率远远高于接受 PEP 的发病概率，机会比（OR）为 17.33（95% CI 6.39 ~ 60.83，$P < 0.0001$）。正确的 PEP 是预防狂犬病的有效手段。

在中国，2004 年 3 月，江西省南昌市一只狂犬共咬伤 29 人，其中 7 人为咬伤皮肤，22 人为Ⅲ级暴露，该狂犬由武汉生物制品研究所分离到狂犬病病毒，结果 22 人使用 HRIG 加疫苗，至 2004 年 8 月研究者整理论文时全部健在。2004 年 2 月，江西省景德镇市一只狂犬共咬伤 29 人，12 人为Ⅲ级暴露，结果其中 1 人未接种疫苗和 RIG 死亡，11 人使用 HRIG 加疫苗，至 2004 年 8 月研究者整理论文时已 6 月余，全部健在。

中国疾病预防控制中心发布的《狂犬病预防控制技术指南（2016 版）》中在"被动免疫制剂的保护效果"一节提到，伊朗一项为期 17 年的调查显示，单纯用狂犬病疫苗的 298 名重伤患者病死率为 25%，而疫苗联合 RIG 处置的 364 名重伤患者病死率仅为 5.3%。

1980 年至 1982 年间，在美国被确证患狂犬病的动物咬伤的 511 名患者使用 5 剂量的人二倍体细胞疫苗（HDCV）及 HRIG 进行 PEP 后均健康存活。

以上国内外关于使用 pERIG、RIG 进行狂犬病暴露后预防的研究及统计结果均证实，狂犬病暴露后治疗时只要进行有效的伤口处理，及时使用 RIG 和疫苗注射，可有效保护狂犬病暴露后人群的生命安全，证实了 RIG 在狂犬病 PEP 中的重要保护作用。以上研究中确认是因狂犬病死亡的病例则从另一方面证明，在发生狂犬病暴露后应立即确认并实施完整的 PEP 疗法的重要性以及在狂犬病管理方面开展持续的教育及培训工作的必要性。

3. 对 HRIG 抗狂犬病病毒作用的系统评价

前述对于被动免疫制剂的有效性描述主要是基于一些回顾性的统计或总结分析，很多并不是按照临床试验的要求开展的对照研究。在 HRIG 多年的使用过程中，在世界各地陆续有关于 HRIG 临床试验的文献发表。为全面、系统评价 HRIG 的研究和应用现状，对全球范围内所有 HRIG 抗狂犬病病毒作用的临床试验研究文献进行了系统评价。

在这些进行分析的临床试验文献中，HRIG 的注射方式为肌内注射（IM），HRIG 作为对照药或试验药使用，疫苗联合使用 HRIG 或单独研究 HRIG。对于文献内容为会议摘要、Meta 分析、描述性综述、pooled 试验、非临床试验、书信或勘误等则不予纳入。根据上述筛选标准，最终将 20 篇文献纳入分析，详见表 7 - 1。20 篇纳入文献发表年份为 1980 年至 2018 年。

20 篇文献总样本量为 2568，样本量范围为 20～679，中位数为 89，详见表 7 - 1。本研究以下所有分析基于 5 种给药方案进行，分别是：疫苗 + HRIG 20 IU/kg，单用疫苗，疫苗 + HRIG 40 IU/kg，单用 HRIG 20 IU/kg，单用 HRIG 40 IU/kg，样本量共2332，在 5 种给药方案中，疫苗 + HRIG 联用治疗方案样本量为 55%。其中 76% 试验为健康人群，暴露人群试验为 24%。

在这些临床试验研究中，HRIG 的给药方式均为肌内注射，使用剂量为 20、40 IU/kg，其中一篇为 44 IU/kg，在本研究中按 40 IU/kg 处理。共有两项研究使用了 HRIG 40 IU/kg 的剂量，其中有一项研究试验方案剂量本来为 20 IU/kg，但在试验过程中部分受试者被不经意地注射了 44 IU/kg 的剂量，这部分受试者的数据后来被作为单独一组进行分析；另一项研究则是方案设计剂量即为 40 IU/kg，目的是作为一种严苛的条件来评价 HRIG 对于疫苗免疫效果的影响。从试验地区来看，亚洲地区试验人数为 1168 人，欧洲和美洲试验人数为 1164 人。20 篇临床试验文献的主要终点指标均为"中和抗体活性"；14 篇文献的次要终点指标为"≥0.5IU/ml 的人数"，1 篇为"365 天内安全性"，1 篇为"HRIG 对疫苗的影响"，1 篇为"第 14 天实验组与对照组中和抗体 GMC 的比值"。详见表 7 - 1。

表 7-1 HRIG 临床试验文献信息汇总

序号	PMID	发表时间	第一作者	主要终点指标	次要终点指标	试验地点	受试者	HRIG 剂量 (IU/kg)	随访期 (天)	样本量 (例)
1	7410895	1980	Anderson LJ	中和抗体活性	≥0.5 IU/ml 人数	美国	部分严重暴露	20	365	90
2	7077095	1982	Mertz GJ	中和抗体活性	≥0.5 IU/ml 人数	美国	健康人群	20	60	101
3	7153223	1982	Helmick CG	中和抗体活性	≥0.5 IU/ml 人数	美国	健康人群	20、44	365	90
4	6135830	1983	Warrell MJ	中和抗体活性	≥0.5 IU/ml 人数	泰国	健康或轻度暴露	40	182	88
5	2873399	1986	Suntharasamai P	中和抗体活性		泰国	Ⅱ级暴露、Ⅲ级暴露	20	365	106
6	3734433	1986	Suntharasamai P	中和抗体活性	≥0.5 IU/ml 人数	泰国	健康人群	20	91	58
7	3428378	1987	Suntharasamai P	中和抗体活性	≥0.5 IU/ml 人数	泰国	健康人群	20	91	154
8	3245292	1988	Vodopija I	中和抗体活性		克罗地亚	低暴露风险	20	21	30
9	2646301	1989	Aoki FY	中和抗体活性	≥0.5 IU/ml 人数	加拿大	健康人群	20	90	12
10	8036824	1994	Suntharasamai P	中和抗体活性	≥0.5 IU/ml 人数	泰国	健康人群	20	365	133
11	7483780	1995	Wilde H	中和抗体活性	≥0.5 IU/ml 人数	泰国	Ⅲ级暴露	20	360	40
12	9160527	1997	Vodopija R	中和抗体活性	≥0.5 IU/ml 人数	克罗地亚	健康人群	20	1114	44
13	9413087	1997	Benjavongkulchai M	中和抗体活性	≥0.5 IU/ml 人数	泰国	Ⅲ级暴露	20	360	56
14	9637744	1998	Lang J	中和抗体活性	≥0.5 IU/ml 人数	美国	健康受试者	20	42	64
15	9868840	1998	Lang J	中和抗体活性	HRIG 对疫苗的影响	印尼	健康人群	20	90	134
16	11535311	2001	Jones RL	中和抗体活性	≥0.5 IU/ml 人数	美国	健康受试者	20	365	679
17	15917111	2005	Beran J	中和抗体活性	≥0.5 IU/ml 人数	捷克	健康人群	20	104	155
18	23010601	2012	Gogtay N	中和抗体活性	365 天内安全性	印度	健康人群	20	365	20
19	27554534	2016	Bose A	中和抗体活性	≥0.5 IU/ml 人数	印度	Ⅱ级暴露、Ⅲ级暴露	20	42	180
20	29020321	2018	Gogtay NJ	中和抗体活性	第 14 天试验组与对照组 RVNA GMC 比值	印度	Ⅲ级暴露	20	84	98

这些临床试验文献的中和抗体活性分析结果显示，第 7 天，疫苗 + HRIG（20 IU/kg）显著高于单用疫苗组，第 14 天无统计学差异。不同人群亚组分析，亚洲与非亚洲、健康与暴露人群、不同种类的疫苗之间，中和抗体活性浓度在第 7 天和第 14 天均无统计学差异。不论单用疫苗还是 HRIG 20 IU/kg、40 IU/kg 联合疫苗在第 14 天中和抗体活性均超过 0.5 IU/ml。在前述两项 HRIG 使用了 40 IU/kg 剂量的试验中，高剂量 HRIG 在疫苗免疫 14 天以后确实表现出了对主动免疫的轻微抑制作用。

对 HRIG 临床试验信息的系统性总结分析可以为处于开发阶段的 mRVNA 的临床试验方案设计提供重要参考。

4. 使用重组 mRVNA 进行的保护效果评价

与 HRIG 相比，重组 mRVNA 的抗体分子种类单一，因此对于重组 mRVNA 的抗病毒效果，研究者除关注其对狂犬病病毒的中和活性、亲和力外，同样关注其对不同来源的狂犬病病毒株的中和能力。

在重组 mRVNA 的中和谱研究方面，几种处于开发阶段的 mRVNA 表现优异，这通常是由于这些 mRVNA 所选择的 GP 中和表位在不同狂犬病病毒株间高度保守。国内开发的重组 mRVNA NM57 以及重组 mRVNA NM57S/NC08 组合制剂在中和谱方面进行了深入研究。根据我国狂犬病病毒流行呈地域特异性这一特点，选择不同时间、不同地点、不同宿主分离的狂犬病病毒株进行了中和试验研究，试验结果表明，重组 mRVNA NM57 以及重组 mRVNA NM57S、NC08 可以中和我国各地域的流行狂犬病病毒代表毒株。

研究者使用小鼠、仓鼠、比格犬等动物暴露后模型对重组 mRVNA 的体内抗病毒保护效果进行了评价。在这些评价模型中，动物首先被给予致死剂量的狂犬病病毒街毒株攻击，数小时后模拟 PEP 处置程序在攻毒部位给予重组 mRVNA 或作为阳性对照的 HRIG，并按 PEP 程序给予全程疫苗免疫，逐日观察动物的存活情况。对死亡动物取脑组织制备涂片，进行直接荧光抗体试验，以确定动物是否死于狂犬病。重组 mRVNA NM57 以及重组 mRVNA NM57S/NC08 组合制剂在多种动物模型的评价试验中，均表现出相当于或优于 HRIG 的保护效果。

已有几种重组 mRVNA 进入人体临床试验阶段，鉴于狂犬病病毒的特殊性，重组 mRVNA 的抗狂犬病病毒保护作用在人体临床试验中采用了与 HRIG 相同的评价方式，仍然是通过受试者血清中 RVNA 效价来体现的。

印度血清学研究所开发的 mRVNA SII RMAb 已在印度获批上市。SII RMAb 在印度开展的 II/III 期随机、单盲、非劣效、阳性对照临床试验研究，受试者为发生 III 级疑似狂犬病暴露的受伤人群。受试者按照 1∶1 的比例随机分组，接受 SII RMAb 加疫苗或 HRIG 加疫苗的暴露后处置程序。试验的主要终点为 PEP 后第 14 天 SII RMAb 给药组与 HRIG 给药组的血清 RVNA 几何平均浓度（GMC）的比值；次要终点包括受试者在第 3、7、14、28、42、84 天的抗体中和活性 GMC 值、抗狂犬病病毒 GP 抗体浓度（以狂犬病病毒 GP 做包被抗原，ELISA 法测定），以及受试者血清阳转（RVNA 效价 ≥0.5 IU/ml）的百分比。试验结果显示，SII RMAb 给药组在第 14 天的 GMC 值显著高于 HRIG 给药组；在此之前（第 3、7 天）及之后（第 28、42、84 天）的其他监测时间点，两组的 GMC 值无统计学差异。研究者认为，重组单抗对前期给予的疫苗的主动免疫效果干扰作用较小，对第 4、第 5 剂疫苗接种主动免疫的干扰作用与联合使用 HRIG 相当。试验方案中并未对伤人动物的带毒情况进行实验室确证，主要原因是由于在印度伤人动物多为流浪犬，不易进行追踪和实验室检测。整个临床试验过程中无受试者死亡或发生狂犬病的情况，无严重不良事件发生。

SII RMAb 在 Ⅰ 期临床试验中使用了 1、3、10、20IU/kg 的试验剂量与狂犬病疫苗联用，而在 Ⅱ/Ⅲ 期临床试验中的使用剂量为 3.33IU/kg，对照组 HRIG 的使用剂量仍为金标准 20 IU/kg。SII RMAb 上市后的推荐使用剂量也是 3.33IU/kg。选择这一使用剂量很大程度上是由于中和活性测定方法的原因。抗狂犬病病毒中和活性使用 CVS - 11 病毒株进行 RFFIT 测定，而 CVS - 11 氨基酸序列中在 SII RMAb 所识别的糖蛋白中和表位存在两个氨基酸位点的突变（N336D，K346R），导致使用国际标准的中和活性测定方法得到的活性结果偏低。至今，在自然界存在的街毒株中，这两个位点同时发生突变的情形从未见报道。在临床试验中，研究者同时使用了基于 Flury LEP 病毒株的 RF-FIT 方法进行受试者血样中和活性测定，得到了更高的中和活性结果。Flury LEP 毒株不存在上述两个氨基酸位点的突变，序列上更能代表天然存在的街毒株的情况。

国内在 mRVNA 开发方面，华北制药股份有限公司已完成其重组单抗 rhRIG（NM57）的 Ⅱ 期临床试验研究。Ⅰ 期临床试验是首次人体试验，在健康成人受试者中考察产品在 10 ~ 40 IU/kg 剂量范围内单用或在 20 ~ 40 IU/kg 剂量范围内与狂犬病疫苗联用的剂量耐受性和安全性，考察产品的药代动力学和抗体中和活性，试验结果显示，NM57 在 10 ~ 40 IU/kg 剂量范围内符合线性消除特征，性别对药代参数无明显影响；NM57 注射液安全性良好，未显示明显与产品有关的不良反应。相比单用疫苗，NM57 与疫苗联用在受试者中抗体中和活性出现更早，提示更好的保护作用。

NM57 的 Ⅱ 期试验为随机、盲法、平行对照临床试验，在健康成年受试者中比较 NM57 注射液联合狂犬病疫苗与 HRIG 联合狂犬病疫苗模拟狂犬病 PEP 的安全性和中和抗体活性。试验的主要终点为 7 天内 RVNA 的检出率以及 14 天内血清阳转（RVNA 效价 ≥0.5 IU/ml）的受试者比例；次要终点包括第 3、7、14、28、42 天的 RVNA 效价、RVNA 动态曲线下面积（第 0 天至第 14 天、第 0 天至 42 天）等。试验结果显示，单独使用同等剂量的 NM57 与 HRIG 临床保护效力相当；在以 20 IU/kg 或 40 IU/kg 剂量给予 NM57 并联合疫苗免疫后第 3 天和第 7 天，受试者血清 RVNA 水平高于给予 HRIG 20IU/kg 并联合疫苗免疫的受试者，且均高于单独使用疫苗免疫的受试者。在给药第 14 天以后，NM57 对疫苗主动免疫的影响比 HRIG 的影响更小，且 20 IU/kg 和 40 IU/kg 剂量组间没有差异。受试者总体耐受性好，没有因不良反应而退出试验的受试者。

为充分验证重组 mRVNA 对于狂犬病暴露人群的保护效果，NM57 注射液的Ⅲ期临床试验方案为评价 NM57 联合狂犬病疫苗对比已上市的 HRIG 联合狂犬病疫苗在Ⅲ级可疑狂犬病暴露人群中的有效性和安全性，NM57 注射液和 HRIG 的给药剂量均为20IU/kg。目前Ⅲ期临床试验正在开展。

二、狂犬病被动免疫制剂的安全性

最早上市的狂犬病被动免疫制剂为抗血清，是由狂犬病病毒固定毒抗原免疫马匹后采集血浆，采用硫酸铵盐析方法制备获得，因血清病发生率高达40%，美国于1965 年停止了该抗血清的使用。目前应用的 ERIG 是利用胃蛋白酶切除免疫球蛋白 Fc 段后，纯化制备的 $F(ab')_2$ 组分，纯化步骤同时也去除了一部分其他血清蛋白成分及过敏物质，使得产品安全性得到很大提高。但是由于 ERIG 对人体来说仍然是异源蛋白，所以仍然不能排除引起个别敏感者出现不良反应（如血清病、过敏性休克）的风险。

与 ERIG 相比，HRIG 则不存在因异源蛋白等因素而导致过敏的风险，不良反应发生率相对更低。但由于仍然是来源于血浆，因此在有效性、安全性、质量上存在批间差异。因 HRIG 来源于人，理论上存在传播血源性病原体的潜在风险，因此在 HRIG 的生产工艺中均增加了严格的病毒去除/灭活工艺步骤，而且纯化工艺对于病毒去除/灭活的能力均需用几种代表性模式病毒进行严格模拟验证，以确保病毒清除效果。大量的实验和资料证实，国内外上市的 HRIG 具有很高的安全性。

在前述有效性评价部分对 HRIG 临床试验进行系统评价纳入分析的 20 篇文献中，14 篇有主要不良反应的描述，主要不良反应为红肿、注射部位疼痛、注射部位瘙痒等；共报道了 5 例严重不良事件（SAE），无死亡情况。详见表 7-2。

采用基因工程技术制备的重组人源 mRVNA，由于抗体分子与人体蛋白结构相同，因此对人体来说不会被认作异源成分，人体耐受性好；同时，基因工程抗体采用工业化规模制备，种子细胞经过严格的内外源因子污染检测，从理论上彻底避免了血源产品可能携带人类病原体污染的潜在风险；由于制备抗体的种子细胞来源于同一个单克隆，生产效率稳定，产品批间一致性好，易于进行质控；目前研发阶段的重组抗体大多采用基因工程细胞经无血清培养基规模化培养，然后再经微滤、超滤、层析等步骤精细纯化，产品纯度高；为避免细胞培养工艺过程中偶然因素引入病毒污染的可能性，在下游分离纯化过程中通常都包含至少两步基于不同原理的病毒去除/灭活步骤，以进一步保证最终单抗制剂产品的安全性；而且由于通常所选择的 mRVNA 的效力（比活性，每毫克蛋白质的抗狂犬病病毒中和活性）比 RIG 高得多，因此需要注射给予患者的蛋白质总量大为减少，降低了不良事件的风险，患者使用更加安全。在已经开展的几种重组 mRVNA 的临床试验中，也充分证明了这一点，受试者耐受性良好，不良事件发生率低，受试产品表现出良好的安全性。

表7-2 HRIG临床试验安全性信息汇总

序号	PMID	受试者	地区	HRIG (IU/kg)	疗程 (天)	例数	主要不良反应	严重不良反应
1	7410895	部分严重暴露	美国	20	365	90	红肿、疼痛	无严重不良反应
2	7077095	健康人群	泰国	20	60	101	肌肉疼痛、肿胀	无严重不良反应
3	7153223	健康人群	美国	20、44*	365	90	疼痛、淋巴结肿大	无严重不良反应
4	6135830	健康或轻度暴露	泰国	40	182	88	注射部位疼痛、红肿	无严重不良反应
5	2873399	II级暴露、III级暴露	泰国	20	365	106	—	都是轻度或短暂的，无严重不良事件
6	3734433	健康人群	泰国	20	91	58	注射部位疼痛	都是轻度
7	3428378	健康人群	泰国	20	91	154	注射部位疼痛、痒、红肿	无严重不良反应
8	3245292	低暴露风险	克罗地亚	20	21	30	—	无严重不良反应
9	2646301	健康人群	加拿大	20	90	12	注射部位疼痛、红肿	无严重不良事件
10	8036824	健康人群	泰国	20	365	133	注射部位结痂、痒、红肿	都为轻中度，无严重不良反应
11	7483780	III级暴露	泰国	20	360	40	注射部位不适	无严重不良反应
12	9160527	健康人群	克罗地亚	20	1114	44	—	无严重不良反应
13	9413087	III级暴露	泰国	20	360	56	注射部位疼痛	都为轻中度，无严重不良反应
14	9637744	健康受试者	美国	20	42	64	注射部位过敏、疼痛	都为轻度，无严重不良反应
15	9868840	健康人群	印尼	20	90	134	—	无严重不良反应
16	11535311	健康受试者	美国	20	365	679	注射部位不适、头痛	都为轻度，无严重不良反应
17	15917111	健康人群	捷克	20	104	155	—	都为轻度，无严重不良反应
18	23010601	健康人群	印度	20	365	20	注射部位疼痛	都为轻中度，无严重不良事件
19	27554534	II级暴露、III级暴露	印度	20	42	180	注射部位疼痛、痒，头痛、无力	大部分为轻中度，无严重不良事件
20	29020321	III级暴露	印度	20	84	98	—	5次SAE，红肿、高热、疼痛

注：*文献中出现一篇44 IU/kg，本文中均作为40 IU/kg处理。

（魏敬双，王传林）

第八章　狂犬病暴露前免疫

暴露前免疫（PrEP）对于狂犬病预防，尤其是高风险人群狂犬病预防具有重要意义。由于居住地或职业原因持续、频繁或有明显狂犬病病毒暴露风险的任何人，均建议进行 PrEP。PrEP 有良好的免疫持久性及免疫记忆，发生暴露后仅需进行加强接种，即可快速引起免疫回忆反应，快速产生抗体，无需注射 RIG。

第一节　狂犬病暴露前免疫的接种对象

WHO 以往建议对以下人群进行 PrEP。

（1）由于居住地或职业原因，有持续、频繁或较高的风险暴露于狂犬病病毒的所有人员，具体为接触狂犬病病毒的实验室工作人员、可能涉及狂犬病患者管理的医护人员、狂犬病患者的密切接触者、兽医、动物驯养师以及经常接触动物的农学院学生等。美国还建议猎人、设陷阱捕兽者、捕犬员、邮件投递者、业余洞窟探勘者进行预防性接种。

（2）对于拟前往高风险地区较难获得医疗保健服务的农村，且户外暴露风险较大的旅行者，则无论行程长短，都应接种狂犬病疫苗。一个对旅游者的调查发现，在泰国平均度过 17 天之后，1.3% 和 8.9% 的旅游者被犬咬伤或舔舐过，0.5% 的旅游者需要进行 PEP，而往往因为当地条件不能及时获得或者不能获得有效的 PEP。

（3）在受狂犬病影响的地区生活或旅行的儿童，暴露于狂犬病病毒的风险较高。居住在以犬为主要媒介的狂犬病高风险地区的 15 岁以下儿童，感染狂犬病的机会最大，占病例的 50% ~ 60%。由于儿童的自卫能力差，暴露部位经常在头面部，而且是多部位咬伤，这类严重的暴露处理难度大，难以彻底清除病毒，发病风险高。另外儿童经常跟犬密切接触，黏膜或轻微的创口被动物唾液污染自己没有察觉，不能及时进行 PEP。由于儿童语言表达能力有限以及害怕家长责备，有被犬咬伤抓伤后不主动告知家长的情况，均导致发病风险增加。而通过 PrEP 可以建立机体免疫记忆，一旦发生严重暴露可以通过加强接种快速产生抗体，有效保护机体，减少潜在风险。

即使 PrEP 有诸多优势，但仍需考虑预防成本与收益的比率来最终确定适用 PrEP 的接种人群。有学者对于将狂犬病预防纳入常规儿童免疫规划的潜在收益和相对成本建立模型，研究表明，PrEP 作为一种大规模的公共卫生干预措施，比人类狂犬病预防的其他措施（例如 PEP 提供与大规模犬疫苗接种运动相结合）昂贵得多。

基于 PEP 效果的证据显示，暴露于狂犬病病毒后，即使在严重暴露的情况下，只要及时使用狂犬病疫苗，并进行正确的伤口冲洗和伤口处理，同时使用 RIG，几乎可以 100% 防止狂犬病发生。

综合以上证据，2018 年 WHO 在立场文件中对于暴露前免疫人群的建议修改为：在高流行区且无法及时和充分获得 PEP 的人群、职业中有风险的个人和可能有暴露风险的旅行者。在狂犬病流行区（每年咬伤发生率超过 5%）或吸血蝙蝠狂犬病流行的人群中，应考虑使用 PrEP。是否对人群开展 PrEP 应基于对当地环境、当地狂犬病流行病学的评估，包括控制动物源狂犬病的可行性。

第二节　狂犬病暴露前免疫的接种程序

一、接种程序演变

美国推荐的 PrEP 程序为 3 剂，分别在第 0 天、第 7 天和第 21 或 28 天接种。免疫剂量为肌内注射 1 ml。在美国，有超过 5 万人进行了 PrEP，这些个体均未发生狂犬病。Khawplod 等建议 1 天的 PrEP 程序。英国的蝙蝠管理者接受 3 剂 PrEP，所有人血清均阳转，但滴度随年龄减少。澳大利亚的研究团队使用皮内接种途径对超过 1500 名旅行者进行免疫，只有 0.46% 的人没有达到 0.5 IU/ml 水平。

我国使用国产 PVRV 按照第 0、7、21 天各 1 针的程序进行 PrEP，结果所有被试血清中和抗体阳转率 100%，抗体几何平均滴度（GMT）为 15.87 IU/ml。在印度开展的 PCECV 研究表明，PrEP 采用第 0、7、21 天程序 GMT 分别为 7.08 IU/ml。

国内研究暴露前接种 3 剂 PVRV，分别于第 0、7、28 天肌内注射。次年第 1 针免疫后的第 365 天加强 1 剂。第 45 天、365 天、385 天的血清抗体阳转率分别为 100.00%、90.57%、100.00%，GMT 分别为 12.82 IU/ml、1.57 IU/ml、40.49 IU/ml。

使用 HDCV 和 PVRV 分别采用 2 针（0、28 天）和 3 针（0、7、28 天）程序进行暴露前初次免疫，结果初次免疫 2 针 1 年后抗体明显下降，但 3 针组仍有 87.9% ~ 100% 抗体阳性。PrEP 加强免疫后维持较高水平的抗体，免疫后 3 年时为 12.6 IU/ml，5 年时为 10.6 IU/ml，第 10 年至少还有 96% 阳性。在满 10 年时再次加强免疫 1 针，全部观察对象的抗体滴度几乎又恢复到满 1 年加强 1 针后 14 天的水平。

在几项单独的研究中对中和抗体在循环系统中的持久性与疫苗的接种剂量和次数的关系进行了研究。在一项研究中，80% 的受试者在疫苗初次接种后 9 年仍能检测到 VNA。VNA 与疫苗接种次数和剂量或初次接种后的时间长短没有明显的相关性。诱导记忆 B 细胞似乎可持续终生，在数十年后暴露并接种疫苗后仍然可以产生回忆应答。

有研究者在泰国进行了 PVRV 疫苗的初步研究，在儿童第 2 个月和第 4 个月时，与常规儿童免疫同时向儿童注射两剂疫苗。100% 的婴儿发生血清阳转，对其他疫苗没有产生显著的干扰。越南也进行了相似的研究，儿童在第 2、3、4 个月时接种 3 剂皮内狂犬病疫苗，产生了足够的免疫应答（GMT 为 12 IU/ml）。

综合以上研究，2018 年以前 WHO 推荐的 PrEP 程序为 3 次接种程序。

（1）肌内注射：一个肌内注射针剂分别在 0、7 和 21 或 28 天注射。0 天是疫苗首剂给药的日期。

（2）皮内注射：一次 0.1 ml 皮内注射剂量分别于 0、7 和 21 或 28 天给予。为了最大限度节省疫苗，皮内接种的时段应该包括足够的人数以便 6 小时内用完所有已开启的疫苗。

（3）PrEP 接种后，免疫接种第一年之内，抗体可能迅速下降。如果 1 年后进行加强免疫，受试者可以分为两组："强"应答者，加强免疫后第 14 天产生的抗体滴度超过 30 IU；"弱"应答者，滴度较低。前者代表了 75% 的受试者，可能 10 年之内不需要进一步加强免疫，而后者则需要更频繁的加强免疫。这种策略可以帮助缩减成本。有良好的免疫记忆，研究显示在满 10 年时再次加强免疫 1 针，全部观察对象的抗体滴度几乎又恢复到满 1 年加强一针后 14 天的水平。

使用皮内途径进行初次接种产生的免疫不持久，但是皮内免疫途径是一种有效的注射常规加强免疫疫苗的方式。

WHO 根据最新的数据认为，PrEP 可以安全地缩短免疫程序时间和减少使用剂量。

来自泰国、荷兰和比利时的研究表明，单次接种疫苗的模拟 PrEP 研究 95.5% ~ 100% 的受试者中和抗体水平达到 0.5 IU/ml 以上。虽然该研究参与者的年龄范围（<50 岁）有限，但是在随访的血清学检测中，单次免疫程序在 PrEP 模拟实验中证明可以有足够的血清阳转率并可持续保护 1 年。基于该研究以及专家共识，认为肌内接种 2 次可以有效产生抗体。

对于皮内接种，Soentjens 等进行的研究显示 0、7 天两次皮内接种可以有效产生抗体，Kessels 以及 Wieten 等进行的研究也支持这一观点。PrEP 可以在 1 周内完成，从而为接种者节省了 2 周的时间，也节约了疫苗的用量。

有证据支持，5 ~ 47 岁的健康人采用单次 PrEP，即在第 0 天注射 2 剂皮内或 1 剂肌注疫苗。

仅在时间不允许接种 PrEP 的第 2 针或旅行目的地可以及时获得狂犬病疫苗时，才考虑采用单次 PrEP；第 2 针应在返回后立刻或尽快接种。如在接种第 2 针前发生暴露，则应接受完整的 PEP 处置。目前没有证据支持单次 PrEP 足以诱导长期免疫（>1 年）。

二、PrEP 及加强建议

感染 RABV 的风险取决于暴露性质、当地流行情况和 PEP 生物制品的可及性。推荐职业暴露高风险人群，尤其是兽医接受 PrEP；此外，经常接触狂犬病患者的医护人员也可以考虑接受 PrEP。

接触高浓度 RABV 活病毒或狂犬病病毒属其他活病毒的实验室工作人员，应每 1 ~ 2 年检测血清抗体水平，确保维持足够的免疫水平，以避免未察觉的暴露，并采取措施降低风险。实验室负责人或雇主应负责评估工作人员的暴露风险并为其提供抗体水平检测。仅当暴露风险持续存在时，才推荐进行血清学检测和加强免疫。如果不能进行血清学检测，可以考虑在分配到危险的工作岗位之前预先进行常规的加强免疫；然而，定期加强免疫注射仅推荐存在持续或频繁职业暴露风险的人群作为额外的预防措施。如条件允许，应首选抗体监测。无持续暴露风险的专业人员，如某些兽医和动物健康官员，建议每 2 年检测血清抗体水平。由于疫苗的诱导免疫大多可持续几十年，故仅在血清中和抗体滴度降至 <0.5 IU/ml 时才推荐加强免疫。

在高危地区生活的居民或旅客完成初次 PrEP 或 PEP 后，无需进行加强免疫。

三、免疫缺陷人群 PrEP 建议

有记录的免疫缺陷患者应进行个体化评估。免疫缺陷患者应进行 3 针 PrEP 程序。目前认为，处于临床监测并已接受良好治疗的免疫缺陷患者，如接受抗逆转录病毒治疗的艾滋病患者，可以对狂犬病疫苗和其他疫苗产生正常的免疫应答，故不需作为免疫功能低下处理。如发生暴露应接受包括被动免疫制剂在内的完整的 PEP 处置。

第三节 狂犬病暴露前免疫的禁忌证及注意事项

对疫苗任何成分或疫苗生产商列出的辅料有严重过敏史的个人应更换狂犬病疫苗产品进行 PrEP。考虑到狂犬病的病死率极高，对于 PEP 没有禁忌证。以往曾认为氯喹等抗疟药的使用会影响免疫效果，尤其是对于皮内接种效果产生影响。新的研究证据证明氯喹或羟基氯喹不是狂犬病预防的禁忌证，通过皮内接种和肌内方式均可接种疫苗。然而如果有条件，应尽量在氯喹或羟基氯喹治疗开始前完成暴露前接种工作。

对于 PrEP，对疫苗中任何成分曾有严重过敏史者应视为接种同种疫苗的禁忌证。妊娠、患急性发热性疾病、急性疾病、慢性疾病的活动期、使用类固醇和免疫抑制剂者可酌情推迟 PrEP。免疫缺陷者不建议进行 PrEP，如处在狂犬病高暴露风险中，亦可进行 PrEP，但完成免疫接种程序后需进行中和抗体检测。对一种品牌疫苗过敏者，可更换另一种品牌疫苗继续原有免疫程序。

第四节 狂犬病暴露前免疫的经济学评价

对于高风险人群以及无法控制来自蝙蝠的暴露风险的地区进行 PrEP 具有重要意义。但是否在群体中广泛开展 PrEP 需要考虑当地的流行情况、风险水平以及疫苗供应等条件进行综合决策。国外学者进行了多个评价狂犬病预防的成本效益研究，由于研究

地区的自然、社会和经济条件不同，得到的结论也不尽相同。

有研究者系统回顾了包括菲律宾、秘鲁和巴西（所有年龄组、犬类和蝙蝠介导的狂犬病）偏远地区高危人群（重点是儿童，主要是由犬传播的狂犬病）国家策略的经验和结果，还讨论了在这些特定人群中采取这种干预措施的成本效益方面的现有证据，开发模型来量化在狂犬病流行环境下，在常规的扩大免疫方案中纳入狂犬病预防的潜在收益和相对成本。结果认为在全人群中开展不符合投入产出比，仅在狂犬病发病率大于0.6%，并且狂犬病被动免疫制剂不易获得的情况下是经济可行的。

有研究者曾在泰国儿童中进行过PrEP与PEP的成本比较，发现当犬咬伤率达到2%～30%时，对于儿童采取PrEP和PEP，预防成本一致，具体取决于应用何种暴露后程序。在乍得，通过PrEP在20年期间避免的每伤残调整生命年（DALY）投资成本估计为3270美元，相比之下，仅PEP策略的成本为43美元，加上犬类疫苗接种策略的成本为54美元。该模型还表明，只有在年度暴露发生率极高（＞5000人/100000人）且RIG使用率较低（导致PEP的直接成本较低）的环境中，为整个人群进行PrEP才可能平衡收益成本。美国的研究表明，当感染狂犬病的可能性大于0.7%的时候，PrEP是经济的；对于低风险区，成本效益在50万美元到百万美元之间，具体取决于风险程度。柬埔寨农村每10万人被犬咬伤的发生率最高达到4840人，而在其他地方，每年每10万人被犬咬伤的发生率通常为10～130人。在坦桑尼亚的研究显示每DALY医疗花费27美元，政府花费32美元。成本效益比较低，但对于1%的真正暴露于狂犬病的人群来说，非常具有成本效益。因此不同地区应采取不同的策略，即便是高风险地区也应进一步细分风险等级，对于高风险地区且不易获得有效的PEP的地区应考虑进行PrEP。美国学者对于赴狂犬病高风险地区旅游的风险进行决策分析得出结论，避免一个病例需进行的常规PrEP花费为275000美元，要根据每位接种者的经济状况进行个性化免疫。因此建议，那些要长期停留在犬狂犬病高度流行的边远地区的旅游者应接受免疫，尤其是儿童。应警告旅游者狂犬病和其他动物传染病的风险，并进行动物咬伤预防策略方面的教育。

国内有学者建立暴露前及暴露后预防方案的狂犬病发病（死亡）及成本的决策树模型，进行成本效果分析和敏感性分析。在每10万人中，PrEP可避免12人发病，PEP可避免8人发病，PrEP避免1例发病的成本为273.34万元，PEP避免1例发病的成本为19.60万元，前者约为后者的14倍。

对于绝大多数地方而言，在全人群中开展PrEP不符合成本效益，故不推荐；但对于缺乏PEP的偏远地区，如年度犬咬伤率＞5%或吸血蝙蝠暴露普遍存在，则应考虑开展广泛的PrEP。该决策应基于强有力的流行病学证据和当地情况，且不应当因PrEP而忽视大规模犬只免疫，以从源头控制狂犬病。

（王传林，佟丽）

第九章　狂犬病暴露后预防处置

第一节　狂犬病暴露后风险评估

狂犬病暴露是指患有狂犬病或者携带狂犬病病毒的宿主动物主动攻击人体或者受到外界刺激而攻击人体，造成人体伤害且面临狂犬病病毒的侵袭而引起的疾病伤害风险。除此之外，临床上需要器官移植的患者植入了携带狂犬病病毒的器官或者吸入气溶胶的人员面临感染狂犬病病毒的风险。

如果经判定确实发生了暴露，则被咬伤者就应接受暴露后预防处置（PEP）；但如果能够排除患病的可能性，则不需要使用狂犬病疫苗和狂犬病免疫球蛋白（RIG），也可免除医务人员和被咬伤者为完成整个 PEP 所需的时间和资金。在我国，一般的犬伤门诊很难做出决定，因此基于保护被咬伤者的角度，为了确保万无一失，犬伤门诊总是进行 PEP，从而造成大量的浪费。实施过度的 PEP，增加了医疗负担，也增加了患者的经济负担，因而合理恰当地根据暴露风险实施 PEP 是一项关键而重要的临床工作，可有效降低暴露后狂犬病发生的风险。

狂犬病暴露人群在寻求医疗护理时会受到患者文化背景、健康需求、狂犬病监控容量以及当地流行病学的影响；狂犬病指导方案应当开展狂犬病监控系统的定期评估，通过研究这些伤人的动物以提高对狂犬病风险的认识。如可能，对伤人动物的风险评估应当由熟悉动物狂犬病临床特征（表9-1）的专业医护人员进行。

本章通过对狂犬病流行情况、致伤动物的种类及临床表现、暴露的严重程度、暴露人群、暴露后预防措施及疫苗接种、暴露后风险因素进行分析评估，为我国狂犬病暴露后临床预防处置工作的专业化建设提供依据，为实现 2030 年人类狂犬病零死亡做贡献。

一、狂犬病流行情况风险评估

狂犬病在全球广泛分布，除南极洲和个别岛屿外，其他大陆均有人间狂犬病发生的报告。狂犬病在全球各个国家或地区风险等级分为：无风险国家或地区（本地陆生哺乳动物没有狂犬病）、低风险国家或地区（野生动物中有狂犬病，而伴侣动物没有狂犬病）和高风险国家或地区（野生动物和伴侣动物中都有狂犬病，或者没有数据可提供相反的证明）。根据英国政府官方数据，澳大利亚、比利时、丹麦、英国、法国、德

表 9 - 1　狂犬病病毒暴露风险等级的决定性因素（暴露类型及犬的状态特征）

暴露考虑因素	暴露程度所致死亡率（%）	咬伤时所收集的信息						隔离或检测	
		犬出现症状	犬咬人后死亡	未激怒而引发的咬伤	流浪犬	犬咬伤多人	犬未免疫	犬健康且能被隔离观察	咬伤 10 天后犬仍健康	检测呈阴性
颈面部咬伤	45.0	高	高	高	高	高	高	低	无风险	无风险
多处严重咬伤	27.5	高	高	高	高	一般	一般	低	无风险	无风险
儿童咬伤	27.5	高	高	高	高	一般	一般	低	无风险	无风险
四肢咬伤	5.0	高	一般	一般	一般	一般	低	低	无风险	无风险
轻微咬伤（未破皮）	1.0	一般	一般	一般	一般	一般	低	低	无风险	无风险
犬患狂犬病的概率（%）		62.2	39.7	15.0	13.9	10.6	4.7	0.08	0.0	0.0

国、日本、马尔代夫等为无风险国家；美国、加拿大、保加利亚等为低风险国家，中国台湾、中国香港为低风险地区；泰国、印度、埃及、阿根廷、罗马尼亚等大多数国家为高风险国家。

美国作为全球狂犬病低风险等级的国家，每年仍有 20000~39000 人接受 PEP。每人用于 PEP 的直接花费约为 2500 美元，另外休假、儿童护理、交通等间接花费约 1100 美元。因为暴露级别低，或没有暴露，或者没有适当的检查和观察动物，30%~60% 的治疗是可以避免的。每年都有数百万的旅行者访问东南亚，东南亚的狂犬病仍然十分流行。在东南亚旅行时，旅行者有可能接触到可能患有狂犬病的动物。许多人对这种危及生命的风险没有充分的了解和准备，因而存在被感染的风险。

目前，中国除了香港和台湾地区是狂犬病低风险地区，其余均是高风险地区。自 2000 年后狂犬病疫情出现快速增长，在 2007 年达峰值（3300 例），2008~2018 年呈逐年下降趋势，并在 2011 年下降至 2000 例以下，2018 年降至 422 例。2010 年，全国狂犬病疫情有所缓解，在全国疫情逐渐下降的情况下，个别省份疫情出现上升的原因有待研究。根据狂犬病在中国的流行特点，可以大致判断出，中国各省区人群所面临的狂犬病暴露风险是不同的。狂犬病的发病率呈现南高北低的趋势，比如广东、广西、湖南、湖北等南方省区是发病率较高的省区，因而这些省区的人群所面临的狂犬病暴露风险就较高；而甘肃、宁夏、新疆等北方省区发病率则以个例出现，则这些省区的人群所面临的狂犬病暴露风险就较低。从春、夏、秋、冬四季的季节分析可以看出，全年都可能发生，但夏、秋季是狂犬病高发季节。这是因为夏、秋季气温高，人群外出活动增多，增加了与携带狂犬病病毒的宿主动物接触的概率，因而所面临的暴露风险事件就较多。随着人群预防狂犬病意识的增强，加之规范的 PEP 的实施，季节性的狂犬病风险因素影响逐步降低。中国狂犬病疫情为阶段性控制，并未彻底控制传染源。根据国际共识，对犬只免疫是最简单、最有效的控制狂犬病的方法。中国 2015 年监测到犬只平均密度为 6.94 只/100 人，平均免疫率 43.34%，与要求的 70% 免疫覆盖率具有很大差距，因而中国人群所面临的狂犬病暴露风险依然较大。对狂犬病不够持续重视、养犬数量多、公众对狂犬病相关知识认识不足是未彻底控制狂犬病的主要原因，这也是公众所面临最大的犬伤风险外在因素。

二、致伤动物及其临床处置风险评估

宿主动物对人体的致伤是狂犬病暴露的主要外在风险因素，因而致伤动物的类型及状态是暴露后临床实施规范处置的参考要素。而在自然界无论是食肉目动物还是翼手目动物都是狂犬病的宿主动物，比如一些野生动物中的狐、狼、豺、鼬獾、貉、臭鼬、浣熊、猫鼬和蝙蝠等易感染狂犬病病毒，这些易感动物不仅是人群所面临的风险，也是家畜（猪、牛、羊和马等）面临的风险。犬科、猫科及翼手目动物是狂犬病的极易感动物，此类动物不仅存在于野外，而且有与人密切接触的宠物，尤其是犬和猫，造成了人群极高的感染狂犬病的风险。不过也有一些动物是不感染和传播狂犬病的，比如禽类、鱼类、昆虫、蜥蜴、龟和蛇等。

狂犬病的宿主动物中有一类动物较为特殊，比如翼手目动物中的蝙蝠对人群造成的伤害是极难察觉的，人群通常在不知不觉中就被感染或者伤害，造成狂犬病暴露的风险概率很大。正因为如此 WHO 及美国疾病预防控制中心均将人体被蝙蝠伤害造成的狂犬病暴露归为严重级别，并要求按照Ⅲ级暴露实施临床规范处置。

对于风险较低甚至无风险的致伤动物，WHO 早已说明，野生和家栖啮齿类动物感染狂犬病的概率极低甚至没有，通过对北美洲和欧洲狂犬病流行区域的这类动物开展大规模检测，即使出现了偶然的狂犬病病毒感染事件，也不能说明此类动物是狂犬病的宿主，因为此类动物并不参与人间狂犬病的流行和传播。同时美国疾病预防控制中心指出，一些动物比如花栗鼠、松鼠、小鼠、大鼠、豚鼠、沙鼠、仓鼠等小型啮齿类和兔子几乎不感染狂犬病，这是因为人间狂犬病并非这类动物所导致的。1985～2004年美国实施的历时 20 年的监测数据显示，在浣熊狂犬病流行的区域，发现旱獭（土拨鼠）感染狂犬病的特例，不过是偶然事件。而对于该区域的小型啮齿类动物及兔形目动物实施狂犬病病毒检测，没有发现相关的病毒，因而也证实此类动物并非人间狂犬病的致伤动物。

人体被狂犬病宿主动物致伤后，应立即实施 PEP。有一种方法是"10 日观察法"，指的是致伤动物（仅限于犬、猫和雪貂）在观察期间 10 日内仍然保持身体健康并未发病，或者在实验室内采用恰当的诊断技术检测证明致伤动物是健康的，则免疫接种可以终止，不过在 10 日内，PEP 还是需要的。仅根据观察或者检测结果来决定疫苗接种是否继续，如此一来降低了患者对狂犬病的恐慌，也降低了额外的医疗风险和经济负担。WHO 及美国疾病预防控制中心一致推荐 10 日观察法，但被致伤动物伤害后，应立即实施 PEP，如果条件允许，对致伤动物实施隔离观察或者进行实验室诊断检测，在观察期内，疫苗预防接种是必须进行的。还有三种情况：①如果实验室诊断检测狂犬病呈阳性，则进行风险评估并实施暴露后全程预防程序；②如果致伤动物无法实施实验室诊断检测同样实施暴露后全程预防程序；③如果经实验室诊断检测证实致伤动物未感染狂犬病则 PEP 可以终止。10 日观察法也适用于患者在过去的 3 个月内已经实施过暴露前或暴露后免疫接种的情形，可根据临床处置规范实施伤口处理，而加强免疫接种可推迟实施。

三、暴露的严重程度风险评估

人体被狂犬病的宿主动物致伤，致伤情况有多种情形，所面临的风险各不相同。比如被致伤动物咬伤、抓伤，舔伤口、舔破损的皮肤或黏膜而感染狂犬病病毒；屠宰狂犬病的宿主动物过程中涉及剥皮、切割等过程中被感染狂犬病病毒；野外探险或考察进入蝙蝠洞穴吸入了含有狂犬病病毒的气溶胶等，所面临的狂犬病风险就较大。另外，美国及德国等曾报道，在器官移植过程中，接受器官移植的患者，采用了携带狂犬病病毒的患者器官，引发了狂犬病导致患狂犬病死亡的案例。

暴露后的检查应该包括对伤口的观察和动物的接触程度，风险可以被归类为Ⅰ级～Ⅲ级。Ⅰ级暴露为低风险，这些事件包括触摸或喂食动物，或动物舔舐完整的皮肤。Ⅱ级暴露有中度风险，这些事件包括不流血的抓痕或表面抓伤。Ⅲ级是高风险，高危事件包括咬伤或刺穿皮肤、出血、舔黏膜或破裂的皮肤。值得注意的是，任何与蝙蝠的接触都属于Ⅲ级高风险的事件，必须认真实施规范化临床处置，否则所面临的风险是无法估计的。被宿主动物致伤后，造成不同程度的伤口，伤口的位置、伤口的致伤程度，对狂犬病发病和潜伏都有不同程度的风险影响。临床研究显示，被宿主动物致伤的伤口在中枢神经系统附近，狂犬病暴发的风险概率就越大、狂犬病的潜伏期也越短。致伤部位在头部、面部、颈部、手部和外生殖器，由于这些部位神经系统发达、神经分布丰富，一旦被致伤，就属于Ⅲ级暴露。而涉及其他部位的致伤，或者其他程度的暴露，由于并非Ⅲ级暴露，很容易被忽视，没有引起足够的重视，在暴露后临床处置规范程度不同，属于Ⅱ级暴露的伤口仍然存在狂犬病发病的风险，必须予以重视。

四、暴露后特殊人群风险评估

（一）儿童

WHO 指出被疑患狂犬病动物咬伤的受害者中，15 岁以下儿童占 40%。由于儿童个子矮，当狂犬病宿主动物迎面扑来时，首当其冲致伤的部位是头面部、颈部及上肢。成人由于个子高的缘故多半致伤的部位是下肢，这与儿童致伤的情形截然不同，儿童身体被致伤的这些部位都处于中枢神经的附近，伤口的临床规范处置也面临很大的难度，由于儿童身体上这些极易致伤的部位血液循环发达，神经丛分布丰富，狂犬病潜伏期就比较短，所面临的病情极其险恶。加之儿童体重相对轻，体循环速度快，代谢速度快，被宿主动物致伤后，侵入伤口的狂犬病病毒的相对浓度在所有人群中是比较高的。同时，儿童被咬伤的致残率高于成人，如眼部咬伤可致盲，鼻子、耳朵咬伤可毁容，也有手指、阴茎及睾丸被咬掉者。还有一些儿童虽未被咬伤，但被抓伤、舔伤后，由于害怕（因为大人告诉他们避免和动物接触等）或不了解相关的危险等未及时告诉家长，未得到及时处置，未注射狂犬病疫苗，存在发病的风险。另外儿童好奇心强，接触犬的机会多和挑衅犬的可能性大，且意识不到触摸犬可能带来的严重危险性，这也是儿童较多发生狂犬病的因素之一。

（二）母乳喂养

为哺乳期母亲或者正在接受母乳喂养的婴儿接种狂犬病疫苗都不会有不良后果。因为狂犬病疫苗不会在体内复制，它们对于哺乳期妇女或者婴儿不会有特别的危险。母乳喂养不会对婴儿的保护性免疫应答有不良影响，因此对任何常规接种的狂犬病疫苗来说，母乳喂养都不是禁忌证。

（三）妊娠期间

孕妇在妊娠期间接种狂犬病疫苗对发育中的胎儿存在理论上的危险，但没有证据表明孕妇接种狂犬病疫苗会有额外的风险。当狂犬病暴露的可能性大、感染可能会给孕妇或胎儿带来危险、狂犬病疫苗不太可能带来伤害的情况下，孕妇接种狂犬病疫苗的好处通常大于潜在的风险。

（四）急性疾病期间

处于急性疾病期间或最近患过急性疾病的人是按接种程序接种狂犬病疫苗还是推迟接种取决于病因和疾病的严重程度，因为狂犬病是致死性疾病，在面临狂犬病致死的风险面前，保护生命是第一位的。发热（≥38℃）、轻症疾病不是狂犬病疫苗接种的禁忌证。急性轻症疾病，例如上呼吸道感染、腹泻和急性中耳炎，在婴幼儿和儿童时期很常见。若对有轻症疾病（无论是否发热）的儿童推迟接种狂犬病疫苗，可使这些儿童错过狂犬病疫苗接种机会，可以导致狂犬病的暴发风险。对于那些可能不会再回来看病和接种狂犬病疫苗的人，医务人员应该抓住每一次机会实施狂犬病疫苗接种，避免机会白白流失，进而造成不必要的生命风险发生。通过及时接种狂犬病疫苗预防狂犬病的潜在收益大大超过了狂犬病疫苗接种失败的小概率风险。在狂犬病疫苗接种的预定时间有中度或严重疾病表现的人，一旦病情好转，应该尽快返回接种点，以便能在规定的时间段内完成狂犬病疫苗接种。等待有中度或严重疾病的人从疾病的急性期恢复过来后再接种疫苗，可以避免疫苗的不良反应和原有基础疾病的叠加，也可以避免将基础疾病的临床表现错误地归咎于疫苗接种。

氯喹、甲氟喹等抗疟药可能会干扰机体对狂犬病疫苗的免疫应答，其他影响免疫系统的药物（激素或免疫抑制剂）和其他影响免疫系统的情形也会削弱狂犬病疫苗的效力。人类免疫缺陷病毒1型（HIV-1）感染可导致 $CD4^+T$ 淋巴细胞进行性减少，对新抗原刺激产生保护性应答能力降低，免疫力缺失，使得伴随其他并发症的风险明显升高。与非 HIV 感染者相比，患有 HIV-1 的人群无论是儿童还是成年人在免疫接种疫苗后，机体所产生的抗体水平能达到保护性抗体滴度是极其少的。这是由于人体抗体免疫应答的强弱通常与 $CD4^+T$ 淋巴细胞计数有关。一般情况下，如果 $CD4^+T$ 淋巴细胞低于 $200/mm^3$ 的 HIV-1 感染成年人及 $CD4^+T$ 淋巴细胞比例低于 15% 的 HIV-1 感染儿童对疫苗血清学应答反应就较弱。HIV-1 感染者接种疫苗后产生的初始抗体应答水平，其降低的速度比非 HIV 感染者更快。一般而言，在 HIV-1 感染尚未导致明显免疫抑制的婴儿中，接种疫苗是安全有效的。发展成为临床明显免疫抑制的速度与患者和病毒等多种因素有关。因此，HIV-1 感染儿童接种疫苗的安全性和有效性与接种时的年龄及免疫状态有关。感染 HIV-1 的大龄儿童和成年人对初次免疫的保护应答较弱，但在感染 HIV-1 前接种疫苗所获得的保护性免疫力通常会保留。对于感染 HIV-

1 患者出现潜在暴露风险或暴露后推荐预防接种狂犬病疫苗，可参照美国免疫实施咨询委员会（ACIP）的建议。对于 HIV 患者，通常情况下其体内 CD4$^+$T 淋巴细胞计数偏低，预防接种狂犬病疫苗呈现两种情形，一种结果是 HIV 患者可以产生较好的免疫应答，另一种结果是 HIV 患者产生的抗体应答不佳。不过也有研究表明抗逆转录病毒治疗有助于提高狂犬病疫苗的抗体水平，不过不能达到有效的抗体水平值。对以上人群建议全程接种疫苗后检测中和抗体，如果中和抗体水平无法达到最低保护水平，应继续加强接种。

五、暴露后伤口处理风险评估

人体被狂犬病宿主动物致伤后，造成不同程度的伤口，立即实施暴露后的伤口处理是十分必要的，是降低狂犬病发病的因素之一。WHO 一贯明确，狂犬病暴露后伤口需及时、规范化处理，规范化预防接种疫苗、RIG 对预防狂犬病 100% 有效。不过我国狂犬病暴露后还是存在未进行临床处置或处置不规范情形，这是造成狂犬病发生的很大风险因素。因此，规范化的暴露后伤口临床处置是十分必要的。我国狂犬病暴露后处置率低和临床处置不规范的主要原因有：一是群众对狂犬病的防治知识不熟悉，对狂犬病危害的严重程度认知比较低；二是无论是医护人员还是群众对狂犬病暴露后的临床预防处置知识了解少；三是狂犬病疫苗接种费用较高，偏远地区及经济不发达地区的群众难以负担；四是乡村或个体诊所不具备暴露后规范处置所必需的设备、技术和条件，造成狂犬病暴露后不能及时、规范地处置，贻误病情从而造成目前乡村人群面临狂犬病风险较严峻的现状。

狂犬病暴露后临床规范处置的过程必须严格按 WHO 狂犬病疫苗立场文件、《狂犬病暴露预防处置工作规范（2009 年版）》和《狂犬病预防控制技术指南（2016 版）》中关于狂犬病暴露的分类和处理原则实施，一旦发生宿主动物致伤的情形首先必须及时对患者的受伤部位进行彻底的、规范的临床清洗、医学消毒处理及采取预防其他并发感染措施，并根据不同细胞基质的狂犬病疫苗的接种免疫程序实施全程、按时、足量的接种，如果判定为Ⅲ级暴露，并且需要注射被动免疫制剂的患者应予以注射 RIG，进而防止狂犬病的发生。狂犬病暴露后有 60.56% 的患者未接受伤口处理，有 49.04% 的患者未进行疫苗接种，有 96.16% 的患者未进行 RIG 注射，这些均是造成暴露后狂犬病流行的主要风险因素。

暴露后狂犬病预防的 3 个步骤包括对致伤伤口的处理、免疫接种和 RIG 治疗。对咬伤和擦伤的局部处理包括用肥皂水和水清洗伤口，约 15 分钟。7 天内应避免外科缝合，缝合前，所有患者均应应用 RIG。抗生素和破伤风类毒素也可以应用，以避免其他感染。

虽然伤口处理不应作为唯一的预防措施，但它对狂犬病的预防必不可少。对处于野外的患者，距离医疗中心有数天到数周的路程，此时伤口处理是唯一的预防措施。

阳光照射、肥皂水清洗、干燥都可以杀灭狂犬病病毒。实验研究表明病毒侵入 3 小时内用新洁尔灭和 20% 的肥皂水冲洗伤口可达近 100% 的保护。但病毒经伤口侵入，建议立即对伤口予以肥皂水冲洗及使用抗病毒药物聚维酮。伤口应彻底充分清洗，而不是简单的冲洗，再以水或盐水冲洗。有条件时，医疗机构应尽可能使用专业伤口冲洗设备。

对于Ⅲ级暴露的患者，必须及时采取"三管齐下"的处置流程，首先是伤口处理，其次是注射 RIG，然后预防接种狂犬病疫苗，这样可极大降低狂犬病的发病率，也降低了Ⅲ级暴露患者狂犬病发病的风险。对于Ⅲ级暴露者狂犬病发病的风险，主要是伤口是否及时处理，是否注射 RIG，如果未实施，则狂犬病发病的风险极高。暴露后的伤口如果已结痂愈合、无出血症状和旧伤口，则造成伤口无法及时处理得不到规范化处置。而对于注射 RIG，不同的患者选择不同，这不仅与其价格昂贵有关，也与患者及其家属的认知水平、医学素养水平及对狂犬病的认识水平有很大的关系，因而潜在的认知风险因素造成了狂犬病发病的风险。在实际临床接种过程中，医护人员能对 RIG 接受性产生巨大影响，进而引起层叠效应，通过提供信息可增加信任，而增加信任又可使 RIG 接受性提高和对 RIG 的信心增强。把狂犬病暴露后所产生的诊疗费用纳入医保，对野外宿主动物或者家养宠物实施全部预防接种兽用狂犬病疫苗，并加强狂犬病危害相关知识的宣传教育，可以有效降低狂犬病的发病。

六、疫苗接种风险评估

狂犬病的免疫预防包括 RIG 的被动免疫和疫苗的主动免疫。首剂应在咬伤当天注射，以后依照接种程序实施接种。成人疫苗接种应在三角肌注射，而不是臀部。婴儿在大腿外侧的肌内注射。避免注射到脂肪组织内，这将会影响抗体的形成。RIG 和疫苗不可混在一起，注射时应使用不同的注射器，并且需要分别注射到不同的部位。目前，各国所推荐的狂犬病免疫预防方案并不一致，具体表现在被动免疫制剂剩余剂量是否肌内注射、注射程序等。美国、中国和 WHO 推荐的免疫预防方案见表 9-2、表 9-3、表 9-4。

表 9-2　美国狂犬病免疫预防治疗（ACIP《狂犬病免疫预防推荐》）

伤口处理	首先用肥皂水彻底冲洗伤口 15 分钟，如果可能应使用抗病毒药、如聚维酮碘冲洗伤口
未接受免疫预防的人群	
RIG	HRIG 注射 20 IU/kg。整支免疫球蛋白在伤口周围浸润注射，剩余剂量应在非注射部位肌内注射。RIG 不可与疫苗使用同一支注射器，RIG 使用剂量应不大于推荐剂量
狂犬病疫苗	人二倍体细胞疫苗（HDCV）或原代鸡胚细胞疫苗（PCECV）1.0 ml，第 0、3、7 和 14 天三角肌肌内注射各 1 剂
免疫后再暴露人群	
RIG	不适用
狂犬病疫苗	HDCV 或 PCECV1.0 ml，第 0、3 天三角肌肌内注射各 1 剂

表9-3　中国狂犬病免疫预防治疗（狂犬病暴露预防处置专家共识）

伤口处理	包括对每处伤口进行彻底的冲洗、消毒以及后续的外科处理。局部伤口处理越早越好。如清洗或消毒时疼痛剧烈，可先给予局部麻醉
未接受免疫预防的人群	
RIG	HRIG 按照 20 IU/kg，ERIG 按照 40 IU/kg 计算。仔细将狂犬病被动免疫制剂全部浸润注射到伤口周围。如所用总剂量不足以浸润注射全部伤口，可用 0.9% 氯化钠注射液适当稀释。RIG 不可与疫苗使用同一支注射器
狂犬病疫苗	上臂三角肌肌内注射。"Essen 法"即 5 针法：第 0、3、7、14、28 天各接种 1 剂。"Zegreb 法" 2-1-1 程序：第 0 天接种 2 剂，第 7 和 21 天各接种 1 剂。简化 4 针法：第 0、3、7、14 天，或第 14~28 天的任意一天，各 1 剂。免疫功能低下者应接受 5 针免疫程序。推荐厂家进行临床试验，增加接种程序增加皮内注射方式，并用第 0、3、7、28 天，皮内注射 0.1 ml×2，共 4 次的方式接种
免疫后再暴露人群	
RIG	不适用
狂犬病疫苗	第 0 天和第 3 天各肌内接种 1 剂狂犬病疫苗。推荐厂家进行临床试验，增加接种程序增加皮内注射方式，在第 0、3 天，皮内注射 0.1 ml，共 2 次，或第 0 天，皮内注射 0.1 ml×4，共 1 次 4 剂

表9-4　WHO 推荐狂犬病免疫预防治疗（2018 WHO 狂犬病疫苗立场文件）

伤口处理	包括对每处伤口进行彻底的冲洗、消毒以及后续的外科处置。局部伤口处理越早越好
未接受免疫预防的人群	
RIG	HRIG 按照 20IU/kg，ERIG 按照 40IU/kg 计算。仔细将狂犬病被动免疫制剂全部浸润注射到伤口周围。若有疑似伤口，或暴露于蝙蝠，或通过非咬伤途径暴露，将剩余剂量肌内注射至尽可能靠近疑似暴露位置。如所用总剂量不足以浸润注射全部伤口，可用 0.9% 氯化钠注射液适当稀释。RIG 不可与疫苗使用同一支注射器
狂犬病疫苗	三角肌肌内注射。2-1-1 程序：第 0 天接种 2 剂，第 7 和 21 天各接种 1 剂。简化 4 针法：第 0、3、7、14 天，各 1 剂。免疫功能低下者应接受 5 针免疫程序 皮内注射方式：第 0、3、7 天，0.1 ml×2，共 3 次。替代方法：第 0、3、7、21~28 天，0.1 ml×2，共 4 次；第 0 天 0.1 ml×4，第 7 天 0.1 ml×2，第 21~28 天 0.1 ml×1，共 3 次；第 0 天 0.1 ml×4，第 3 天 0.1 ml×4，第 7 天 0.1 ml×4，共 3 次
免疫后再暴露人群	
RIG	不适用
狂犬病疫苗	肌内注射方式，第 0 天和第 3 天各接种 1 剂狂犬病疫苗。皮内注射方式，在第 0 天、第 3 天，皮内注射 0.1 ml，共 2 次，或第 0 天，皮内注射 0.1 ml×4，共 1 次 4 剂

　　中国目前上市的有 4 种细胞培养狂犬病疫苗（CCV），人二倍体细胞疫苗（HD-CV）、纯化 Vero 细胞疫苗（PVRV）、原代地鼠肾细胞疫苗（PHKCV）、原代鸡胚细胞疫苗（PCECV）。

　　除美国、中国外，其他国家可能予以患者不同的治疗方法、不同的疫苗。一些国家仍使用从神经组织提取的疫苗，而不是细胞培养的。从神经组织提取的疫苗免疫性差，且发生不良反应的风险大。全球欠发达地区几乎没有配置 RIG。WHO 推荐的治疗方法是通过减少疫苗注射量及皮内注射来降低医疗费用，另外推荐 RIG 仅用于严重的咬伤。不过美国并未批准这样的暴露后预防措施。WHO 提示皮内注射需经过培训的专业医护人员操作。对于Ⅲ级暴露后的患者，RIG 可以提供短时间的被动免疫，疫苗可以提供暴露后主动免疫。通过根据患者接种疫苗的信息，需对破伤风和狂犬病进行评估，必要时需实施抗生素和破伤风类毒素的应用，以避免其他感染。

如果某个个体用 CCV 进行免疫接种，之后再次暴露于狂犬病，则推荐在第 0 天和第 3 天各加强 1 剂狂犬病疫苗。不过，接受过 CCV 的受试者均有长期免疫记忆，而且没有证据表明 2 剂加强免疫接种是必要的，也可能 1 剂就可以，这是高质量疫苗的体现。有严重过敏史的个体更容易对狂犬病疫苗产生过敏反应。对这些个体进行免疫接种时，应预防性使用抗组胺药物，并准备肾上腺素。如果发生过敏反应，则应向患者提供不同细胞基质来源的替代疫苗，例如，如果对 PVRV 有过敏反应，则提供 HDCV 或 PCECV。注射过程中，如果某一类细胞基质疫苗引发严重的不良反应，则应采用相似的策略，立即中断并更换另一类细胞基质疫苗完成免疫注射。然而，只有产生预先用药不能控制的严重反应时才需要中断狂犬病疫苗的免疫接种。使用激素治疗可能可以控制过敏，但也可能抑制 VNA 应答。相应地，如果使用了激素，则应在最后一剂疫苗注射后测定 VNA 滴度。因其他疾病接受免疫抑制剂治疗的患者也应在免疫后检测 VNA 水平，以证实对疫苗产生充分抗体应答。如果滴度不足，则应注射加强免疫。

疫苗接种过程中或多或少会发生人体局部反应和全身反应。局部反应包括疼痛、皮肤瘙痒、发红和（或）注射部位肿胀，在接受注射人群中占 35%～45%。普通的全身反应包括发热、肌痛、萎靡、头痛、头昏、荨麻疹、皮疹，所占比例为 10%～15%。如果一个孩子在接种疫苗后出现不良事件，常会提出这样的问题"接种这种疫苗是否必要"。对家长而言，接种疫苗的风险似乎可能较不接种疫苗的风险更大。与那些未报告其孩子在免疫接种后出现不良事件的家长相比，那些因为其孩子接种疫苗后出现明显不良事件而就医的家长，不仅对免疫接种表现出更多的担忧，而且按接种程序接种疫苗时更有可能让其孩子少接种一剂或两剂疫苗。因个人对疫苗风险程度的认识的不同，存在两种可能会使家长在将来拒绝为其孩子接种疫苗，一种是在孩子免疫接种程序开始前，家长已对疫苗有所担忧，因此，对一些轻微的不良反应（如发热）或无关问题，家长更易做出反应并就医；另一种可能是在免疫接种后发生明显的不良事件使家长为孩子求医，以致家长对疫苗的看法更为负面。研究表明，性别、种族、政治世界观、情绪影响和信任这些因素与风险认知相关。此外，非志愿者、不确定性、控制性差和高度恐惧等风险认知因素，均可能使对风险认知增强。所有这些因素都可能与儿童的免疫接种有关。而且，在风险交流过程中，被称为"愤怒"的因素可以使人出现情绪反应，并可以进一步提高风险认知水平。医护人员能对疫苗接受性产生巨大影响，进而引起层叠效应，通过提供信息可增加信任、而增加信任又可使疫苗接受性提高和对疫苗的信心增强。为使医护人员能够最佳发挥作用，应解决两个相关问题。第一，需要在医学院校和居住地区设置优质的沟通课程和培训，并为医疗和公共卫生专业人员提供培训；第二，管理医疗组织和医疗保险公司为从事健康教育工作的医生提供适当的补偿。免疫接种规范需要依据各种科学知识，包括疫苗的性质、免疫接种的生物学、特定疾病的流行病学和宿主的特点。此外，为了从免疫接种中最大限度地获益，同时降低其风险和成本，公共卫生、临床以及预防医学专家的经验和判断对于临床规范接种狂犬病疫苗是十分重要的。

第二节　伤口处理、伤口感染控制和破伤风预防

一、伤口处理

伤口处理的目的是尽可能清除伤口中的狂犬病病毒和细菌（如破伤风杆菌等）。局部伤口处理越早越好，包括对每处伤口进行彻底的冲洗、消毒以及后续的外科处置。如需要，可先给予局部麻醉以减轻清洗或消毒时的疼痛。应根据具体情况使用抗生素。

（一）伤口初步处理

对于有活动性出血的伤口应给予直接压迫，并应在伤口远端区域进行神经、血管评估。深至重要结构的伤口应作为严重穿透伤处理。

（二）伤口冲洗

伤口冲洗的目的是减少或去除伤口中的病毒、细菌、坏死组织、血块和异物等，以降低伤口感染（包括破伤风感染）的风险，减轻患者痛苦，利于伤口愈合，并降低狂犬病的发病风险。伤口冲洗对哺乳动物致伤后狂犬病的预防也有同样的意义，伤口冲洗可以降低伤口内狂犬病病毒的数量，从而降低发生狂犬病的概率。伤口冲洗的效果，与冲洗的压力、冲洗液的种类、冲洗水流的方向、冲洗的时间（液体用量）等因素有关。建议临床使用压力可调、水温可调、可记录显示冲洗过程的专业医疗设备。

1. 伤口冲洗的压力

受伤后，多种因素会造成污染物颗粒滞留在伤口中，包括组织自然的黏附力、血块的包裹作用等，还有纤维蛋白膜的形成。组织损伤后，人体会启动一系列的保护机制，使伤口周围的血管通透性上升，血浆中的纤维蛋白原进入伤口并转化成纤维蛋白沉积在伤口表面，以封闭创面、保护组织内环境稳定、避免外来污染物进一步进入组织深部，也为后续的组织细胞生长提供"骨架"。但是纤维蛋白在伤口表面沉积过程中，也会将伤口表面的细菌、坏死的细胞、污染物颗粒等包裹在其中并黏附在伤口表面，以致妨碍伤口周围组织中吞噬细胞对其的清除作用。因此受伤后时间越长，伤口处理的效果越差，伤口感染的概率越高。低压力的伤口冲洗，难以清除伤口表面致密

的纤维蛋白膜。

压力冲洗的目的，是借助一定压力的水流，从伤口表面剥离含有细菌、污染物、坏死细胞的纤维蛋白膜，同时清除伤口中的其他污染物、血块和坏死组织，以降低感染的发生概率。压力冲洗相比于单纯以无菌棉球或纱布擦拭伤口，伤口愈合更快、患者痛苦更小。

但是，压力冲洗将污染物从组织伤口表面剥离的同时，也有因水流冲击力造成组织损伤以及将冲洗液甚至污染物冲入伤口周围组织深部的风险。对开放性骨折的骨骼组织进行冲洗，研究提示高压冲洗对污染物的清除效果优于低压冲洗，但高压冲洗会将污染物带入深部组织中，且高压冲洗会破坏骨组织、影响愈合过程。即便压力冲洗有上述弊端，预防伤口感染的作用仍优于不进行冲洗。

冲洗的压力，常以 PSI（磅/平方英寸）为计量单位。

冲洗水流产生的力量，要超过纤维蛋白膜及其他污染物对伤口的附着力才能达到清洁伤口的目的。仅依靠重力产生的水流冲击力，对伤口中污染物的清除效果并不满意。腹部手术缝合皮肤前进行伤口冲洗的研究结果提示，压力冲洗（压力不超过 15 PSI）的感染率低于生理盐水自然流动冲洗。1967 年，Mattingly 和 Moyer 发明了脉冲压力口腔冲洗装置，此后压力冲洗装置也被用于软组织损伤后的伤口冲洗。对于冲洗压力高与低的界定，目前尚无明确、统一的划分，通常认为 5 ~ 10 PSI 属于低压冲洗。

多个动物实验研究结果提示，对伤口中细菌及污染物的清除，以更高的压力冲洗（包括脉冲冲洗）相比于较低压力冲洗效果更好，对污染严重或者受伤超过 6 小时的伤口，应选择更高压力冲洗以更有效清除污染物。但是，一项针对开放性骨折压力冲洗的多中心随机性研究结果提示，高压冲洗与低压冲洗效果无显著性差异。5 ~ 8 PSI 的冲洗压力，被认为适合多数伤口的冲洗需要。因此，对于污染不重、受伤后时间短（受伤后 6 小时内）的患者，可以考虑 5 ~ 8 PSI 的压力冲洗；对于污染重、受伤后就诊延迟（比如受伤超过 6 小时）的患者，应考虑更高压力冲洗以更有效地去除污染物；对开放性骨折的骨组织冲洗应谨慎使用高压冲洗，以避免造成骨骼组织损伤。

医用冲洗球，可产生 0.5 ~ 1 PSI 的冲洗压力。在缺少专业压力冲洗设备的情况下，可以考虑用 19G 针头连接 50 ml 注射器，抽取冲洗液后用力推出，可产生 5 ~ 8 PSI 的水流。用加压带对袋装生理盐水加以 400 mmHg 的压力，连接 19G 的针头或输液管，可以产生 5 ~ 8 PSI 的持续水流。

伤口冲洗结合创面擦拭，可提高污染物清除的效果，降低狂犬病的发病率，并在使用更低压力冲洗的情况下达到高压冲洗的效果，避免高压冲洗对组织的损伤。因此，对于污染重、受伤时间长（如超过 6 小时）的伤口，可以考虑在伤口冲洗的同时，用无菌棉球或纱布擦拭创面，借助棉球或纱布的机械摩擦剥离纤维蛋白膜、去除污染物。需要小心棉球和纱布的纤维不要残留在伤口中，且处理完一个污染区后注意更换棉球或纱布后再处理下一个污染区，避免交叉污染。

2. 伤口冲洗的液体

常见伤口冲洗液按来源或成分可分为以下几种类型：自来水、生理盐水、消毒剂（如聚维酮碘、氯己定等）、表面活性剂（如肥皂水、苯扎氯铵等）、抗生素溶液等。冲洗液的作用可分为几个方面：作为载体将污染物带出伤口、包裹或使污染物脱离伤口表面（如表面活性剂）、直接杀灭或抑制病原体生长（如消毒剂、抗生素溶液等）等。

伤口处理后，保持一个利于组织生长的环境至关重要。虽然在伤口冲洗过程中使用有抗菌作用的冲洗液，可以提高对病原菌的清除效果，但是冲洗液对组织细胞的损伤也是不容忽视的问题。Rani 等通过体外试验，对包括过氧化氢、聚维酮碘、氯己定等 19 种消毒剂进行了研究，发现当把消毒剂稀释到对小鼠成纤维细胞不造成伤害的浓度，过氧化氢、聚维酮碘、氯己定等常用消毒剂不能有效杀灭耐甲氧西林金黄色葡萄球菌。Owens 等通过动物实验对比使用肥皂水、苯扎氯铵、生理盐水进行 19 PSI 压力冲洗效果，发现虽然冲洗后当时的细菌清除率肥皂水＞苯扎氯铵＞生理盐水，但是 48 小时后伤口中的细菌数量肥皂水＞苯扎氯铵＞生理盐水，推测与冲洗液造成组织损伤有关。因此，聚维酮碘、氯己定等消毒剂可以用于消毒伤口周围的正常皮肤，而应谨慎用于伤口内的常规冲洗。

生理盐水是常用的冲洗液体，优点是无菌、等渗，Dire 等的临床研究发现生理盐水冲洗与聚维酮碘溶液冲洗相比，伤口感染率没有统计学差异。

但是相比自来水，生理盐水价格高、获得难。Fernandez 等进行 Meta 分析后发现，使用自来水进行伤口冲洗与生理盐水冲洗，伤口感染的风险无显著差别。因此，可以考虑用自来水替代生理盐水进行伤口冲洗，但需警惕不清洁的自来水管路对自来水的污染以及不同地区自来水水质的差异。以自来水冲洗完成后，再用少量生理盐水冲洗伤口，置换伤口中残余的自来水，更清洁、也利于维持伤口中的等渗环境。在没有自来水的情况下，可以用白开水替代。

因有过敏风险、价格高以及产生耐药菌的风险，不推荐使用含抗生素的冲洗液进行伤口冲洗。

过氧化氢溶液（双氧水）曾推荐用于伤口冲洗，但因有发生气体栓塞、心跳骤停的风险，因此不推荐常规使用过氧化氢冲洗伤口。

苯扎氯铵作为表面活性剂，可以使借助多糖－蛋白复合物黏附在伤口中的细菌脱离伤口表面，而不仅是杀灭细菌。Tarbox 等使用大鼠进行试验，发现使用 0.1% 的苯扎氯铵较生理盐水清除伤口中金黄色葡萄球菌清除效果更好，且未发现组织学上的损伤，但是对假单胞菌的清除作用不如生理盐水。Gainor 等用牛的肌肉组织进行试验，发现 10L 冲洗量的苯扎氯铵压力冲洗可以将细菌数量冲洗至 0，而生理盐水冲洗最低只能降低至 10^5。

对于预防发病后死亡率几乎为100％的狂犬病，应优先考虑冲洗液对狂犬病病毒的清除和杀灭作用，其次考虑冲洗液对组织的损伤作用。杀灭伤口中的狂犬病病毒，可以使用具有病毒灭活效力的消毒液。因此，哺乳动物致伤后，为预防狂犬病，可考虑以1％～20％肥皂水（或0.1％苯扎氯铵溶液）和自来水交替加压冲洗伤口，继以少量生理盐水冲洗，冲洗后用可灭活病毒的碘溶液进行伤口消毒。

虽然温度低的液体冲洗伤口，有收缩血管、协助止血的作用，但也存在减少局部血液循环、降低局部抗感染能力的风险。对严重外伤患者，避免低体温也是重要目标。温水冲洗伤口，伤者有更好的舒适度。如条件允许，应考虑对冲洗液适当加温。

3. 伤口冲洗的水流方向

伤口冲洗时，应使水流与接触的创面呈一定角度（例如呈45°角），避免水流与创面垂直。垂直于创面的水流，不易将纤维蛋白膜从创面剥离去除，且易将冲洗液、污染物的碎片颗粒"冲击"进入伤口组织深部，造成组织水肿和污染物残留。对于穿刺伤等伤口小而深的伤口，应考虑在解剖学允许的情况下，适当扩创后冲洗。如不能扩创，应考虑将冲洗设备（如注射器针头）深入伤口中冲洗，避免伤口内水流交换不充分。

4. 伤口冲洗的时间（冲洗液的用量）

伤口冲洗时间或冲洗量，取决于伤口的大小和污染的程度，伤口越大、污染越重，所需的冲洗时间越长、冲洗量也越大，目标是尽可能将污染物冲洗干净。

冲洗的时间或冲洗量是影响冲洗效果的重要因素，Pronchik等研究发现，提高冲洗量，可以在降低冲洗压力情况下达到与高压冲洗相近的效果。

在狂犬病预防方面，世界卫生组织曾推荐每个伤口冲洗15分钟，以达到充分冲洗。

目前关于伤口冲洗时间或冲洗量的研究，都是基于动物实验，尚缺少临床研究数据。对开放性骨折的伤口冲洗，Anglen等建议根据Gustilo分级决定冲洗液体的用量（Ⅰ级3L、Ⅱ级6L、Ⅲ级9L），但是此建议并没有研究数据的支持。

5. 其他

对于伤口冲洗会造成明显疼痛的情况，可考虑冲洗前进行必要的麻醉。冲洗过程中采取必要的防溅措施。使用注射器冲洗，要避免伤者及医护人员被意外扎伤。冲洗时，要保护患者呼吸道，尤其是对头面部伤口进行冲洗时，避免液体误吸。

（三）伤口清创

细致的清创是撕裂伤处理的最重要步骤之一。在麻醉条件下，应仔细探查伤口以寻找深部结构损伤和可能存在的异物。应在解剖位和握拳位仔细探查掌指关节上方或附近的伤口，以评估下方腱鞘、筋膜、关节囊和掌骨头损伤。如果潜在深部咬伤发生在骨附近或有可能存在异物，应进行恰当的影像学检查（如 X 线平片或超声）。刺伤伤口处理具有相当大的挑战性。尚没有哪种治疗方法被证明可有效降低这类伤口的污染或这些伤口随后发生的感染。下列方法是基于临床经验和生物学推理：剔除任何表浅坏死的表皮组织；检查伤口寻找深部刺伤的证据，尤其是伤口位于头皮或关节的附近；去除任何异物或肉眼能见的污染物。将刺伤伤口在杀菌溶液（如聚维酮碘）中浸泡的有效性尚存在争议，一些专家认为这可以促进伤口清洁，但也有人认为有伤口延迟愈合的可能性而避免采用该方法。

（四）一期闭合

动物致伤伤口具有伤情复杂、软组织损伤严重、合并症多、细菌感染率高等特点，应谨慎缝合。伤口是否进行Ⅰ期缝合需要综合考虑多方面因素，如受伤时间、致伤动物、受伤部位、伤口的污染程度、患者的基础健康状况以及医务人员的临床经验等。对于存在高感染风险因素的患者应避免Ⅰ期缝合，包括就诊延迟（超过 6 小时）、不易冲洗清创的穿刺伤、贯通伤、累及手足部位的伤口、伴有广泛软组织缺损的伤口、合并糖尿病、免疫功能缺陷以及接受糖皮质激素或免疫抑制剂治疗的患者等。此类伤口应充分冲洗、清创、开放引流，可用透气性敷料覆盖创面，伤口内可放置引流条或引流管，以利于伤口污染物及分泌物的排出，3~5 天后根据伤口情况决定是否延期缝合。

对于手、足部位的犬咬伤，以往认为缝合后感染率高而不宜Ⅰ期缝合，但有研究发现如果做到彻底清创，发生在肢体的犬咬伤进行Ⅰ期缝合后的效果满意，因此对发生在 6 小时以内的犬咬伤，如果能做到彻底清创，均可考虑清创后Ⅰ期缝合，特别是头面部的伤口，对于美观的需求较高，并且头面部供血丰富，更应当积极进行Ⅰ期缝合。

猫咬伤的伤口类型多为小而深的穿刺伤，属于感染的高危因素，除头面部的伤口外，应尽量避免Ⅰ期缝合，可考虑延期缝合。

被患者咬伤产生的伤口，除位于头面部外，均不建议进行Ⅰ期缝合。患者自我伤害造成的伤口感染率不高，发生在 6 小时以内的伤口在清创满意的情况下，均可考虑Ⅰ期缝合。

如果就诊时伤口已缝合且无明确感染征象（伤口及周围组织无红肿、皮温高、无浆液性或脓性渗出等），原则上不主张拆除缝线。若缝合前未按需注射被动免疫制剂，且在首剂疫苗接种 7 天内，应在伤口周围补充浸润注射。如果已经缝合的伤口出现感染征象，可考虑拆除部分或全部缝线敞开伤口以利于引流。

（五）延迟闭合

选择将咬伤伤口开放引流，可能至受伤 72 小时以后再行延迟闭合。在初期治疗中仍应进行伤口清洁和失活组织清创，并用湿生理盐水敷料包扎，每天 2 次，直到进行闭合。

（六）专科会诊

动物致伤涉及骨科、耳鼻喉科、眼科、整形外科、普通外科、泌尿外科等多个临床专业，严重、复杂的动物咬伤伤口的后续外科处置，最好由专科医生或在专科医生协助下完成。下列伤口通常需要进行专科会诊：①穿透骨合并骨折、肌腱、关节或其他重要结构的深伤口；②复杂的面部撕裂伤；③伴有神经、血管受损的伤口；④伴有复合感染的伤口（如脓肿形成、骨髓炎或关节感染）。

二、伤口感染控制

（一）预防性抗生素应用

预防伤口感染的关键在于尽早正确进行彻底的伤口清洗、清创及伤口覆盖或闭合，预防性应用抗生素可减小一些动物咬伤的感染发生率，尤其是犬咬伤。尽管不推荐常规预防性应用抗生素，但对于某些高危伤口有必要进行预防，包括：①深部刺伤（尤其是犬咬伤）；②挤压伤相关的中度到重度伤口；③在有基础的静脉和（或）淋巴受损区域的伤口；④手部、生殖器、面部、靠近骨或关节（尤其是手和人工关节）等部位的伤口需要闭合的伤口；⑤发生在缺乏抵抗力的宿主的咬伤（如免疫功能受损、无脾或脾功能障碍及成人糖尿病患者）。尚未出现伤口感染征象但存在感染高危因素的患者，可预防性使用抗生素（表9-5），如果患者需预防性使用抗生素，应在受伤后尽快给予首剂治疗。对被咬伤的患者通过胃肠外途径给予首剂以迅速获得有效的组织水平。犬咬伤初期治疗后，可随后给予口服3~5天的抗生素。

表9-5　受伤6小时内咬伤伤口Ⅰ期缝合建议及预防性抗生素使用指征

致伤物种	Ⅰ期缝合建议#	预防性抗生素使用
犬	所有的$	手足部、有感染高危风险*
猫	只有头面部	所有的
患者	只有头面部	手足部、有感染高危风险*
啮齿类	所有的（通常不需要缝合）	不需要

#不建议Ⅰ期缝合的情况：不易冲洗清创的穿刺伤、贯通伤、伴有广泛软组织缺损的伤口，合并糖尿病、免疫功能缺陷以及接受糖皮质激素或免疫抑制剂治疗的患者；

$：对手、足部位的犬咬伤，如果不能确保彻底清创，不建议Ⅰ期缝合；

*感染高危风险：有失活组织的挤压伤、难以清创的深部伤口、伴有有深静脉和（或）淋巴管受损的伤口，有植入物、糖尿病和免疫功能障碍的患者（如AIDS、肝炎、脾切除后、癌症、中性粒细胞减少症以及接受免疫抑制治疗的患者等）。

（二）咬伤感染的处置

为成功地处理好感染伤口，临床医生必须认识感染的早期征象，并注意可能的病原体。如果咬伤伤口可疑感染，应采取下列措施：

（1）如果之前曾修复过，应去除缝合材料。

（2）在使用抗生素之前，从已感染的刺伤深部或撕裂伤深部获取标本行革兰染色以及需氧和厌氧培养，实验室申请单应注明培养标本来源是动物咬伤或人咬伤伤口。

（3）对于有全身性感染征象的患者，在抗生素治疗以前应抽血进行需氧及厌氧培养。

（4）如果脓肿形成或怀疑存在骨、关节或其他重要深部结构感染（如握拳感染和其他手部感染），对于可能的手术探查、清创和引流请外科医生会诊，清创物应送检行需氧及厌氧培养。

（5）对接受了口服抗生素治疗依然有感染的全身症状或进展或发生感染的患者应收治入院。

（三）经验性抗生素治疗

咬伤伤口发生了感染，进行积极的清创和脓肿引流（需要时）至关重要，对有犬咬伤的患者静脉给予广谱抗生素以覆盖可能的感染细菌也至关重要。常用的方法是初始静脉给药治疗直到感染缓解，然后改用口服治疗，总疗程 10～14 天。无脓肿形成的浅表伤口感染可给予伤口清创，口服抗生素治疗及密切门诊随访。较深结构的感染（如骨髓炎）需要更长的治疗疗程。对复杂感染，有必要请感染性疾病专家会诊。

三、破伤风的预防

（一）概述

破伤风是由破伤风杆菌通过皮肤或黏膜破口侵入人体引起的急性特异性感染。破伤风杆菌为专性厌氧菌，在自然界分布甚广，可存在于灰尘、土壤、人或动物粪便等，主要通过破损的皮肤或黏膜伤口侵入人体。因不能消除环境中的破伤风杆菌，所以对伤口的妥善处理和免疫接种对于破伤风的预防尤为重要。

该病可发生于任何年龄，在无医疗干预的情况下，病死率接近 100%。即使经过积极的综合治疗，该病的病死率在全球范围仍为 30%～50%。破伤风的潜伏期短则 2 天，长则 178 天，大多数病例在暴露后 7～10 天内发病。

人类对破伤风无先天性免疫，即便罹患破伤风后痊愈，也不能产生免疫力，需要进行免疫接种才能产生保护性抗体。

破伤风免疫包括主动免疫和被动免疫，主动免疫指接种含破伤风类毒素疫苗（TTCV），使机体产生获得性免疫力。成人首次免疫需全程接种，程序为第 0 天、第 1个月、第 7 个月，各接种一剂次疫苗，接种方式为肌内注射。全程免疫后的有效保护期可达 5～10 年，加强免疫后有效保护期可达 10 年以上。

破伤风的被动免疫，指将被动免疫制剂如破伤风抗毒素（TAT）或人源破伤风免疫球蛋白（TIG）注入人体内，使机体立即获得免疫力，但维持时间较短。对于主动免疫尚未起效的患者，被动免疫可给予即时的短期保护，主要指将免疫效应物如 TIG 或 TAT/F（ab'）$_2$注入体内，使机体立即获得免疫力，用于破伤风的短期应急预防。其特点是产生效应快，但免疫作用维持时间较短，一般只有 10 天 ［TAT/F（ab'）$_2$］ 或 28 天（TIG）。F（ab'）$_2$与 TAT 相比，发生过敏反应的概率低、安全性高。未全程接种疫苗（全程接种为至少注射过 3 剂 TTCV）的患者和接种史不明确的患者，如果出现不洁或污染伤口，应肌注 TIG 来进行被动免疫。TIG 难以获得时，应优先选择F（ab'）$_2$，其次选择 TAT。

　　TIG 和 TAT 用量分别为 250～500 IU/次和 1500～3000 IU/次（成人与儿童用量一致），接种方法为在大块肌肉处肌注（如臀部）。TAT 注射前需将 1500 IU 用 10 ml 灭菌注射用水稀释后进行皮内试验，皮内试验阴性方可肌注，如阳性但必须接种，可采用 TAT 脱敏注射，将 TAT/F（ab'）$_2$稀释 10 倍，分小量数次皮下注射，每次注射后观察 30 分钟。第 1 次注射 10 倍稀释的 TAT/F（ab'）$_2$ 0.2 ml，观察无发绀、气喘或显著呼吸短促、脉搏加速时，即注射第 2 次 0.4 ml，如仍无反应则注射第 3 次 0.8 ml，如仍无反应即将安瓿中未稀释的 TAT/F（ab'）$_2$全量肌内注射。有过敏史或过敏试验强阳性者，应将第 1 次注射量和以后的递增量适当减少，分多次注射，以免发生剧烈反应。患者注射 TAT/F（ab'）$_2$后，应观察至少 30 分钟方可离开。

　　马破伤风免疫球蛋白 ［F（ab'）$_2$］ 是在原有使用马血浆生产 TAT 工艺的基础上，通过降低 IgG 等大分子蛋白质的含量、提高有效成分抗体片段 F（ab'）$_2$的相对含量，安全性得到较大提高。

（二）狂犬病暴露后破伤风预防

　　动物咬伤造成的伤口是破伤风高风险伤口，处理过程中均需对破伤风的风险进行评估并采取合理的预防措施。

　　根据外伤伤口的通用破伤风风险分类标准（清洁伤口、不洁伤口、污染伤口），狂犬病暴露后对应的破伤风风险分类为：①无破伤风风险：狂犬病 Ⅰ 级暴露、完好的黏膜被唾液污染、无皮肤破损的蝙蝠接触；②破伤风低风险：狂犬病 Ⅱ 级暴露伤口；③破伤风高风险：狂犬病 Ⅲ 级暴露伤口（除外完好的黏膜被唾液污染、无皮肤破损的蝙蝠接触）。

　　狂犬病暴露后患者，如需同时注射 TTCV 及狂犬病疫苗，TTCV 需远离狂犬病疫苗注射部位至少 2.5 cm 以上进行肌内注射。如果狂犬病疫苗采用 5 针法，第 28 天完成狂犬病疫苗最后一剂注射的同时，注射第二剂 TTCV，半年至一年后注射第三剂破伤风疫苗。如需注射破伤风被动免疫制剂 ［TIG 或 TAT/F（ab'）$_2$］，建议臀部肌内注射。

　　根据风险等级和暴露情况，可按以下程序免疫（表 9-6）。

表 9 – 6　暴露后破伤风免疫接种程序

既往免疫史	最后一剂至今时间	伤口类型	破伤风疫苗	破伤风被动免疫制剂
全程免疫	<5 年	低、高风险	无需	无需
全程免疫	≥5 年且 <10 年	低风险	无需	无需
全程免疫	≥5 年且 <10 年	高风险	加强 1 剂	无需
全程免疫	≥10 年	低、高风险	加强 1 剂	无需
非全程或不详	—	低风险	全程免疫	无需
非全程或不详	—	高风险	全程免疫	需要 $[TIG 或 TAT/F (ab')_2]$

注：全程接种，指接种过含破伤风类毒素疫苗三针或者以上者。非全程或不详，指未接种过含破伤风类毒素疫苗或者接种不足三针者

第三节　人用狂犬病疫苗暴露后接种

在中国，当前按照生产狂犬病疫苗的细胞基质疫苗分为人二倍体细胞狂犬病疫苗（HDCV）、Vero 细胞狂犬病疫苗（PVRV）、原代地鼠肾细胞狂犬病疫苗（PHKCV）和鸡胚细胞培养狂犬病疫苗（PCECV），所使用的疫苗株包括 PM 株、aG 株、HEP – Flury 和 CTN – 1 株，其中 aG 株和 CTN – 1 株由中国科学家自主分离、建株。

WHO 狂犬病专家磋商会多次建议应停止使用神经组织疫苗，选择使用以细胞培养或鸡胚培养为基础的狂犬病疫苗（CCEEV），包括人二倍体细胞、原代地鼠肾细胞、鸡胚细胞、Vero 细胞生产的纯化疫苗，这些疫苗与 RIG 联合使用，对暴露后高危人群预防狂犬病发生的有效率几乎是 100%；这些疫苗在工艺上差别主要在于培养病毒的细胞株、疫苗株、病毒灭活方法和下游纯化工艺。细胞培养狂犬病疫苗（CCV）效价必须不低于 2.5 IU/剂。

中国是狂犬病疫苗第一生产大国和使用大国，全球每年 90% 的狂犬病疫苗使用在中国。当前使用的 CCV 结合正确的伤口处理和被动免疫制剂可以 100% 预防暴露后狂犬病的发生。

一、暴露后疫苗接种程序的演变

使用小鼠脑组织疫苗和鸭胚疫苗时，推荐连续进行 14～23 次免疫接种，但由于疫苗本身质量的问题，这种接种方法也不一定能使严重暴露于狂犬病病毒的患者获得免疫保护。当前的接种程序已经大大简化，通常暴露前免疫接种 3 剂，暴露后免疫接种 4 剂或者 5 剂，WHO 曾经推荐的暴露后免疫接种程序见表 9 – 7。WHO 和 AICP 最新推荐的免疫程序见表 9 – 8。

表 9 - 7　WHO 曾经推荐的暴露后免疫程序

时间	疫苗	剂次	注射天数（天）
1973 年	DEV	14 ~ 23	每天
1984 年	HDCV	6	0，3，7，14，30，90
1992 年	TC/PDEV	5	0，3，7，14，30
1992 年	TC/PDEV	4	0，0，7，21
1992 年	TC/PDEV（ID）	8	0，0，3，3，7，7，30，90
1999 年	HDCV，PCECV，RVA	5	0，3，7，14，28
2005 年	CC/PEEV	5	0，3，7，14，28
2005 年	CC/PEEV（ID）	8	0 * 2，3 * 2，7 * 2，28 * 2
2005 年	HDCV/PCECV（ID）	14	0 * 8，7 * 4，28，90
2018 年	CCEEVs	4	0，3，7，14 ~ 28（任何时间）

注：CCEEVs：细胞或鸡胚培养狂犬病疫苗；DEV：鸭胚疫苗；HDCV：人二倍体细胞疫苗；TC：组织培养疫苗；PDEV：纯化鸭胚疫苗；PCECV：纯化鸡胚细胞疫苗；RVA：吸附狂犬病疫苗；PEEV：纯化鸡胚疫苗；CC：细胞培养疫苗；ID：皮内接种；* 前数字表示接种时间，* 后数字为接种剂次

表 9 - 8　WHO 推荐的最新免疫程序

	剂次（剂量）/去医院次数	免疫方式	接种的天数（天）
暴露前免疫			
常规肌内	2/2	IM	0，7
常规皮内	0.1 ml * 2/2	ID	0，7（每次 2 位点）
暴露后免疫			
Essen	5/5	IM	0，3，7，14，28
Zagreb	4/3	IM	0（2 剂），7，21
简易 4 针法	4/4	IM	0，3，7，14 ~ 28（任何时间）
	0.1 ml * 2/4	ID	0，3，7（每次 2 位点）
加强免疫			
2 剂肌内	2/2	IM	0，3
4 位点皮内	0.1 ml * 4/1	ID	0（4 位点）
1 位点皮内	0.1 ml * 1/1	ID	0，3

注：ID：皮内接种 0.1 ml 疫苗；IM：肌内接种 1 剂疫苗

二、暴露后免疫

当前中国推荐的暴露后免疫程序是 5 针方案（最经典、应用最广泛的方案）：于第 0 天、3 天、7 天、14 天和 28 天肌内接种 1 ml 或 0.5 ml 疫苗（用量取决于疫苗类型），2 岁以上儿童和成人在三角肌的位置肌内注射，2 岁以下儿童在前大腿外侧肌注射。"2 - 1 - 1"程序（Zagreb 法）：第 0 天在左右三角肌内各注射 1 针，然后在第 7 天和 21

天时分别注射 1 针，在 2010 年以后也批准了部分厂家的 "2 – 1 – 1" 程序。

在 2009 年，美国疾病预防控制中心经过对抗体及有效性相关数据进行分析后，一种 4 剂次的免疫程序（0、3、7、14 天）被采用。多个临床研究显示狂犬病疫苗第 5 剂并没有在前 4 剂的基础上增加抗体滴度。WHO 允许在 4 剂和 5 剂程序中进行选择，肌内途径接种 1 剂为 0.5 或 1 ml。目前，WHO 推荐的暴露后免疫肌内注射程序包括 "5 针法"（Essen 法）、"2 – 1 – 1" 程序（Zagreb 法）、皮内 2 位点注射 0.1 ml 疫苗（0、3、7 天），以及 ACIP 推荐的 "简易 4 针法"。WHO 推荐的人用狂犬病疫苗效价不低于 2.5 IU/剂，疫苗全程接种完毕，诱导产生的中和抗体滴度不低于 0.5 IU/ml。

三、加强免疫

以前接受暴露前或暴露后 CCV 免疫的人员，或者应用其他疫苗后证实产生了 VNA 的人员发生暴露，无论过了多久，再次暴露后，只需在仔细进行伤口清洗和消毒后，在第 0 天和第 3 天接受肌内注射，而不需使用被动免疫制剂，抗体再次应答非常好。那些接受了神经组织疫苗但没有 VNA 应答记录的人必须接受完全的暴露后免疫程序。

在泰国等国家也有减少疫苗使用剂量的简化版免疫程序被使用，比如只在第 0 天 4 点皮内免疫接种程序，注射剂量是 0.1 ml，这类接种程序所产生的免疫效果和常规方法没有差别，但更节约疫苗的用量；除以上两种加强免疫程序外，WHO 也批准了在第 0 天和第 3 天接受皮内注射 0.1 ml 疫苗的接种程序，这些方法在中国还没有被批准。

每年全球有超过 1500 万人接受狂犬病的 PEP，估计这避免了 32.7 万人死于狂犬病。暴露后免疫是根据患者的暴露类型以及患者疫苗免疫情况进行确定。中国每年大概有 1200 万人接受暴露后免疫，对首次暴露的患者，中国如果均采取 4 针接种程序，将节约疫苗使用量 20%，"2 – 1 – 1" 程序和 "简易 4 针法" 可以在中国推广使用，各企业应该提交补充资料交相关部门审核。

第四节　狂犬病免疫球蛋白应用

对于Ⅲ级暴露及免疫功能低下者Ⅱ级以上的暴露，清洗完伤口后，在接种狂犬病疫苗以前要在伤口周围浸润注射被动免疫制剂 RIG。RIG 的作用是迅速提供中和抗体，其效果一直可持续到机体在疫苗免疫后能够产生自身的中和抗体为止。

被动免疫制剂应尽早使用，最好在伤口清洗完成后立刻开始。RIG 使用剂量按伤者千克体重计算，ERIG 为 40 IU/kg 体重，HRIG 为 20 IU/kg 体重。

国内批准上市的 RIG 均为液体剂型，产品有效期从 18 个月至 36 个月不等。使用前须仔细检查 RIG 制品外观，若发现制品浑浊、有摇不散的沉淀、异物或标签不清、过期失效者均不可使用。

注射时须保存详细记录，包括伤者姓名、年龄、地址、注射后反应情况等以及所用 RIG 的生产单位名称及批号等。

WHO 2018 年 4 月发布的狂犬病疫苗立场文件中指出，使用 ERIG 前无需进行皮肤过敏试验，因为该试验无法准确地预测不良反应。但是，医生应做好应对过敏反应的准备，过敏反应虽然罕见但有可能出现在注射 RIG 的任何一个环节。实施动物源性抗血清注射的医疗卫生机构必须具备对过敏反应的抢救能力。

为直接、快速地中和伤口内的病毒，只要解剖学结构可行，就应按计算剂量将 RIG 尽可能多地浸润注射到伤口及伤口周围，同时应尽量避免多次重复进针刺进伤口，要尽量一次进针后逐渐向伤口其他部位注射，以防止由于反复针刺而造成病毒扩散。对于小伤口，应以解剖学上可行的最大用量进行注射，但应注意避免将大剂量的 RIG 注射到一个由于组织结构受限而很小的区域，从而造成的筋膜间隔区综合征。对于大伤口或多处伤口，按计算剂量 RIG 体积不足以浸润注射全部伤口的，可用 0.9% 氯化钠注射液将 RIG 适当稀释到足够体积再进行浸润注射，以保证所有伤口都能得到浸润注射，但不能超出推荐剂量注射。

对于黏膜暴露者，应将 RIG 涂抹到黏膜上。如果解剖学结构允许，也可进行局部浸润注射。

第五节　狂犬病暴露预防处置门诊建设参考标准

狂犬病暴露预防处置门诊是为接触狂犬病病毒的高危人群提供 PrEP、为狂犬病病毒暴露者提供暴露后免疫服务的医疗单位。

狂犬病暴露预防处置门诊应遵照《中华人民共和国传染病防治法》《疫苗流通和预防接种管理条例》《预防接种工作规范》及狂犬病暴露预防处置的相关工作规范、技术指南等文件要求合理设置。

一、门诊设置

狂犬病暴露预防处置门诊是由卫生行政部门根据人口密度、服务半径、地理条件和医疗卫生资源配置等情况进行合理规划和设置。狂犬病暴露预防处置门诊应具有医疗机构执业许可证件；具有符合疫苗储存、运输管理规范的冷藏设施、设备和冷藏保管制度；必须建立并认真执行各级各项预防接种工作管理制度，确保预防接种服务等工作规范、安全。

狂犬病暴露预防处置门诊可划分为普通门诊、区域重点门诊等不同级别，区域重点门诊除满足下列房屋配置等基本条件外应能实现 24 小时开诊、处理复杂伤口，并具有协助处理区域内突发事件、疫苗接种严重不良反应等能力。

二、房屋及设备配置

（一）功能区域

狂犬病暴露预防处置门诊必须由卫生行政部门考核、验收后悬挂专用标志，使用面积应于服务人口数量相适应，必须满足工作需要，应设有就诊区、伤口处理区、预防接种区、候诊留观区等功能区域，各功能区要布局合理、相对独立、标识明显、环境整洁、光线明亮、空气流通。

伤口处理区要配备伤口冲洗基本设施（高低冲洗池、热水器等），可配备专业冲洗设备；必须配备稀肥皂水或其他弱碱性清洗剂、狂犬病专用消毒剂或稀碘伏等消毒剂；必须配备缝合包、处置台、体重秤等外科处置的相关设备及器械。

预防接种区要根据实际需求配备疫苗及疫苗储存冰箱，配备接种台、污物桶、接种用座椅、一次性注射器毁形器或安全盒等。预防接种室、接种工作台应设置醒目标记。

候诊留观区要挂有醒目的30分钟留观时间提示，必须配备足够的候诊留观桌椅。

（二）消毒设备

必须按照《消毒管理办法》的规定配备消毒液、紫外线灯等消毒设备，建立严格的消毒制度，定期消毒并有记录，避免院内感染。

（三）急救药品和设备

必须配备急救药品柜或箱，配备1:1000肾上腺素及其他必要的急救药品及设备。

（四）宣传公示

门诊要在醒目位置张贴公示材料，包括狂犬病疫苗的接种程序、种类及价格，狂犬病被动免疫制剂的使用方法、种类及价格，预防接种服务价格等；还应张贴狂犬病暴露预防处置的相关宣传材料、疫苗接种注意事项等。

三、人员配备

狂犬病暴露预防处置门诊必须根据工作量配备适当的工作人员，负责咨询登记、伤口处理和预防接种工作。工作人员必须持有相关行医执业证书：执业医师、执业助理医师或护士资格。其中，伤口处理人员应是具有一定外伤处置工作经验的医务人员：具有动物致伤伤口专业冲洗、消毒、清创、缝合等外科处置能力及狂犬病被动免疫制剂注射能力。

所有工作人员必须接受狂犬病暴露预防处置、预防接种和异常反应处置等相关专业培训并考核认证。

四、门诊管理制度

狂犬病暴露预防处置门诊在规范做好暴露前及暴露后免疫预防工作的同时，还应遵守知情同意、登记报告、疑似预防接种异常反应监测等制度。

（一）知情同意制度

门诊医生应向暴露者或其监护人介绍狂犬病暴露预防处置措施及流程，说明常见的接种反应以及其他注意事项；对Ⅲ级暴露者或按Ⅲ级暴露处置者，应告知需同时注射狂犬病被动免疫制剂；无论暴露者是否接受接种疫苗和（或）注射被动免疫制剂，均必须由暴露者本人或其监护人签字。

（二）登记报告制度

建议门诊配备信息化设备，实现信息化管理，登记就诊者动物致伤信息及预防接种信息，包括疫苗的品种、生产企业、有效期、接种时间、实施接种的医疗卫生人员、受种者等内容，或者做好纸质登记，及时上报各类报表。接种记录保存时间不得少于5年。

（三）预防接种规范

预防接种人员要穿戴工作衣、帽、口罩，双手要洗净。接种前需核实受种者信息；检查疫苗、注射器外观与批号、效期；核对疫苗品名、规格、接种剂量、接种部位、接种途径等；并在实施接种前，告知受种者或其监护人所种疫苗的品种、作用、不良反应以及注意事项等。对于暴露前的受种者，还应告知狂犬病疫苗 PrEP 的禁忌证。

接种后要提示受种者留观 30 分钟，无反应方可离开。

五、疑似预防接种异常反应（AEFI）监测

医疗机构、接种单位及其执行职务的人员属于疑似 AEFI 监测的责任报告单位和报告人。狂犬病暴露预防处置门诊须按照《预防接种工作规范》及《全国疑似预防接种异常反应监测方案》等文件要求建立疑似 AEFI 监测制度并及时报告。

（一）监测病例定义

疑似 AEFI 是指在预防接种后发生的怀疑与预防接种有关的反应或事件。

（二）AEFI 报告

1. 报告范围

疑似 AEFI 报告范围按照发生时限分为以下情形。

24 小时内：如过敏性休克、不伴休克的过敏反应（荨麻疹、斑丘疹、喉头水肿等）、中毒性休克综合征、晕厥、癔症等。

5 天内：如发热（腋温≥38.6℃）、血管性水肿、全身化脓性感染（毒血症、败血症、脓毒血症）、接种部位发生的红肿（直径＞2.5 cm）、硬结（直径＞2.5 cm）、局部化脓性感染（局部脓肿、淋巴管炎和淋巴结炎、蜂窝织炎）等。

15 天内：如麻疹样或猩红热样皮疹、过敏性紫癜、局部过敏坏死反应（Arthus 反

应）、热性惊厥、癫痫、多发性神经炎、脑病、脑炎和脑膜炎等。

6周内：如血小板减少性紫癜、格林－巴利综合征、疫苗相关麻痹型脊髓灰质炎等。

3个月内：如臂丛神经炎、接种部位发生的无菌性脓肿等。

其他：怀疑与预防接种有关的其他严重疑似 AEFI。

2. 报告程序

责任报告单位和报告人发现属于报告范围的疑似 AEFI（包括接到受种者或其监护人的报告）后应当及时向受种者所在地的县级卫生行政部门、药品监督管理部门报告。发现怀疑与预防接种有关的死亡、严重残疾、群体性疑似 AEFI、对社会有重大影响的疑似 AEFI 时，责任报告单位和报告人应当在发现后 2 小时内向所在地县级卫生行政部门、药品监督管理部门报告。

责任报告单位和报告人应当在发现 AEFI 后 48 小时内填写 AEFI 个案报告卡，向受种者所在地的县级疾病预防控制机构报告；发现怀疑与预防接种有关的死亡、严重残疾、群体性疑似 AEFI、对社会有重大影响的 AEFI 时，在 2 小时内填写 AEFI 个案报告卡或群体性 AEFI 登记表，向受种者所在地的县级疾病预防控制机构报告。

有网络直报条件的接种单位应当直接通过中国免疫规划信息管理系统进行报告；不具备网络直报条件的应当由县级疾病预防控制机构代报。

属于突发公共卫生事件的死亡或者群体性 AEFI，同时还应按照《突发公共卫生事件应急条例》的有关规定进行报告。

六、狂犬病疫苗及狂犬病被动免疫制剂管理

狂犬病暴露预防处置门诊要严格按照《疫苗流通和预防接种管理条例》和《预防接种工作规范》要求，制定疫苗购进计划，在县级及以上疾控机构购进狂犬病疫苗及狂犬病被动免疫制剂。在购进疫苗及被动免疫制剂时，应当索要由药品检验机构依法签发的生物制品每批检验合格或者审核批准证明复印件，并保存至超过疫苗有效期 2 年备查；索要储存、运输过程的温度监测记录，对于不能提供全过程温度监测记录或者温度控制不符合要求的，不得接收或者购进；门诊须建立真实、完整的疫苗及被动免疫制剂购进、分发、供应记录。记录应当保存至超过疫苗或被动免疫制剂有效期 2 年备查。

狂犬病疫苗及狂犬病被动免疫制剂应按照品种、批号分类码放。疫苗要摆放整齐，疫苗与箱壁应留有 1~2 cm 的空隙，不得放置冰箱门内搁架上。

建议狂犬病暴露预防处置门诊可购进两种或两种以上不同组织来源的疫苗，若受种者对某种基质细胞培养的疫苗有过敏反应，可更换另一种基质细胞培养疫苗。

七、冷链管理

狂犬病暴露预防处置门诊须配备充足冷藏设备，用于储存疫苗与被动免疫制剂。

冰箱要摆放平整、避免震动；经常保持冰箱的清洁；及时除霜；上部和散热面要分别留有≥30 cm、10 cm 空间。

冰箱温度须控制在规定范围（冷藏室2～8℃），须采用自动温度记录仪或者温度计对冰箱进行温度监测，按照《预防接种工作规范》要求上下午各测温并记录一次（间隔不少于6小时）。

须设专人管理冷链，建立冷链设备档案，各种冷链设备账物相符。

八、资料收集、保存

门诊须做好预防接种基本资料的登记、保存、报告工作；实施信息化管理的门诊应及时将相关信息及资料录入计算机系统。

须做好疫苗及被动免疫制剂批签发证明及购进、分发、供应等资料的保存工作。

须做好冷链温控记录的保存工作。

第六节　狂犬病暴露后免疫效果评价

一、引言

狂犬病与其他病毒感染性疾病相比较显得独一无二。因为暴露于病毒后只要其临床疾病尚未发生均可完全预防，只要及时开展 PEP，即使患者未进行过 PrEP 同样完全有效。按照 WHO 的建议，PEP 由三部分组成：①伤口清洗、清创治疗、冲洗和消毒；②疫苗接种；③RIG 的应用。狂犬病病毒暴露对疾病是否发生的后果取决于许多因素，包括：暴露部位和严重程度；伤口感染病毒的量和病毒株差异（基因型或种）。及时遵照 WHO 的 PEP 处置，机体将启动先天免疫（即非特异性基础免疫）和高特异性免疫的双重应答（特异性细胞免疫系统）来抵御狂犬病的发生。

二、疫苗主动免疫应答在狂犬病预防中的作用

（一）疫苗免疫学效应基础

免疫学研究早已证实了中和抗体在抗病毒感染中起主要作用。狂犬病疫苗中灭活的狂犬病病毒抗原进入机体后激活 B 淋巴细胞，与 CD4$^+$ 的 T 淋巴细胞结合形成主要组织相容性复合物Ⅱ类（MHCⅡ）分子，继而诱导产生分泌抗体的浆细胞活化，导致中和抗体的产生并迁移到感染部位发挥抗病毒的中和作用。体外实验证明，单独的中和抗体即可以清除实验小鼠在中枢神经系统中的病毒，证明中和抗体在抗狂犬病中的重要意义。此外，狂犬病疫苗还能激活细胞毒 T 淋巴细胞（CD8$^+$细胞），但在进一步应用小鼠动物模型的研究中，发现细胞毒性 T 淋巴细胞不能单独阻止狂犬病的发生，因为将实验小鼠的 CD8$^+$T 淋巴细胞去除，不影响接种疫苗动物的抗病毒能力和病毒攻击

后实验小鼠的存活率。提示咬伤者接受疫苗接种后机体所产生的主要免疫功能是 $CD4^+$ T 细胞和 B 细胞的活化起着重要的作用，促使机体在疾病发生之前产生中和抗体而杀灭狂犬病病毒而起到保护效果。Brinkman 等研究了 18 例健康人和 5 例 B 细胞和 T 细胞免疫缺陷综合征患者接种狂犬病疫苗后体液免疫和细胞免疫应答的不同免疫特征，发现在所有健康的疫苗接种者中，ELISA 检测结果表明，在初剂接种疫苗后一周，IgM 水平显著升高；在初剂接种两周后 IgG（IgG1 和 IgG3）和 IgA 水平随之显著升高。而 5 例合并免疫缺陷的患者中，虽然有 4 例基础免疫和加强免疫后的 IgG 抗体属正常范围。但其中一例患者仅检测到低水平的 IgA 抗体。另一例患者免疫后 IgG、IgM、IgA 抗体水平虽低于健康人，且抗体形成的动力学显示其抗体滴度高峰出现于初次免疫后 13 周而不是通常的 4 周，但加强免疫后抗体的亲和力成熟正常。另外有 3 例体外免疫细胞增殖反应降低，但其中两名患者接种狂犬病疫苗后体液免疫反应正常。另外在相似的研究中，加强疫苗接种后的 IgG 水平比基础程序接种后增加更显著（加强接种一周后检测）。总体而言，基础免疫程序和加强免疫狂犬病疫苗接种后的主要 IgG 亚类是 IgG1，这是由于灭活疫苗接种后对于机体而言是细胞外抗原，主要刺激 Th2 细胞参与体液免疫，从而辅助 IgG 亚类转化为以 IgG1 为主的胞外中和作用而非吞噬作用的宿主防御功能。

狂犬病疫苗接种后的细胞免疫应答的高峰出现（如细胞培养中 ^3H – 胸腺嘧啶摄取的淋巴细胞增殖刺激指数测定）在基础免疫程序接种后 13 周和加强接种后 4 周。对免疫缺陷的患者按暴露后免疫程序接种，显示体液免疫和细胞免疫应答异常，其细胞免疫反应水平降低以及 IgG 抗体产生的高峰延迟，甚至限制了 Ig 类的体液免疫应答。Moore 等对狂犬病疫苗接种的体液和细胞应答进行深入研究表明，1 型和 2 型细胞因子虽然均可产生，但是往往其中的一种或另一种在特定个体中会呈现更显著一些，而且中和抗体水平与 IFN – γ 和 IL – 4 呈现显著相关性。此外，皮内或肌内途径接种对 1 型或 2 型细胞免疫应答无差异，而且疫苗加强接种后均可以诱导更高的细胞因子和中和抗体应答。通过狂犬病病毒攻击动物的实验性研究发现，病毒可以在接种部位（通常是肌肉组织细胞中）复制和扩增，如果直接接种进入周围神经组织，病毒并不复制。根据早先的研究认为一旦病毒进入神经元，中和抗体不太可能具有中和病毒的作用，但最近的研究提示，即使病毒已经进入神经元，中和抗体仍有可能发挥清除病毒的作用。

近年来对免疫细胞和中和抗体在感染过程中如何通过血 – 脑屏障机制进行了许多研究，虽然至今机制尚不完全清楚，但推测认为是在一系列特定的生理病理机制事件的作用下发生。因为 PEP 给药在暴露后数天乃至数月后证明仍然有效，可以预防狂犬病的发生。同时，近年来报道了已经出现狂犬病症状而采取抗狂犬病病毒的医疗措施而被治愈的病例，这些病例不仅只由狂犬病蝙蝠株感染引起，还有几例是由犬狂犬病病毒的变异株所致被治愈的报道。这些实例均间接证明中和抗体可以通过血 – 脑屏障从中枢神经系统中清除狂犬病病毒的证据。在人体受试者的研究中发现，疫苗免疫后的血清中检测到除抗 GP 以外的其他病毒蛋白的特异性抗体（特别是 NP），但现有的资料认为 NP 特异性抗体不具有中和狂犬病病毒的作用。目前，对于非中和抗体在提供对疾病免疫力方面的作用尚不完全清楚。虽然 WHO 推荐 0.5 IU/ml 的抗体水平是作为疫苗接种后相应免疫应答及有效阳转标准的依据，但至今仍然没有确切的对人类狂犬病具有"保护"效果的特定的中和抗体的最低有效标准。

（二）WHO 中和抗体阳转标准的建立和意义

WHO 狂犬病专家委员会自 1957 年的第三次至 1973 年的第六次报告中均强调指出，狂犬病疫苗接种后一个月内应通过适当的方法检测中和抗体来评价和验证疫苗接种效果，但一直未能确定特异性抗体的水平是多少进行评价疫苗的有效性。WHO/国际生物标准化协会（IABS）在 1978 年的第七次研讨会上，由狂犬病工作组专家对新研发的 CCV 的几项临床试验中获得的 RVNA 水平进行综合分析，依据血清中和抗体滴度水平的分布态势，确定了一个 cut – off 值，并定义为："在最后一次疫苗接种后 4 周进行血清检测，中和抗体水平的最低值达到 0.5 IU/ml 以上判定血清阳转"。1984 年的 WHO 狂犬病专家委员会第七次报告中正式建议，疫苗接种 4 周后中和抗体的预期水平 cut – off 值为 0.5 IU/ml，如未达到则需要加强接种更多剂次的疫苗直至达到该水平。该标准的关键点是：①血清抗体检测需使用中和方法（MNT 或 RFFIT）；②不能外推到其他检测方法；③适用于特定目的 – 仅表示血清阳转，而非定义为"保护"的效果；④ 0.5 IU/ml 抗体水平，用于特定时间点（全程接种后 4 周）。

（三）疫苗初次免疫的持久性

初次接种狂犬病疫苗后，激活分泌抗体的浆细胞、记忆性 B 细胞和 T 细胞共同作用下，可以维持高滴度的循环中和抗体，并有能力在随后再次遭遇狂犬病病毒抗原暴露时可以迅速地提供次级回忆反应。接种 CCV 后的免疫记忆的建立，是机体对狂犬病病毒具有持久免疫的关键组成部分。在接受过 CCV 的人群中，只有极少数报告疫苗接种失败的案例，且所有这些失败病例均发生在发展中国家或地区，其中的大部分病例随后证明是没有符合 WHO 推荐的暴露后处置规范的要求。暴露后的病例是否需要同时使用 RIG，取决于与狂犬病动物接触的类型和严重程度。已经有海量的评估疫苗效力的研究资料发表，这些资料均证实了不管以肌内途径还是皮内途径接种疫苗，每一剂疫苗中的抗原含量只要 ≥2.5 IU，即可以产生足够提供保护作用的中和抗体。

RVNA 的测定是确定狂犬病疫苗免疫应答是否有效的最简便方法。狂犬病灭活疫苗不像活疫苗一样注射进入体内后具有病毒的复制能力来增强免疫效果，而灭活疫苗注射进入机体后病毒不再复制，但对于现有标准的 CCV 而言，已经证明疫苗中含有的病毒抗原足以对体液免疫的持续时间可以长达数年甚至更久，而且非常稳定。而最初接种疫苗（暴露前或暴露后）程序中所接受的疫苗剂次与受种者体内的循环中和抗体的持续时间之间的关系，也已经得到验证。在一项用 HDCV 的回顾性免疫原性研究中，对 875 例受试者接种三剂量（IM 或 ID）暴露前程序或者是肌内注射五剂量暴露后程序，然后对受试者使用 Kaplan - Meier 生存分析法来评估其中和抗体持续时间。该研究揭示一个事实，即患者所接种疫苗的剂数与首剂接种疫苗后可检测到中和抗体的所需时间之间没有显著差异。在这项研究中，对在初次接种疫苗，且按不同时间间隔和不同程序接种疫苗，之后未进行任何加强剂次的接种，并在疫苗接种后的九年的不同时间间隔采集血液样品进行检测，结果显示约80%的患者在初次接种后9年仍能检测到中和抗体滴度。而与皮内接种疫苗者相比较，肌内接种疫苗的受试者中和抗体的持续检测时间更长久。另外在对 18 例使用 HDCV 或 PCECV 的暴露前或暴露后预防的接种者的研究中发现，对疫苗接种后 2～14 年的长期体液免疫应答研究进行了评估，结果显示，所有接种疫苗但没有接受过额外的加强剂量疫苗的接种者，都在观察期内检测到了中和抗体的存在。证明所有受试者在接受最初的疫苗接种后可检测到长达 14 年的中和抗体，也就是说疫苗完成一个暴露前或暴露后的完整免疫程序，其有效中和抗体水平可以至少维持 14 年之久。Naraporn 等在 1999 年对另一项 58 例患者使用 HDCV、PVRV 或 PCECV 按照 Essen 法 5 针免疫程序，及泰国红十字会的皮内接种程序的研究，发现这些患者在首次接种疫苗后超过 5 年后进行中和抗体检测。均能对所有患者检测到特异性中和抗体。泰国红十字会的 Suwansrinon 等在另一项研究中，对 118 名年龄在 16～78 岁之间的患者进行了疫苗免疫后的长期效果观察，这 118 例患者均在 5 至 21 年前使用 HDCV 或 PVRV，作者将全部观察者分为 5～10 年和11～21年两组。所有被观察者均在给予加强剂量疫苗前采集血清检测中和抗体，其抗体 GMT 分别为 0.64～1.64 IU/ml；都检测到中和抗体滴度。加强接种后 5 天和 14 天中和抗体 GMT 分别迅速达到 0.92～2.3 IU/ml 和 15.67～23.48 IU/ml。这些资料均有力证明接受过全程暴露前或暴露后疫苗的个体，具有长期的免疫反应和保护效果。

（四）疫苗主动免疫的皮内给药途径

CCV 当初的给药途径是肌内注射，其关注的重点是为了替代免疫效果差，副反应严重的神经组织疫苗。然而，相对于神经组织疫苗的成本而言，CCV 的成本较高，特别是以人二倍体细胞作为培养基质的疫苗。而且在以犬狂犬病为主的国家和地区中，尤其没有能力自行生产疫苗的国家，以进口高昂价格的疫苗以肌内注射途径给药，数量众多的暴露后患者需要大量的 CCV 是难以满足医疗需求。为了通过降低使用大量的 CCV 的成本而不降低疫苗的免疫效果来缓解这种情况。

在过去的二十多年中，多项临床试验的结果证实了在狂犬病暴露后程序中应用皮内注射途径的免疫原性和保护效果。目前已在印度、巴基斯坦、菲律宾、泰国和斯里兰卡等许多亚洲国家得到有效和广泛的应用，近年来已被推广到马达加斯加、坦桑尼亚等非洲国家采用。皮内注射途径是基于皮肤是重要免疫器官，具有诱导良好免疫应答的能力，并且当疫苗抗原呈递至真皮层时，其疫苗效力获得极大增强。因为，疫苗进行皮内注射有利于疫苗抗原暴露于丰富的抗原呈递细胞，完整的皮肤除了是保护外部环境中无处不在的病原微生物侵袭的物理屏障外。皮肤的表皮和真皮含有毛囊、神经、血管和淋巴管等丰富的组织结构，皮肤还是一个非常活跃的免疫器官，天然和获得性免疫系统的细胞存在于皮肤的各个结构层，例如呈递抗原的朗格汉斯细胞，分泌如白细胞介素、生长因子和干扰素等不同类型细胞因子的巨噬细胞和其他免疫细胞。而且皮肤中的巨噬细胞和树突状细胞比肌肉中数量高得多。这就是疫苗经皮内注射，虽然疫苗的抗原量比肌内注射所需的剂量少许多，但仍然能提供相同甚至更好免疫效果的免疫学基础。

三、疫苗免疫后加强接种的回忆反应

（一）免疫回忆反应的时间跨度

实施暴露前预防措施对持续暴露于感染狂犬病风险人群有两大优势：①只需要简短的加强免疫程序（1 或 2 个剂量的疫苗）即可引起快速的记忆反应，而不需要再进行全程暴露后免疫程序的实施，从而减少疫苗剂量和暴露后全程免疫所需的求诊次数及缩短和尽早产生保护性中和抗体的时间；②不再需要免疫球蛋白进行被动免疫。

已经有许许多多的临床试验数据证实，先前曾经接种过狂犬病疫苗的个体，再接种 1 剂或 2 剂加强剂量的狂犬病疫苗可以迅速做出强力的免疫回忆反应，无论当初采取的是 PrEP 或是 PEP 程序，也无论是在几年前接种，也不管采取的是肌内注射还是皮内注射途径，更不管后继的加强接种采用皮内或肌内接种途径。并且即使对先前接种的全程 PrEP 或 PEP 程序已经无法检测到中和抗体的个体，接种加强疫苗以后都可以对机体迅速做出免疫记忆反应。

Amanna 等对麻疹、腮腺炎和风疹等活疫苗和百白破等灭活疫苗进行了长期效果的研究发现，在多次暴露或多次接种疫苗的情况下，记忆性 B 细胞的数量与体内循环抗体滴度之间无关。这一发现表明外周血记忆 B 细胞和分泌抗体的浆细胞可能代表着独立调控的细胞群，在保护免疫的维持中可能扮演不同的角色。Amanna 等还认为病毒感染及活疫苗接种后产生的抗体持续时间可达 50 年，而灭活疫苗的非复制蛋白抗原免疫后的抗体持续时间为 11 ~ 19 年。这表明在特定的个体中，抗原特异性机制在决定体液免疫持续时间方面起着潜在的作用。这一免疫机制表明，加强剂量疫苗即可以激活免疫记忆细胞，同时也不影响长期抗体的持续产生，确保机体对短期和长期免疫的全覆盖。这样，我们就可以解释为对初次接种狂犬病疫苗后相当长的时间跨度内，不管其是否具有高或低水平中和抗体的个体，接种加强疫苗后可导致循环系统中呈现高水平的中和抗体。

在早期有研究者对 194 名受试者中进行了为期 3 年的研究，首先以皮内或肌内途径分别接受 1 剂、2 剂或 3 剂 HDCV，6 ~ 24 个月后，再按原先各自的皮内或肌内途径加强 1 剂 HDCV，虽然结果显示所有受试者中，中和抗体滴度最高，持续时间最长的是初

次以皮内或肌内接种 3 剂疫苗的受试者。但不管是皮内或肌内途径注射，也不管是在 6、12 或 24 个月后接受一剂量疫苗的加强免疫，均呈现出强力的免疫记忆反应。另一项回忆应答的研究报告显示，在初次以皮内途径接种 HDCV 的 76 人，两年后加强 1 剂 HDCV，在加强前有 32.9% 受试者中和抗体低于 0.5 IU/ml。加强接种 1 剂疫苗后所有受试者中和抗体滴度≥4.0 IU/ml，结果显示都产生了记忆反应。另一项相似的研究报告了类似的结果，其中对 29 名旅行者初次以皮内途径接种 3 剂 HDCV，分别于 2～14 个月后以肌内途径加强接种 1 剂 HDCV。结果同样显示所有接种者都产生了良好的免疫回忆反应，尽管有些人在接受加强剂量疫苗时已不能检测到中和抗体滴度。泰国丘拉隆功大学医院 Naraporn 等评估了 57 名接种 PEP 患者的免疫应答，这些疫苗接种者无论是按 5 剂量埃森方案还是按泰国红十字会的皮内方案，在接受加强疫苗接种后，评估随后的记忆反应均得到阳性结果。在这项研究中，患者均于 5～10 年前接种了 HDCV、PCECV、PVRV 或 PDEV，再行皮内途径加强接种 2 剂 PDEV 后测定中和抗体滴度。结果显示，所有患者在给予加强剂量疫苗后均发生免疫回忆反应，而且初次接种疫苗不超过 10 年的患者与超过 10 年以上的患者之间的抗体水平没有显著差异，说明初次接种疫苗后至少长达 10 年以上仍然可以迅速激活回忆反应。泰国红十字会和世界卫生组织狂犬病合作中心的 Suwansrinon 等对 118 例长达 5～21 年前接受 HDCV 或 PVRV 的暴露后或暴露前的接种者进行了免疫回忆反应检测研究，他们采用 2 个剂量的 PVRV 进行加强免疫接种，结果证明，所有 21 年前接种疫苗的患者经 2 个剂量的疫苗加强免疫后全部产生了免疫记忆应答，而且不管先前是接受 PrEP 或 PEP 免疫程序，加强接种后的中和抗体滴度水平无显著差异。我国朱加宏等对 8 年前接种过国产人二倍体细胞狂犬病疫苗（HDCV）的 54 人进行了免疫持久性和加强接种的免疫记忆反应研究，加强前的中和抗体≥0.5 IU/ml 的为 26 例，占 48.12%，中和抗体 GMT1.42 IU/ml。加强免疫 1 剂 HDCV 后 14 天，RVNA 阳性率 96.30%，GMT 为 30.6 lU/ml。显示我国冻干 HDCV 免疫 8 年后单剂加强接种的免疫效果良好，呈现与国外同类疫苗的相同免疫持久性和免疫回忆反应效果。

（二）疫苗加强接种的时机选择

因为一旦临床症状出现，狂犬病几乎 100% 致命，近年来有许多临床试验结果表明，接受 3 剂的暴露前或 5 剂暴露后疫苗的患者具有长达几十年的长期免疫力。更有初次接种疫苗后长达 21 年，再接受加强剂量疫苗接种后可以迅速诱导良好的回忆免疫反应的证据。如上所述，接种过 CCV 的患者，不但可以对加强疫苗接种做出免疫记忆反应，而且即使不接种加强疫苗也可以在相当长时间内得到有效保护。最有力的证据是接受了患狂犬病的器官捐赠者的肝脏、肾脏和肺脏的案例，证实了狂犬病疫苗的长期保护功效。其中一位接受感染肝脏的患者得以存活，而接受感染肾脏和肺脏的受者在移植后 3 周死于狂犬病脑炎，最后的调查结果显示，因为接受肝脏移植的儿童 20 余年前曾经接种过狂犬病疫苗。

综上所述，加强剂量的疫苗接种时机，对于经过 PrEP 或 PEP 的个体，至少在 20 年期间内任一时间点加强接种都可以提供有效的中和抗体滴度，对于长期、持续暴露于狂犬病风险的人群，应当依据 WHO 的建议，定期进行血清中和抗体检测，低于 0.5 IU/ml 时进行加强剂量的疫苗接种。

四、被动免疫在狂犬病预防中的作用

由于中和抗体在预防狂犬病中扮演着关键作用，通过立即对被可疑狂犬病动物致伤的伤口应用免疫球蛋白可以提高保护水平。1954 年伊朗的临床患者研究数据令人信服，ARS（结合疫苗联合应用）将有效降低严重暴露于狂犬病病毒的患者罹患狂犬病的风险。在这项早期研究中，对被狂犬病疯狼严重咬伤的 29 例患者，给予不同剂量的 ARS 和（或）疫苗。其中 17 例发生严重头部咬伤：5 例患者接受了两次 ARS 加疫苗者均存活；7 例患者接受 1 剂 ARS 加疫苗（1 名患者死于狂犬病）；仅接受疫苗接种的 3 例患者随后均死于狂犬病。头部咬伤严重程度至颅骨破裂的 1 名 6 岁患儿，6 天内连续接受了 6 剂 ARS 加疫苗接种，结果幸运地存活了下来。躯干和腿部被咬伤的其他患者，单独接种疫苗或疫苗联合 ARS，全部存活。

研究数据显示，局部浸润注射的免疫球蛋白能在注射部位滞留 24 小时以上，可以持续中和局部可能未被冲洗干净而残留的病毒。因此，如将免疫球蛋白注射到远离伤口的肌肉组织，同样也滞留在注射部位而不能进入血流到达伤口周围，起不到中和病毒的作用。为此，2018 年 WHO 立场文件对免疫球蛋白使用方法做出了重大改进。强力建议免疫球蛋白只浸润注射伤口部位而不再将剩余部分做远离疫苗注射部位的肌内注射，使免疫球蛋白既能正确使用，最大限度中和局部病毒，又能节省费用和扩展使用人群。

五、不同风险人群的免疫反应

现代 CCV 是世界上最具免疫原性的疫苗之一，其最重要和有力的证据，是很少出现咬伤后快速接受了 PEP 的患者仍然患狂犬病死亡的报道。尽管如此，仍然有一些报告已经确认，狂犬病疫苗在一些特定人群中接种后可能出现免疫应答抑制。2015 年伊朗的 Rahimi 等研究评估了 II 级和 III 级咬伤的 50 例患者，在患有各种疾病条件下的中和抗体的产生及中和抗体滴度情况。这些患者包括：妊娠、1 型或 2 型糖尿病、慢性乙肝、不同类型的癌症以及由于接受类固醇药物治疗的类风湿关节炎和红斑狼疮所致的免疫损害。研究结果发现，其中癌症和 2 型糖尿病患者的中和抗体滴度较低，但所有患者 PEP 后第 14 天中和抗体均超过 0.5 IU/ml 阳转的免疫应答标准。

除 CD4$^+$ 细胞数量非常低的免疫抑制患者外，几乎所有人群对狂犬病疫苗均具有高度免疫原性。一些已发表的研究资料检测了在艾滋病患者中对狂犬病疫苗的免疫应答情况。最近 Azzoni 等的一项研究报告显示，在长期接受间歇性抗逆转录病毒治疗的患

者中，接种狂犬病疫苗后的中和抗体滴度较低。该研究结果还显示，接受抗逆转录病毒抑制治疗 6 个月后的大多数患者 $CD4^+$ 细胞均处于 200～350/μl 之间。然后研究者将这些病例分成两组，并接受 3 剂狂犬病疫苗的暴露前免疫程序。结果显示：第 1 组（n =25）不间断连续接受抗逆转录病毒治疗 72 周，第 2 组（n =26）则接受间歇性治疗 72 周。两组患者对狂犬病疫苗的中和抗体反应起初阶段非常相似。然而，到中后期第 2 组中和抗体滴度的下降速率更快，到第 80 周时第 1 组仍有 74% 的受试者中和抗体滴度高于 0.5 IU/ml，而第 2 组仅有 24% 还处在高于 0.5 IU/ml 水平。两组患者在研究结束时不管其抗体水平是否下降，同时均给予 1 剂狂犬病疫苗加强接种。结果显示，第 1 组 100% 和第 2 组 95% 的受试者中和抗体滴度增高到 0.5 IU/ml 以上，这表明虽然间歇性抗逆转录病毒治疗对免疫系统的恢复没有连续治疗的效果好，但依然保持了对回忆性免疫应答的能力。对艾滋病成人应用细胞培养疫苗免疫应答的研究中，有艾滋病症状且 $CD4^+$ 细胞计数低于 400 的患者，以 0、3、7、14 和 30 天肌内注射各 1 剂的 PEP 免疫程序，只有 57% 可检测到高于 0.5 IU/ml 的中和抗体应答。Tantawichien 等也对 10 名 $CD4^+$ 细胞计数在 25～472 之间的艾滋病成人给予多点皮内注射途径的暴露后方案，分别在第 0 天、第 3 天和第 7 天给药四点皮内注射疫苗，第 28 和 90 天给药两个点皮内加强注射（也即：4－4－4－0～2－2 方案）。结果显示所有 10 例患者均呈现低于预期的免疫应答；两名患者于第 14 天中和抗体没有达到 0.5 IU/ml，其中一例甚至 30 天仍然未达 0.5 IU/ml。而 Azzoni 等对 13 名 $CD4^+$ 计数低于正常的艾滋病儿童与 9 名正常儿童进行了 3 剂肌内注射的 PrEP 程序的免疫应答研究中，结果发现，大约 15% 的艾滋病儿童个体虽然 $CD4^+$ 细胞正常，但中和抗体仍然比正常儿童显著低下，而且其中 4 例艾滋病儿童甚至检测不到中和抗体。在最近一项世界卫生组织关于在低收入国家人群中应用皮内接种疫苗评价的回顾性研究中阐明，在艾滋病患者接受高活性制剂的抗逆转录病毒治疗后，艾滋病老年患者接种 CCV 后 IgG 和 IgM 滴度偏低，但仍然有 63% 接受抗逆转录病毒治疗的患者在初次接种疫苗后 5 年，仍可检测到中和抗体。也有研究报告资料显示，分别由 $CD4^+$ 细胞计数低于 200 和高于 200 的 HIV 阳性的两组受试者对照评估，两组人群均接受了改良的皮内注射途径的免疫程序，分别在 0、3、7、14 和 30 天皮内接种 8 点的免疫方案，结果所有受试者的中和抗体滴度均高于 0.5 IU/ml。还有研究资料显示，正处于氯喹治疗疟疾的患者，通过皮内注射狂犬病疫苗后的中和抗体滴度较低，因此，不建议对这类患者通过皮内接种途径接种狂犬病疫苗，而应当以肌内途径接种疫苗。

综上所述，对于免疫抑制的人群而言，不同地区和不同时期以及不同的人群中进行研究的结果差别较大，在我国对免疫抑制人群的狂犬病疫苗暴露前或暴露后的研究资料严重不足。因此，对年老，婴幼儿以及疾病（特别是 HIV 感染者）所致或免疫抑制剂的使用（包括抗疟疾治疗）等导致的免疫功能低下人群的狂犬病暴露的处置应谨慎对待。

六、与计划免疫疫苗联合应用

法国的 Lang 医生等早在 2009 年对 72 名越南儿童接种狂犬病疫苗的同时联合接受计划免疫类疫苗是否产生干扰的研究，36 名儿童接受 3 剂次的白喉、破伤风、全细胞百日咳和灭活脊髓灰质炎（DPT－IPV）的四联疫苗以及 3 个剂量的 PVRV，全部疫苗分别在 2 个月、4 个月或 1 年内接种完成，另 36 名儿童则仅接种 DPT－IPV 四联疫苗，该项研究的结果表明，狂犬病疫苗对白喉和脊髓灰质炎的长期抗体水平没有影响，并且大多数儿童在整个 5 年随访研究中，具有持续可检测的 RVNA。同样，Pengsaa K 等于 2009 在泰国儿童中开展一项研究，他们用 PCECV 在 200 名儿童中接种 2 或 3 剂量的肌内或皮内接种途径的 PrEP 方案，并与乙型脑炎疫苗同时使用，1 年后按原先设定的组别进行肌内或皮内免疫途径加强接种 1 剂 PCECV。结果显示，不管按肌内途径还是皮内途径接种，完成 3 剂 PrEP 程序的所有儿童仍然均具有可检测的 RVNA。

这些资料强力提示，在狂犬病暴露后接种疫苗不影响同时接种其他疫苗的免疫效果，各种疫苗之间相互不干扰各自的免疫应答。

七、免疫效果评价中检测方法的选择

用于检测哺乳动物组织中存在狂犬病病毒的感染有许多方法，检测的目的是确认人或动物暴露于狂犬病病毒或该病毒的抗原所产生的体液和（或）细胞免疫应答的证据。从检测的预期目的考虑，包括对检测结果的准确性和精密性的要求，来确定选择检测方法。例如，为了确认动物口服疫苗接种后的群体免疫力，或者当血清学试验仅仅作为人狂犬病患者辅助诊断时，一般不需要与人用新的狂犬病疫苗的免疫原性评估方法那样的高准确性和精密性。其次，方法的实用性、易用性、成本、检测方法所用的试剂材料的可获得性以及适用的实验室设施同样是考虑的重点。由于检测结果的差错可能导致误诊。因此，在用于诊断患者的免疫应答、免疫接种或鉴定患者的组织样品中的病毒抗原时。需要严格的相关检测过程的质量保证体系。综上所述，研究者或临床医生应对上述条件和要求在开始检测样品之前进行严格评估和做出科学决策。

（一）病毒中和试验

病毒中和试验是检测 RVNA 应用最广泛的方法之一。RVNA 不仅具有杀灭病毒能力，而且循环血液中和抗体的出现和存在是评价疫苗接种后的有效免疫指标。RFFIT 和 FAVN 均为体外病毒中和试验。在良好规范的实验室操作下，RFFIT 和 FAVN 检测具有同等效果，并且两种试验被广泛认为是准确测定 RVNA 的最有效方法。早期的 MNT 是一种体内法，目前仍在一些缺乏体外试验能力的实验室使用，WHO 大力鼓励应尽可能用 RFFIT 或 FAVN 方法替代。1978 年 WHO/IABS 的专题讨论会上，专家们确认了 0.5 IU/ml 的 RVNA 作为最低阈值水平，也称为中和抗体的阳转标准。规定在完成疫苗接种程序 4 周后采集血清用 MNT 或 RFFIT 方法（或 FAVN）测定。为此，WHO 建立和制备了国际统一的中和抗体效价标准品，供全球检测实验室作为评判检测结果的标准使用。同时世界动物卫生组织（OIE）也规定了犬和猫满足疫苗免疫后抗体应答的水平相关标准，OIE 认可猫注射疫苗后的保护效果为 0.1 IU/ml，犬为 0.2 IU/ml。因此，对于人体而言，考虑到用病毒中和方法测定抗体存在固有的变异性，但认为 0.5 IU/ml 是较为保守的中和抗体阈值水平。

（二）酶联免疫吸附试验

酶联免疫吸附试验（ELISA）是最常用的免疫吸附试验，有许许多多已发表的各种类型实验方法以及专业商品化 ELISA 试剂盒可用于检测狂犬病病毒抗体。ELISA 的特异性取决于在检测中使用的目标抗原的选择，即整个病毒颗粒或是纯化的病毒 GP 还是 NP。但使用 ELISA 所检测到的抗体不一定具有中和活性功能。大量资料表明，ELISA 试剂盒中采用全病毒抗原比纯化的 GP 抗原作为目标抗原使用，可能存在更复杂的交叉反应性，从而导致 ELISA 检测增加潜在的假阳性，如使用纯化的 GP 作为 ELISA 体系中的目标抗原，检测结果具有更好的特异性，与 RFFIT 和 FAVN 也具有更好的相关性。多项研究资料表明，对各种不同形式的 ELISA 技术和 RFFIT 或 FAVN 测试的血清样品的检测结果进行比对研究，发现相互之间的结果无法取得理想的相关性。因此，当前的 ELISA 检测结果期望能以 0.5 IU/ml 中和抗体的阈值标准进行血清中和抗体的效价标识还不可行，除非该 ELISA 技术已被证明与血清中和试验所得出的结果具有等效性。

（三）细胞介导免疫效应检测

测定细胞介导的免疫应答的试验常常用于疫苗效果的研究目的，但细胞免疫的检测和评价通常要比常规的体液免疫检测更复杂。细胞介导的免疫应答的检测常以测定淋巴细胞增殖的水平进行评价。早期常采用 [H^3] 标记的胸腺嘧啶测定法。目前多利用细胞示踪染料结合流式细胞术检测特异性淋巴细胞的种类和数量，并且能够很好地量化特定类型的淋巴细胞对狂犬病病毒抗原的应答。例如 Th1、Th2 类细胞以及这些细胞的免疫活性反应的大小，也可以通过测量细胞培养中活化淋巴细胞产生的细胞因子来获得。采用这些技术的研究，可深入了解疫苗接种后细胞免疫反应的范围、程度和它们与体液免疫的相关性。使用其他狂犬病病毒属的特异抗原，建立体液和细胞免疫功能的检测技术，具有将狂犬病疫苗诱导的细胞免疫对不同病毒种之间是否可有效产生保护的广度和深度进行综合评估。

第七节　科学认识恐狂症

一、概述

恐狂症是因对狂犬病的认知发生误解，而产生强烈恐惧感，常伴随焦虑、强迫、抑郁等多种心理症状和行为异常的心理障碍，也可同时伴有与狂犬病相似的躯体症状，时间可长达数年，严重影响患者生活质量。患者怀疑自己或者亲人可能感染了狂犬病病毒，非常担心未知途径感染并反复检查身体的破损情况、关注各种来源的狂犬病信息、多次检查狂犬病病毒抗体、频繁接种狂犬病疫苗、反复咨询不同的人等强迫症表现，严重时可能导致自杀。恐狂症是一种精神类疾病，患者往往具有严重的心理障碍，精神压抑、恐惧焦虑，夜不能寐、不能自我解脱，甚至有自杀倾向，不仅影响患者身心健康，也给家庭和社会带来消极影响，导致生活质量下降。由于错误认知引起的恐狂症通过专家的帮助可解除或减退，但是无专家干预的话，部分患者很少能真正脱恐。

在百度贴吧，专门开设了一个"狂犬病吧"，这是国内恐狂症患者群体最大的社区。网上有关狂犬病的科普文章阅读量也很大。恐狂症患者覆盖了白领、学生、医生、警察、大学教授、公务员、普通劳动者等各种人群。多数犬伤门诊医生都遇到过恐狂症患者，浙江温州市龙湾区海滨街道社区卫生服务中心在 2016 年 6～7 月就接诊了 64 例恐狂症患者，估计全国恐狂症患者人数不低于万人。许多恐狂症患者主动向专业人员咨询，男性比女性数量更多。恐狂症已经引起了一些医生的关注。

二、病因分析

一般认为恐惧症患者存在心理及生理学因素，患者生性孤僻、性格内向、心理承受能力脆弱及既往有精神疾病史、家族史等。由于狂犬病患者病死率近 100%，对狂犬病认识不足、担忧和恐惧死亡是暴露后产生恐惧的重要原因。此外，社会上多种狂犬病消息误导患者使其对狂犬病产生恐惧。

恐狂症患者大多有通过网络频繁查找有关狂犬病信息的经历，但网络信息有的并不准确，因而患者无法建立正确的狂犬病认知，这就导致他们越查网络越矛盾、咨询的"专家"越多恐的越严重，一旦错误的言论和自己预想不谋而合，患者往往深信不疑，有时候把狂犬病可能存在的症状作为狂犬病的特异性症状，与自己的感觉对号入座，使自己陷入深深的恐惧当中。

患者对医生"不一定""有可能"等不肯定的话语过于敏感，产生不安而加重恐惧。部分恐狂症患者有过被犬咬伤或者与犬有过接触，而且这些经历往往发生在多年前，担心狂犬病潜伏期非常长，将来会发病；部分患者暴露后没有第一时间进行暴露后处理，因而在患者内心深处想当然认为后来的处理措施无效。一些人员对狂犬病知识欠缺，甚至有人发布狂犬病潜伏期 20 年、超过 24 小接种疫苗无效等错误信息，患者缺乏信任感，对处置效果产生怀疑，这些会加重恐惧的程度。

从心理层面分析，恐惧、愤怒、羞耻、焦虑，本质上是一回事。这四种情绪都是因为边界被侵犯。边界被侵犯，无力抵挡，就是恐惧；边界被侵犯，但是能够反击，就是愤怒；想象中的边界被侵犯，就是焦虑；社会评价、声誉的边界被侵犯，就是羞耻感。恐狂症患者多数人是焦虑症患者，恐狂症患者不仅仅是由于对狂犬病的认知错误，相当一部分人和本身的性格基础以及其他心理障碍有密切关系，和焦虑障碍的关系尤为密切。

三、临床认知

恐狂症患者对狂犬病的认知出现偏差和扭曲产生焦虑、抑郁等负性情绪，自诉肢体疼痛、"蚁行感"等异常行为。恐狂症患者焦虑情绪非常明显，他们主要有以下误解。

（1）恐潜伏期。内心深处相信狂犬病潜伏期会超过 20 年，部分患者相信自己曾经被动物咬伤、抓伤，病毒已经潜伏在体内，很快就会发病死亡。

（2）恐延迟接种。部分患者认为自己没有第一时间接种疫苗，因此接种疫苗无效。

（3）恐其他遗传谱系病毒。部分患者认为自己感染的是非遗传谱系 I 病毒，现有疫苗无法提供保护。

（4）恐疫苗不良反应。接种引起的比如发热等不良反应被认为是已经发病，部分患者认为接种疫苗会引起癌症、脱髓鞘。

（5）恐保护期。担心过保护期后会发病死亡。

（6）恐疫苗没有灭活。

（7）恐接种流程。认为没有按照流程接种而无效。

（8）恐间接传播。除 WHO 介绍的传播方式外，还会杜撰一些不存在的传播方式。

四、临床表现

恐狂症患者往往会表现出强迫症、疑病症、恐病症、抑郁症。部分患者痛不欲生，因而出现失眠、心悸、出冷汗、头昏等症状，有的甚至认为死亡就在眼前，世界到了尽头。恐狂症的最常见表现就是滥用狂犬病疫苗，反复接种后仍然忧心忡忡。部分患者已经接种过疫苗，医生也告知安全，但还是怀疑病毒没有彻底清除而频繁接种疫苗，极端情况有人 10 年打了 150 针疫苗，还有部分患者去多家检测机构、求助多种方法频繁检测抗体。

狂犬病是病死率最高而发病率较低的传染病，人们很容易反应过度。网络上或实际生活中有关狂犬病的不科学言论的传播，使得一些与犬、猫有接触者长期处于恐惧之中，甚至发展成强迫症或癔症。有的人多次接种了疫苗，但仍多次做抗体检测，担心"抗体一旦减少，狂犬病就会发作"。有的人自认病毒已潜入大脑，自己必死无疑，丢掉工作，频繁上网查信息，在各种互相冲突的信息中无所适从。有的人怀疑疫苗是假的，怀疑疫苗中有活病毒，怀疑狂犬病病毒能通过空气传播，怀疑护士，怀疑专家……每天在无尽的烦恼之中挣扎。

五、脱恐策略

并不是所有的恐狂症都可以简单归到某一类，很多患者是多种表现同时存在，严重的患者既要接受狂犬病专家的权威咨询也需要接受综合的心理治疗。部分患者早期一般不会想到接受心理治疗，很多人认为这不是心理疾病，自己的担心是完全正常的。频繁接种疫苗或者多次检测后仍不能摆脱担心和痛苦之后才会想到求助狂犬病专家和心理医生。

（一）相信科学

恐狂症患者要相信接种完疫苗后就会安全，体内也不存在狂犬病病毒。对条件好的患者，可以做抗体检测辅助脱恐，结果为阳性即可完全排除狂犬病，不要无谓地担心和猜疑。只要在规定的时间内全程接种完了疫苗，产生了抗体，体内就不可能再有狂犬病病毒"潜伏"，就不会发病。检索国内外的相关文献资料，未发现与此标准相违背的病例。

（二）少关注症状

狂犬病患者在前驱期出现临床症状通常以不适、厌食、疲劳、头痛和发热等不典型症状，还可能出现无端的恐惧、焦虑、激动、易怒、神经过敏、失眠或抑郁等症状，而这些症状和患有焦虑或抑郁的患者类似，所以说有精神障碍的人可能更容易患恐狂症。狂犬病前驱期的症状几乎没有特异性，从医学的角度讲，非特异性症状并不能作为判定是否患病的标准。恐狂症患者对非特异性症状异常关注，容易形成恶性循环，一有风吹草动，就害怕是狂犬病，越害怕，心情越紧张，症状越明显，陷入其中不可自拔。正如上面所说的无论从科学常识上和心理上都不要去管症状，以生活为中心，去做该做的事情，这样才能打破恶性循环，阻断心理和身体的相互影响，这也就是森田疗法所说的"顺其自然，为所当为"。恐狂症患者迟迟不能脱恐，就因为有症状，其实他们掉进了恶性循环的陷阱，他们关注的是症状，恐的是症状，一心想消除症状，可是越是这样症状越顽固，因为他们对症状排斥的心理反而加强了他们对症状的敏感，关注与紧张扰乱了自主神经的正常工作，造成更多的症状。对症的方法就是不去管，不去关注，不去分析症状。

（三）相信权威文件

WHO 和中国疾病预防控制中心均组织专家制定了狂犬病相关文件，如《世界卫生组织狂犬病专家磋商会报告》《狂犬病预防控制技术指南》。这些官方文件的编写人员均是研究狂犬病的相关专家，虽然内容中有少量争议，但核心内容没有错误，是最权威的指南，在不清楚狂犬病相关知识的时候可以参考，并且相信专家的咨询、指导。

（四）尝试转移注意力

通过网络错误信息的步步诱导，一些人慢慢变得疑神疑鬼，情绪变得失控。要想脱恐，远离网络是必然。将精力集中在工作或学习上，多做有规律的有氧运动，很多所谓的症状会在不久之后不治而愈，这从另一个侧面证明恐狂症患者的担心是多余的。

（五）心理脱恐

打完疫苗检测有抗体后，还是没有脱恐，就有必要求助专家进行心理干预脱恐。现在对恐惧症，比如恐艾症，主要采用认知行为疗法和森田疗法为主的心理综合疗法进行治疗。有研究表明贝克认知疗法能够明显改善狂犬病暴露人群中恐狂症患者的负性情绪，提高患者心理健康水平，使患者科学认识狂犬病。给予狂犬暴露者心理指导和干预有利于患者缓解焦虑、抑郁心理状态。有心理机构采取认知领悟疗法、安慰疗法、系统脱敏和暴露疗法干预，治疗效果很好。

认知行为疗法：认知理论认为人的情绪并不是由事件本身所决定，而是由个体对事件的认知（即信念、评价、解释等）引起的。认知行为疗法就是以改变患者的认知过程，消除错误的认知模式，建立新的、合理的认知模式为核心，结合行为治疗，逐步改善患者的不良行为，建立起新的行为模式，并在新的合理的认知模式指导下，将形成的新行为模式逐步内化为患者的自然行为。治疗的目标不仅仅是针对适应不良的情绪和行为，更主要的是分析患者思维活动和应对现实的策略，找出其中的不良认知并加以纠正。

森田疗法：森田疗法的着眼点在于陶冶疑病素质，打破精神交互作用，消除思想矛盾。其治疗原理可概括为"顺应自然，为所当为"，以达到"不治而治"的目标。既不是消极忍受，也不是听之任之，而是不试图对抗症状，从心里完全接受它，学会承受，把自己从反复想消除症状的思想泥潭中解放出来，以摆脱精神交互作用，并做一些自己力所能及的事情，学会带着症状积极生活。

第八节 狂犬病疫苗接种不良反应及处理

一、药品不良反应

药品不良反应（AE）是指合格药品在正常用法用量下出现的与用药目的无关的或意外的有害反应。药品 AE 报告和监测是指药品 AE 的发现、报告、评价和控制的过程。新的药品 AE 是指药品说明书中未载明的 AE。药品严重不良反应（SAE）是指因使用药品引起以下损害情形之一的反应：引起死亡；致癌、致畸、致出生缺陷；对生命有危险并能够导致人体永久的或显著的伤残；对器官功能产生永久损伤；导致住院或住院时间延长。药品 AE 报告的内容和统计资料是加强药品监督管理、指导合理用药的依据，不作为医疗事故、医疗诉讼和处理药品质量事故的依据。

二、疑似预防接种异常反应

疑似预防接种异常反应（AEFI）是指在预防接种后发生的怀疑与预防接种有关的反应或事件。《全国疑似预防接种异常反应监测方案》是为加强疫苗使用的安全性监测，根据《中华人民共和国传染病防治法》《中华人民共和国药品管理法》《疫苗流通和预防接种管理条例》《突发公共卫生事件应急条例》等法律、法规，参照 WHO 有关疫苗 AE 监测指南制定。目的是规范疑似 AEFI 监测工作，调查核实疑似 AEFI 发生情况和原因，为改进疫苗质量和提高预防接种服务质量提供依据。

疑似 AEFI 报告范围按照发生时限分为以下情形。24 小时内：如过敏性休克、不伴休克的过敏反应（荨麻疹、斑丘疹、喉头水肿等）、中毒性休克综合征、晕厥、癔症等；5 天内：如发热（腋温 ≥38.6℃）、血管性水肿、全身化脓性感染（毒血症、败血症、脓毒血症）、接种部位发生的红肿（直径 >2.5 cm）、硬结（直径 >2.5 cm）、局部化脓性感染（局部脓肿、淋巴管炎和淋巴结炎、蜂窝织炎）等；15 天内：如麻疹样或猩红热样皮疹、过敏性紫癜、局部过敏坏死反应（Arthus 反应）、热性惊厥、癫痫、多发性神经炎、脑病、脑炎和脑膜炎等；6 周内：如血小板减少性紫癜、格林 - 巴利综合征、疫苗相关麻痹型脊髓灰质炎等；3 个月内：如臂丛神经炎、接种部位发生的无菌性脓肿等；接种卡介苗后 1～12 个月：如淋巴结炎或淋巴管炎、骨髓炎、全身播散性卡介苗感染等。其他：怀疑与预防接种有关的其他严重疑似 AEFI。

医疗机构、接种单位、疾病预防控制机构、药品 AE 监测机构、疫苗生产企业、疫苗批发企业及其执行职务的人员为疑似 AEFI 的责任报告单位和报告人。

疑似 AEFI 报告实行属地化管理。责任报告单位和报告人发现属于报告范围的疑似 AEFI（包括接到受种者或其监护人的报告）后应当及时向受种者所在地的县级卫生行政部门、药品监督管理部门报告。发现怀疑与预防接种有关的死亡、严重残疾、群体性疑似 AEFI，对社会有重大影响的疑似 AEFI 时，责任报告单位和报告人应当在发现后 2 小时内向所在地县级卫生行政部门、药品监督管理部门报告；县级卫生行政部门和药品监督管理部门在 2 天内逐级向上一级卫生行政部门、药品监督管理部门报告。对于死亡或群体性疑似 AEFI，同时还应当按照《突发公共卫生事件应急条例》的有关规定进行报告。怀疑与预防接种有关的死亡、严重残疾、群体性疑似 AEFI、对社会有重大影响的疑似 AEFI，由市级或省级疾病预防控制机构在接到报告后立即组织 AEFI 调查诊断专家组进行调查。

对于死亡或群体性疑似 AEFI，同时还应当按照《突发公共卫生事件应急条例》的有关规定进行调查。

临床资料收集包括解患者的既往 AEFI 史、既往健康状况（如有无基础疾病等）、家族史、过敏史，掌握患者的主要症状和体征及有关的实验室检查结果、已采取的治疗措施和效果等资料。必要时对患者进行访视和临床检查。对于死因不明需要进行尸体解剖检查的病例，应当按照有关规定进行尸检。

预防接种资料收集包括疫苗进货渠道、供货单位的资质证明、疫苗购销记录；疫苗运输条件和过程、疫苗贮存条件和冰箱温度记录、疫苗送达基层接种单位前的贮存情况；疫苗的种类、生产企业、批号、出厂日期、有效期、来源（包括分发、供应或销售单位）、领取日期、同批次疫苗的感官性状；接种服务组织形式、接种现场情况、接种时间和地点、接种单位和接种人员的资质；接种实施情况、接种部位、途径、剂次和剂量、打开的疫苗何时用完；安全注射情况、注射器材的来源、注射操作是否规范；接种同批次疫苗其他人员的反应情况、当地相关疾病发病情况。

疑似 AEFI 的调查诊断结论应当在调查结束后 30 天内尽早做出。调查诊断专家组应当依据法律、行政法规、部门规章和技术规范，结合临床表现、医学检查结果和疫苗质量检验结果等进行综合分析，做出调查诊断结论。调查诊断怀疑引起疑似 AEFI 的疫苗有质量问题的，药品监督管理部门负责组织对相关疫苗质量进行检验，出具检验结果报告。药品监督管理部门或药品检验机构应当及时将疫苗质量检测结果向相关疾病预防控制机构反馈。

对死亡、严重残疾、群体性疑似 AEFI、对社会有重大影响的疑似 AEFI，疾病预防控制机构应当在调查开始后 7 天内完成初步调查报告，及时将调查报告向同级卫生行政部门、上一级疾病预防控制机构报告，向同级药品 AE 监测机构通报。药品 AE 监测机构向同级药品监督管理部门、上一级药品 AE 监测机构报告。县级疾病预防控制机构应当及时通过全国预防接种信息管理系统上报初步调查报告。

调查报告包括以下内容：对疑似 AEFI 的描述，疑似 AEFI 的诊断、治疗及实验室检查，疫苗和预防接种组织实施情况，疑似 AEFI 发生后所采取的措施，疑似 AEFI 的原因分析，对疑似 AEFI 的初步判定及依据，撰写调查报告的人员、时间等。

（一）疑似 AEFI 分类

疑似 AEFI 经过调查、诊断、分析，按发生原因分成以下五种类型。

（1）AE　合格的疫苗在实施规范接种后，发生的与预防接种目的无关或意外的有害反应，包括一般反应和异常反应。①一般反应：在预防接种后发生的，由疫苗本身所固有的特性引起的，对机体只会造成一过性生理功能障碍的反应，主要有发热和局部红肿，同时可能伴有全身不适、倦怠、食欲不振、乏力等综合症状。②异常反应：合格的疫苗在实施规范接种过程中或者实施规范接种后造成受种者机体组织器官、功能损害，相关各方均无过错的药品 AE。

（2）疫苗质量事故　由于疫苗质量不合格，接种后造成受种者机体组织器官、功能损害。

（3）接种事故　由于在预防接种实施过程中违反预防接种工作规范、免疫程序、疫苗使用指导原则、接种方案，造成受种者机体组织器官、功能损害。

（4）偶合症　受种者在接种时正处于某种疾病的潜伏期或者前驱期，接种后巧合发病。

（5）心因性反应　在预防接种实施过程中或接种后因受种者心理因素发生的个体或者群体的反应。

（二）疑似 AEFI 处置原则

1. 因 AEFI 造成受种者死亡、严重残疾或者器官组织损伤的，依照《疫苗流通和预防接种管理条例》的有关规定给予受种者一次性补偿。

2. 当受种方、接种单位、疫苗生产企业对疑似 AEFI 调查诊断结论有争议时，按照《预防接种异常反应鉴定办法》的有关规定处理。

3. 因疫苗质量不合格给受种者造成损害的以及因接种单位违反预防接种工作规范、免疫程序、疫苗使用指导原则、接种方案给受种者造成损害的，依照《中华人民共和国药品管理法》及《医疗事故处理条例》有关规定处理。

4. 建立媒体沟通机制，引导媒体对疑似 AEFI 做出客观报道，澄清事实真相。开展与受种者或其监护人的沟通，对疑似 AEFI 发生原因、事件处置的相关政策等问题进行解释和说明。

（三）数据的审核与分析利用

预防接种信息管理系统的数据由各级疾病预防控制机构维护管理，各级药品 AE 监测机构应当共享疑似 AEFI 监测信息。县级疾病预防控制机构应当根据疑似 AEFI 调查诊断进展和结果，随时对疑似 AEFI 个案报告信息和调查报告内容进行订正和补充。

各级疾病预防控制机构和药品 AE 监测机构对疑似 AEFI 报告信息实行日审核、定期分析报告制度。国家、省级疾病预防控制机构和药品 AE 监测机构至少每月进行一次分析报告，市、县级疾病预防控制机构和药品 AE 监测机构至少每季度进行一次分析报告。

国家、省级疾病预防控制机构和药品 AE 监测机构对于全国范围内开展的群体性预防接种活动，应当及时进行疑似 AEFI 监测信息的分析报告。地方各级疾病预防控制机构和药品 AE 监测机构对于全省（区、市）范围内或局部地区开展的群体性预防接种或应急接种活动，应当及时进行疑似 AEFI 监测信息的分析报告。

疾病预防控制机构着重于分析评价疑似 AEFI 发生情况及监测系统运转情况，并将分析评价情况上报同级卫生行政部门和上级疾病预防控制机构，同时向下级疾病预防控制机构和接种单位反馈；药品 AE 监测机构着重于分析评价疫苗安全性问题，并将分析评价情况上报同级药品监督管理部门和上级药品 AE 监测机构，同时向下级药品 AE 监测机构反馈。疾病预防控制机构和药品 AE 监测机构应当实时跟踪疑似 AEFI 监测信息，如发现 SAE 事件、疫苗安全性相关问题等情况，应当及时分析评价并按上述要求处理。

国家、省级疾病预防控制机构和药品 AE 监测机构实行会商制度，针对疑似 AEFI 监测、SAE 事件或疫苗安全性相关问题等情况随时进行协商。

（四）信息交流

国家和省级卫生行政部门、药品监督管理部门、疾病预防控制机构、药品 AE 监测机构、药品检验机构等应当每月以例会、座谈会等形式，针对疑似 AEFI 监测情况、疫苗安全性相关问题等内容进行信息交流。如发现 SAE 事件或安全性问题，部门间应当及时进行信息交流，药品监督管理部门及时向疫苗生产企业通报。

（五）药品 AE 监测机构的相关工作

地方各级药品 AE 监测机构参与疑似 AEFI 报告、调查诊断和处理等工作；开展药品 AE 相关知识宣传；开展对药品 AE 监测人员、疫苗生产企业和疫苗批发企业相关人员的培训；开展对下级药品 AE 监测机构、疫苗生产企业和疫苗批发企业的检查指导和信息反馈；对疑似 AEFI 监测数据进行分析与评价；定期与相关部门进行信息交流。

国家药品不良反应监测中心负责对地方疑似 AEFI 调查诊断与处理、疑似 AEFI 监测培训等提供技术支持，对疑似 AEFI 监测数据进行分析与评价；定期与相关部门进行信息交流。

1. 药品检验机构

对导致疑似 AEFI 的可疑疫苗、稀释液或注射器材等进行采样和相关实验室检查，并向药品监督管理部门报告结果。

2. 疫苗生产企业、批发企业

向受种者所在地的县级疾病预防控制机构报告所发现的疑似 AEFI；向调查人员提供所需要的疫苗相关信息。

3. 医疗机构

向所在地县级疾病预防控制机构报告所发现的疑似 AEFI；对疑似 AEFI 进行临床诊治；向调查人员提供所需要的疑似 AEFI 临床资料。

4. 接种单位

向所在地县级疾病预防控制机构报告所发现的疑似 AEFI；向调查人员提供所需要的疑似 AEFI 临床资料和疫苗接种等情况。

5. AE 处理

通常来说，细胞培养疫苗的安全性和耐受性良好，但 35% ~ 45% 的接种者仍可在注射部位发生轻微短暂性红斑、疼痛或肿胀等局部 AE；5% ~ 15% 的接种者伴有短暂轻微的发热、头痛、头晕、胃肠道症状等全身 AE，大多无需临床处理可自行缓解；过敏、神经系统不良反应等 SAE 很少发生。

（1）人用狂犬病疫苗

① 轻度 AE

A. 局部反应：接种疫苗后 24 小时内，注射部位可出现红肿（直径 < 15 mm）、疼痛和发痒（均不影响活动），一般不需处理即可自行缓解。

B. 全身性反应：可有轻度发热、无力、头痛、眩晕、关节痛、肌肉痛、呕吐、腹痛等，一般不需处理即可自行消退。

② 罕见 AE

A. 中度以上发热反应：可先采用物理降温方法，必要时可以使用解热镇痛剂。

B. 过敏性皮疹：接种疫苗后 72 小时内出现荨麻疹，出现反应时，应及时就诊，给予抗组胺药物。

③ 极罕见 AE

A. 过敏性休克：一般在注射疫苗后数分钟至数十分钟内发生。患者快速出现过敏的表现（如皮肤充血潮红、瘙痒、广泛的荨麻疹等）以及血管神经性水肿的表现（如口唇水肿、舌水肿等）。在过敏表现出现之后或同时，出现呼吸异常（如咽喉堵塞感、呼吸困难、喘鸣、哮鸣等）以及休克表现（如血压下降、心动过速、晕厥、小便失禁等）。发生过敏性休克至呼吸心跳停止的中位时间间隔为 5 分钟，因此迅速处理十分重要。只要怀疑过敏性休克，就启动急救流程，避免因为延迟诊断而延误抢救。开始治疗的关键是维持呼吸道通畅和保持有效血液循环，尤其强调肾上腺素的紧急使用。

B. 过敏性紫癜：过敏性紫癜的临床表现有皮肤紫癜、关节炎和关节痛、腹痛、肾病等。通常根据典型的临床表现做出过敏性紫癜诊断。一般治疗：急性期卧床休息。要注意出入液量、营养及保持电解质平衡。有消化道出血者，如腹痛不重、仅大便潜血阳性者，可进流食。如有明显感染，应给予有效抗生素。对轻度关节痛的患者，可给以非甾体类抗炎药对症治疗。对腹痛、伴有肾脏损害的患者，避免使用非甾体类抗炎药。应用抗组胺药物。应用抗血小板药物，如口服双嘧达莫、阿司匹林等。对腹痛严重、重度关节痛（活动受限）、消化道出血、精神状态改变、有显著肾脏病的证据（肌酐升高、高血压和蛋白尿等）的过敏性紫癜患者，应住院进一步治疗。

C. 血管神经性水肿：是体液外渗进入间质组织导致的局部皮下（或黏膜下）肿胀。可应用抗组胺药物治疗，必要时可联合使用糖皮质激素类药物治疗。如果初步治疗后缓解不明显，应住院进一步治疗。

（2）ERIG

① 局部和全身 AE 的发生率分别约为 12.5% 和 1.05%，一般不需处理即可自行缓解。

② 过敏性休克（见以上③极罕见 AE 中的 A. 过敏性休克）。

③ 血清病：发生率为 1%～3%，主要症状为荨麻疹、发热、淋巴结肿大、局部水肿，偶有蛋白尿、呕吐、关节痛，注射部位可出现红斑、瘙痒及水肿，一般在注射后 7～14天发病，称为延缓型；亦有在注射后 2～4 天发病者，称为加速型。治疗主要是对症处理和抗组胺药物治疗，必要时可联合使用糖皮质激素类药物（如静脉使用甲泼尼龙和口服泼尼松）治疗。一般数天至十余天可痊愈。

（3）HRIG 一般无 AE，少数患者在注射后出现局部红肿、疼痛，一般不需处理即可自行缓解。极罕见有血管神经性水肿、皮疹及过敏性休克者。

暴露预防处置门诊应建立健全相应管理制度。主要包括冷链管理、知情同意书、接种登记、AE 登记报告、药械设备管理制度等。

处理疫苗接种引起 AE 的关键是：建立标准化门诊，设置抢救单元，对于严重过敏性休克的患者给予及时有效的抢救措施及必要的生命支持；备有可更换的不同基质的狂犬病疫苗；对于狂犬病暴露风险高的患者在出现 AE 后给予对症处置，病情缓解，依然要完成全程免疫接种，确保有效预防狂犬病的发生，然而对于确定过敏原为接种的狂犬病疫苗的前提下，为完成全程免疫接种而将过敏原再次注射违反医疗常规，可能导致更严重的并发症，因此需要更换不同基质的疫苗，完成全程免疫接种的同时，避免 AE 的再次发生或加重。

第九节　狂犬病暴露后免疫失败分析

一、定义

免疫是人体的一种生理功能，人体依靠这种功能识别"自己"和"非己"成分，从而破坏和排斥进入人体的抗原物质（如病菌等），或人体本身所产生的损伤细胞和肿瘤细胞等，以维持人体的健康。抵抗或防止微生物或寄生物的感染或其他所不希望的生物侵入的状态。免疫涉及特异性成分和非特异性成分。非特异性成分不需要事先暴露，可以立刻响应，可以有效地防止各种病原体的入侵。特异性免疫是在主体的寿命期内发展起来的，是专门针对某个病原体的免疫。

免疫系统具有免疫监视、防御、调控的作用。这个系统由免疫器官（骨髓、脾脏、淋巴结、扁桃体、小肠集合淋巴结、阑尾、胸腺等）、免疫细胞［淋巴细胞、单核吞噬细胞、中性粒细胞、嗜碱粒细胞、嗜酸粒细胞、肥大细胞、血小板（因为血小板里有 IgG）等］以及免疫活性物质（抗体、溶菌酶、补体、免疫球蛋白、干扰素、白细胞介素、肿瘤坏死因子等细胞因子）组成。免疫系统分为固有免疫（又称非特异性免疫）和适应免疫（又称特异性免疫），其中适应免疫又分为体液免疫和细胞免疫。

免疫应答是指机体免疫系统对抗原刺激所产生的以排除抗原为目的的生理过程。这个过程是免疫系统各部分生理功能的综合体现，包括了抗原呈递、淋巴细胞活化、免疫分子形成及免疫效应发生等一系列的生理反应。

人类机体每时每刻都在进行免疫反应。机体对自然源性的抗原进行免疫识别，免疫清除是免疫系统的主要职责，对于外源性抗原的成功清除，避免机体受到病原的侵害称为免疫成功，反之则称为免疫失败。

在预防接种过程中，由于多种原因接种群体仍发生与接种疫苗相应传染病的现象称为免疫失败。

二、狂犬病暴露后免疫失败现状

狂犬病暴露后病毒进入机体，免疫系统一般会对进入体内的病毒产生免疫应答，产生中和抗体用以清除病毒，如果产生的抗体较晚或量不足以全部清除入侵机体的病毒，导致狂犬病发病，这称为自然源性的免疫失败。几乎所有狂犬病发病病例实验室诊断中，RVNA 为阳性，甚至抗体水平升高显著，这也通常被作为狂犬病实验室诊断的重要指标。

因为有自然源性的免疫失败，人类在与病毒、细菌抗争的过程中制造出疫苗。目前认为最早的疫苗是用来预防天花的牛痘疫苗。在 19 世纪末牛痘疫苗的成功使用，开启了人们对免疫的认识，也奠定了现代免疫学的基础。狂犬病的暴露后免疫则是人类与病毒抗争的里程碑。Louis Pasteur 为狂犬病暴露后约 2500 人注射了早期的狂犬病疫苗，挽救了很多生命，获得巨大成功，死亡比例约为 1/170。

为了减少免疫失败的发生，20 世纪以后增加了被动免疫制剂，提高疫苗的效价，规范了伤口的冲洗及处置，免疫失败的病例逐渐减少，WHO 的最新立场文件指出：及时就诊、正确的伤口处置、按时接种合格的疫苗，适当使用 RIG 是防止免疫失败的有效方式，随着对狂犬病预防的认知进一步提高，希望有更有效的方式预防狂犬病，彻底杜绝免疫失败的发生。

三、狂犬病暴露后免疫失败相关病例

PEP 失败的报道较少，然而每个 PEP 失败案例都可能包含一些教训，这些教训可能能够防止新的失败。泰国红十字会对狂犬病疫苗接种失败长期关注，数据显示早期注意到的几乎所有问题都包含明显的缺陷。然而在 1996 年和 1999 年分别报道 2 例由经验丰富的工作人员认真遵循 WHO 所有建议但免疫失败的病例，没有证据表明伤口处理不当，没有使用低效力或缺乏足够的冷链的生物制剂，但患者死于狂犬病。而后提出了一系列案例（7 例），这些案例似乎是真正的 PEP 失败，全部病例都有及时处置和适当的伤口护理，分别给予 ERIG 或 HRIG（40 或 20 IU/kg），并注射到咬伤伤口和周围。

WHO 狂犬病专家委员会和国际文献明确规定了 PEP 的标准。目前 WHO 确认的疫苗均经过广泛的免疫原性和有效性试验。真正的免疫失败是非常罕见的，能够收集到的病例代表一个非常小的数字，相比之下，全球每年有数百万的管理人员监督。值得注意的是，所有明显的真正的失败都是在手和脸受伤，有解释认为这些部位高度神经支配，然而对于动物致伤部位统计显示，动物致伤部位成人高发为四肢，尤其手部比例最高，儿童多发头面部，因此认为头面部及手部整体狂犬病暴露基数大而和神经支配无关。

极少数狂犬病暴露后病例及时接受了适当的 PEP 治疗，但却死于狂犬病，即使已经由经验丰富的狂犬病预防专业人员处置。然而，完全排除处理上的小失误也很难。例如：小的经皮穿刺伤口可能遗漏，而没有冲洗、消毒和按照要求注射免疫球蛋白；未确定的免疫共患病或使用免疫抑制药物可能未被发现或未被报告为共同因素；生物制剂（疫苗或免疫球蛋白）的效力较低，或者治疗方案被变更。这些死亡表明，即使

是完全的 PEP 也不能100%有效地预防狂犬病。其中疫苗被注射到臀大肌区域，由于脂肪组织降解或延迟疫苗的吸收而延迟免疫应答。其中一名年轻的特种部队运动员，臀部不太可能有太多脂肪组织，他接受了及时的伤口护理，单咬伤处注射了 HRIG。在出现症状一周后，他的血清抗体水平显著升高。另外 1 例死亡可能是由于采用牛津大学八位点皮内免疫方案作为 RIG 的替代方案。该方案在第 14 天的中和抗体水平高于肌内或泰国红十字会皮内免疫方案。抗体效价并没有在需要它们来阻止病毒进入外周神经时显著地提前出现。

四、免疫失败的常见原因

典型的 PEP 错误例子并不少见，最常见的失败原因如下所述。

（1）根本不使用 RIG，只是肌内注射而不是注射到伤口中，或者不是所有的咬伤伤口都注射过。

（2）狂犬病疫苗或 RIG 的效价较低。

（3）病毒载量异常巨大。致病病毒是一种非典型毒株，不能被接种疫苗产生的中和抗体或天然抗体所中和。

（4）伤口处理不当。

（5）分别接受胃蛋白酶消化或层析纯化的胃蛋白酶消化的马抗体产品，分裂的 IgG 分子，具有更短的半衰期，可能在中和所有病毒方面效果更差，不能排除这是导致治疗失败的一个因素。使用完整的 IgG 产品（HRIG、完整的 IgG ERIG 或单克隆抗体 "鸡尾酒"）的实验动物存活率更高。目前没有一个国家有足够的专业设施来清洗伤口，这是令人不安的，因为有充分的文件证明，多达三分之一的狂犬病感染可以通过仔细清洗和消毒伤口来预防。仅在 1997 年至 2001 年间，泰国就至少进行了 160 万次 PEP 治疗，这些咬人的动物中有多少是发病的尚不清楚，但粗略估计为 10%～20%。尚不清楚 WHO 处置标准方案，包括伤口护理和所有咬伤的注射，是否得到有效执行。

每一个失败案例都是一个悲剧，记录和分析它应该是非常必要的。我们还需要继续努力，使 PEP（高质量疫苗和免疫球蛋白）的方案更广泛地发挥作用。公共卫生人员必须在伤口护理和暴露后预防方面接受更好的教育。

我们知道，现代组织培养狂犬病疫苗可诱导持久的保护性抗体水平。鉴于许多高流行地区未能对犬进行可持续的疫苗接种，必须认真考虑在这些地区对儿童进行暴露前疫苗接种，并已证明这是可行的。由于病毒毒力强及进入量大，暴露伤口多数发生在头面部和上肢，靠近大脑，其潜伏期相对较短。由于先咬人时疯犬唾液多，唾液中病毒也多，后来咬人时则唾液较少，因而侵入机体的病毒量也较少的缘故，这实际上是一个感染剂量的问题：暴露露后未及时冲洗伤口或处置不规范；个体差异：对疫苗不产生免疫应答反应，或免疫应答很弱，如免疫缺陷疾病患者；未及时进行被动免疫或者伤口浸润注射不充分，不能很好地中和进入伤口的狂犬病病毒；疫苗质量问题：

狂犬病疫苗需要在 2~8℃ 条件下贮藏和运输,否则,疫苗质量将会受到影响,可能造成人为的免疫失败。

按程序及时注射,发病病例也时有报道,结合近年来,我国一些地方也有免疫无效报道,提示有必要进一步提高疫苗质量和研究最佳的免疫程序方案,以提高预防效果。狂犬病病毒可直接接触神经组织或进入血液循环,以侵入中枢神经系统导致发病。狂犬病高风险暴露的人群更应及时、彻底清洗创口,尽早注射足量抗体避免出现免疫失败。若能正确处理创口可降低狂犬病发病率。以往报道的免疫失败病例大多数发生于 5~9 月份以内,气温对疫苗的效果有一定影响。欧美各国使用 HDCV,几乎 100% 接种者均产生免疫应答。但对 HDCV 应答低下和免疫失败仍时有报告。狂犬病病毒对神经组织有强大的亲和力,主要是在神经组织中大量繁殖,可沿末梢神经上行至中枢神经组织破坏神经组织功能,而神经组织实质内无血管及机体免疫细胞存在,故一旦发病即无法治疗,伤口部位愈靠近中枢神经系统,其潜伏期愈短,发病率愈高。因此,伤口及时、正确、彻底地消毒处理对阻止狂犬病病毒由局部组织侵入神经组织至关重要。一般认为注射狂犬病疫苗免疫失败的原因是没有及时正确地处理好伤口、注射技术不够熟练造成漏液、跑液现象及注射部位不够准确,忽视 RIG 的应用等,还有机体自身其他因素的影响。被犬伤者又患其他疾病或使用了免疫抑制剂,或者有免疫缺陷疾病,使机体产生抗体效价降低,不能获得较好的免疫保护。另外疫苗生产质量、保存方法、时间、运输条件、注射时间和个体差异等因素均能影响疫苗效价。从生物学角度讲,合格的狂犬病疫苗接种后在体内产生具有保护水平抗体一般需要 10~14 天,这段时间内若出现感染将导致预防失败,因此对于犬伤程度较为严重或暴露部位较危险等感染风险较大的暴露者而言,使用被动免疫制剂,及时在体内产生特异性保护抗体很重要。理论上认为,全程免疫后应该产生了抗狂犬病病毒抗体,并能足以保护机体免遭侵害。可能由于组织培养人用狂犬病疫苗不能达到百分之百,因此在排除伤口处理、血清使用及疫苗保存条件等因素后,还应考虑可能与疫苗质量、免疫程序及注射针次有一定的关系。狂犬病是人畜共患传染病,病死率极高,至今无特效的治疗方法,因此狂犬病暴露后的正确预防是降低狂犬病发病率的重要环节,预防主要的措施是及时、正确、彻底地对伤口进行处理及积极有效的免疫注射,注射疫苗部位以上臂三角肌为宜。同时强调对重度咬伤者除及早注射疫苗并加用 RIG。高效价的抗狂犬病疫苗的正确注射,切实的冷链运输、保存,伤口局部足量浸润 RIG 并考虑人群的个体差异将降低免疫失败的发生。综上所述,我国狂犬病暴露后免疫失败的主要原因可能是:① 病例暴露后伤口没有在狂犬病暴露后规范化门诊及时进行规范处置,接种的疫苗质量不合格,不能使机体及时产生足量的中和抗体中和病毒,导致发病;② 未使用被动免疫制剂,疫苗注射后尚未产生足量中和抗体病毒就已到脑部;③ 不能全程接种疫苗,疫苗尚未纳入医疗保险和农村合作医疗报销范围,造成人们容易因经济原因存侥幸心理放弃处置。同时随着经济发展,农村和城市养犬逐年增加,拴养和放养、流浪犬同时并存，人与犬只接触机会多，容易暴露，犬只管理和免疫尚未进行规范有效的管理，这是人间狂犬病发病的主要原因。因此，要建立狂犬病暴露后补偿机制，规范狂犬病疫苗流通渠道，打击非法及伪劣产品，加强狂犬病暴露后处置门诊医疗人员的技能培训，加大宣传力度，进一步普及狂犬病防治知识；使患者知晓应到当地卫生计生行政部门许可的狂犬病暴露后处置门诊进行处置。同时狂犬病暴露后规范处置是预防和治疗狂犬病的唯一手段，建议纳入医疗保险的报销范围，降低个体疾病负担，提高暴露后的 PEP 占比等重要措施。

五、狂犬病暴露后免疫失败不可避免的本质因素

在传染病预防接种中，狂犬病预防接种是极其特殊的，其他传染病都是在未接触病毒时进行免疫接种，尤其被纳入计划免疫接种的疾病例如：脊髓灰质炎、肺结核、破伤风、百日咳等。因为狂犬病的传播途径比较明确，由发病动物致伤引起，同时潜伏期又相对较长，采取暴露后免疫是有效的预防措施，然而狂犬病极端潜伏期病例也存在，如果在一次严重暴露的过程中及时接种疫苗，在这个过程中是疫苗在与病毒抢时间的过程，由于各种原因如病毒先于疫苗那就难免导致失败。相关数据显示，狂犬病发病人群中既往曾经完成全程免疫的病例几乎没有报道，基于以上原因，早期完成PrEP 是避免免疫失败的根本，由于狂犬病发病多在相对落后地区，而且采取 PEP 控制效果相对满意，尤其在我国疾病负担在明显下降，大规模采用 PrEP 实施可能性比较小。在计划免疫中使用含有狂犬病疫苗成分的联合疫苗，对于狂犬病在全球的消除以及避免暴露后免疫失败起到决定性的作用。

六、其他因素对狂犬病暴露后免疫失败的影响

破伤风及其他疫苗接种后脑炎的预防及诊断在免疫失败的确定中有非常重要的意义。狂犬病病例在诊断中分为临床诊断和实验室诊断，我国狂犬病发病统计病例中，有相当一部分患者是临床诊断，没有完成实验室诊断。可能是由于对于狂犬病病死率为100%的宣传，导致家属放弃进一步治疗及进行相关检查。也有因为检测技术未能达到而无法检测的原因。还包括狂犬病疾病本身的原因导致检测阳性非常困难。破伤风的诊断主要依靠临床症状诊断，基本不能做到实验室诊断。临床诊断的狂犬病病例与破伤风病例很难鉴别，如果出现动物致伤传播破伤风而没有得到有效的预防，发病后与狂犬病无法鉴别，导致狂犬病暴露后 PEP 失败的假象。在动物致伤病例常规预防狂犬病的同时，对破伤风进行正确预防尤其使用主动免疫，减少破伤风的发生，对于狂犬病暴露后免疫失败的预防非常重要。

狂犬病疫苗接种后 AE 比较常见，多数比较轻微，但是在极罕见的病例中急性播散性脑脊髓炎（ADEM）也占有一定比例，当出现 ADEM 应与狂犬病进行明确的鉴别以明确诊断，去除对狂犬病免疫失败的影响。

总之，正确认识狂犬病暴露后免疫失败，是对狂犬病预防工作的基本要求，是对免疫失败不可避免性的认知。规范狂犬病 PEP，加强预防政策和方法的研究，提高 PEP 成功率，降低免疫失败，必将推动狂犬病预防事业的发展，对全球消灭狂犬病意义重大。

第十节 人间狂犬病经济学分析

人间狂犬病造成的人类和经济损失鲜为人知。在狂犬病最流行的国家缺乏可靠的监测数据，直接导致评估狂犬病负担困难。对疾病经济负担评估需要提供关于狂犬病造成多少人死亡以及在接触者中预防疾病的经济成本等基本信息。官方报告的狂犬病发病率数据在大多数犬类狂犬病流行国家和地区不准确，致使实际病例数严重被低估。积极的监测研究强调了官方记录和可能发生的狂犬病死亡之间的差异；这些研究包括：亚洲和非洲基于概率决策树模型的研究；广泛的死因推断调查；社区调查和接触者追踪。以上研究均显示死亡率远高于目前官方报告。

一、狂犬病的特定特征导致了漏报的问题

第一，临床发病后患者死亡是不可避免的，因此大量狂犬病患者一经诊断从不向卫生机构报告，也从未得到实验室诊断。

第二，其他神经系统综合征的误诊是常见的，特别是在疟疾流行地区。

第三，狂犬病暴露后免疫中心短缺，使计算狂犬病诊断数量和治疗数量变得复杂。

第四，农村贫困人口处于社会的边缘，经济及医疗卫生资源配置等问题增加了他们患病的风险。

第五，大多数发展中国家和地区，基础设施薄弱、缺乏人员和设施来监测和诊断狂犬病，这意味着只能得到非常有限的可靠性有问题的数据。

在缺乏可靠的死亡率报告系统或更广泛的积极监测研究的情况下，需要用外推法来估计狂犬病的全球负担。已经开发了预测方法来克服疾病报告存在的问题，其中包括一种概率决策树方法，用于确定可疑狂犬病犬咬伤后人类发生临床狂犬病的可能性。Knobel 等使用这种方法并利用来自少数国家的数据估计，得出犬类狂犬病每年在非洲和亚洲造成约 5.5 万人死亡。自 2005 年这项研究开展以来，随着世界上一些地区的协调控制努力、部分地区狂犬病发病率的增加以及无狂犬病地区的出现，更多的数据已经可用，疾病情况也发生了变化，因此，需要不断地对全球狂犬病负担进行评估。

二、狂犬病负担由不同的成分组成

第一，社会成本包括过早死亡造成的死亡率和生产力损失。

第二，使用神经组织疫苗接种的 AE 的发生率。

第三，暴露于这种致命疾病的心理影响，表现为 DALYs。

第四，PEP 的直接成本取决于使用 RIG、疫苗的类型和接种程序等。

第五，PEP 的间接成本（寻找 PEP 门诊可能产生的旅行和住宿费用，PEP 门诊因接收患者的医疗投入成本）以及动物疫苗接种成本。

第六，兽医和医疗部门都有责任承担监测费用。

第七，活畜损失取决于危险牲畜的数量和采取的预防措施，并影响到国家经济和家庭。

三、经济成本计算因素及方法

因狂犬病死亡的经济成本估计使用人力资本的方法基于生产力损失。对于每一例狂犬病死亡，折算的生命年损失数是基于狂犬病死亡的年龄分布和剩余预期寿命，使用的是 2010 年全球疾病负担研究的参考标准寿命表。生产率损失的计算方法是，在不折现的情况下，按具体国家的人均国内生产总值计算生命年损失。估计数也使用年龄加权和时间折现计算，以便与其他研究进行比较。受害者和陪同照顾者（所有未成年人由一名成年人陪同）在寻求 PEP 时所损失的时间被纳入经济损失。提供 PEP、犬只疫苗接种和监测的单位成本的国家估计大部分来自调查。通过结合每个病例的单位成本、牲畜损失和控制、预防成本的数据，可获得狂犬病的总经济成本。

使用国际货币基金组织的统计数据将报告成本更新到 2010 年。使用 WHO 选择数据库纠正了医疗费用的国际差异。间接费用是根据使用国际货币基金组织统计数字计算的人均收入比率（以国际美元表示，I 美元）对收入差异进行修正的。直接非医疗费用仅因购买力的差异而得到纠正。根据覆盖率和发病率之间的推断关系，并使用联合国粮农组织的牲畜种群估计值，推断出犬类狂犬病造成的牲畜损失。牛患狂犬病的证据与每头牛的费用相乘。利用上述犬类疫苗接种覆盖率与报告的家畜狂犬病发病率之间的拟合关系以及犬类疫苗接种覆盖率的国家和群集值，估计家畜损失。

敏感性分析不确定性建模通过借鉴分布为每个参数估计。犬咬伤发病率和疫苗接种覆盖率模型使用三角形分布。利用上述拟合混合模型的自举重采样，对 PEP 概率的不确定性进行建模。在原始二项样本的基础上，利用基于置换的重采样对其他概率中的不确定性进行了模化。

狂犬病的总体经济成本估计为 86 亿美元。这些成本主要是由于过早死亡造成的生产力损失（22.7 亿美元）、PEP 的直接支出（总计 17 亿美元）以及寻求 PEP 时的收入损失（13.1 亿美元）。但是，按区域分列的费用差别很大：费用的最大比例是由于亚洲和非洲患者的过早死亡；与亚洲和美洲相比，非洲因 PEP（直接成本以及寻求 PEP 时的旅行和收入损失）而造成的损失要小得多，而在美洲，很大一部分费用是由于犬类疫苗接种造成的。家畜死亡每年损失达 5.12 亿美元，主要损失发生在非洲国家（如埃塞俄比亚、苏丹和坦桑尼亚）和人口较多的亚洲国家（中国、印度、孟加拉国和巴基斯坦）。

在全球，估计超过70%的经济负担是社会负担（来自过早死亡和寻求PEP的损失）；20%由医疗部门或咬伤受害者（直接成本）承担，约8%由兽医部门或直接由社区承担，原因是牲畜损失和控制相互关系［犬只接种和人口管理，即扑杀和（或）绝育/节育］。只有0.01%左右的成本来自实验室监测。按区域分列的费用差别很大。犬只接种疫苗占不到经济负担的1.5%（约1.3亿美元）。在美洲，犬只接种疫苗的人均开支约为0.11美元，几乎占经济负担的20%。在大多数其他地方性低收入国家，人均用于犬只疫苗接种的支出微不足道。

大多数疾病负担高的国家报告说RIG的使用微不足道。在东欧、北非和少数几个亚洲国家（斯里兰卡、泰国和菲律宾），RIG的潜在使用量更高。

狂犬病死亡率风险和人均负担下降不相称，在世界最贫穷的地区，犬类狂犬病最严重的影响是过早死亡造成的死亡率和经济生产力损失。最高的死亡率发生在犬只疫苗接种有限的地区，在这些地区，PEP是高危人群的唯一生命线，然而在这些地方，PEP供应和分配系统完全不足，而且往往非常昂贵。作为经济负担的第二大组成部分，可通过更明智和成本效益更高的行政管理，在许多领域减少人员费用控制成本。

知识方面的重大差距，提供了各国狂犬病负担分布的初步情况，并强调了在狂犬病控制和预防措施方面缺乏投入。需要改进动物致伤和狂犬病病例的监测和报告，以便更好地估计负担，最重要的是监测控制加强。

犬类狂犬病基本发生率估计值的一致性为推断提供了依据，但局部的异质性、地形和人口特征影响疫苗接种。改进的监视应该使将来能够使用更多的机械动力学模型。尽管如此，犬只接种疫苗与疾病发病率之间的直接关系提供了一种合乎逻辑的比较方法，从疾病控制和预防投入的角度来说明问题。报告的疑似狂犬病动物咬伤的比例对推断结果造成了不确定性，并根据狂犬病发病率和寻求治疗的行为而变化。在免疫覆盖率较高的国家中死亡率较低。更普遍地说，治疗寻求行为、PEP有效性和犬咬伤发生率方面的主要不确定性限制了估计的准确性。例如，在不同的社会经济和文化背景下，人们对PEP寻求的差异知之甚少。累积证据表明，PEP的可获得性非常差，通常仅限于最贫穷国家的首都城市，而在较富裕的国家或者免费提供PEP的地方，PEP更容易获得。

在无狂犬病国家由于输入病例而造成的死亡率和成本被忽略了，这些病例的个体成本可能很高，但与流行的狂犬病相比微不足道。使用人均国内生产总值意味着生产损失被高估，因为狂犬病对贫困地区的影响不成比例。研究的另一个限制是，由于缺乏数据，城市和农村之间的负担没有被分解。犬只疫苗主要在最容易获得的城市地区实施；在农村地区，犬：人的比例是典型的高；而在首都城市，PEP的使用是最好的。因此，大多数狂犬病病例预计来自农村地区。最后，估计不包括野生动物传播狂犬病的影响（来自陆地野生动物和独立于家犬维持狂犬病病毒传播的蝙蝠）。然而，由于犬类狂犬病占所有人类狂犬病病例的 95% 以上，估计结果接近全球狂犬病死亡总负担。另一方面，由于野生动物狂犬病造成的牲畜损失将大大增加世界某些地区狂犬病的经济负担。研究表明，全球犬类狂犬病的负担是巨大的，尽管这种疾病是完全可以预防的。成功地解决这一问题取决于对犬类狂犬病控制的投入，而我们的研究表明，这方面的投入严重缺乏。长期大规模的犬类疫苗接种工作可以降低医疗部门和社会的成本，用现有的方法消除狂犬病是可行的，但是需要创新模式来克服制度障碍。

（王传林，刘斯，董关木，吴疆，孟胜利，陈庆军，侯文礼）

第十章　动物狂犬病的防控

一、动物狂犬病的流行现状

狂犬病病毒（RABV）的自然宿主为野生动物，可以感染所有陆生动物，但敏感程度不同。研究表明，野生动物狐、狼、豹、浣熊、臭鼬、猫鼬、部分食虫与吸血蝙蝠以及家养动物犬、猫等作为 RABV 的宿主和传染源具有非常重要的流行病学意义。RABV 在自然界中的毒种保存是通过易感动物间的传播而实现，但该病的传播多发生在同种动物间。当这个过程进行时，宿主动物体内的 RABV 通过感染、扩散和增殖后，再将子代病毒传递到易感动物。美国的一项研究表明，狂犬病病毒属的不同病毒通常在各自的宿主中生存，然而，病毒突变体跨种传播在其他哺乳动物也可能发生。RABV 主要在狂犬病动物咬伤时通过唾液传播。然而，当接触受感染动物的黏膜或破损的皮肤中流出的新鲜、潮湿的唾液或黏液时，也可能发生传播。动物的易感性也因动物种类、遗传组成、动物年龄、毒株和病毒的剂量以及接触途径而有所差异。全球的陆生食肉动物广泛存在 RABV，其他病毒种在非飞行物种中很少检测到。所有哺乳类动物都易受到感染，但是几乎没有物种可以作为该疾病的长期储存宿主。在研究病毒发展历史的过程中发现，RABV 的宿主已成功从翼手目（如蝙蝠）转到了食肉目（如陆生食肉哺乳类动物）。在最近的十几年里，人们开始致力于研究 RABV 在宿主动物群中的分布规律，并根据 RABV 的感染情况进行了基因序列同源性比对，在此分类阐述。

（一）家养动物狂犬病的流行现状

目前在狂犬病流行较为严重的国家和地区，家养动物狂犬病是人类受到感染的主要威胁。在许多发展中国家和地区，家犬是 RABV 的主要储存宿主，在病毒的传播链上起重要作用。而其他家畜（猫、猪、黄牛、山羊、绵羊、水牛和驴等）则作为病毒的二次传播媒介，传播由犬或野生动物携带的 RABV。据全国狂犬病监测数据显示，2010～2011 年我国人狂犬病发病案例中，犬作为首要的传染源，占 93.7%；其次是猫，占 4.6%；其他传染源分别为马、猪、鼠和松鼠等。

根据 2000 年 WHO 全球疫苗研究论坛的报道，亚洲发展中国家每年超过 3 万人因狂犬病而死亡，这意味着每 15 分钟就有 1 个亚洲人因狂犬病死亡。值得注意的是，在狂犬病导致的人类死亡者中，有 40% 为 15 岁以下的儿童。

在非洲，儿童和贫困农民的死亡率最高。狂犬病在非洲传播的最重要原因是犬的数量以及城市化发展。在欧洲大陆，尽管狂犬病仍然存在，但大多数欧洲国家的人患狂犬病病例已经消失，这很可能是由于在动物（特别是犬）身上实施了疫苗接种政策。在一些亚洲和非洲国家，犬屠宰场被认为是狂犬病流行病学的重要危险因素。

因此，控制犬的狂犬病，特别是流浪犬是预防人类狂犬病的首要任务。狂犬病导致了严重、持久的社会和经济负担，在那些贫困的发展中国家和地区表现得尤其明显。

（二）野生动物狂犬病的流行现状

RABV 在野生动物中的传播，包括陆生食肉动物和蝙蝠，这个过程使病毒持续保存直到释放后传播给人类和家畜。对于不同毒株的 RABV，主要的野生动物储存宿主具有地域性。病毒在这些动物间的传播过程中，狂犬病的传染和病毒的变异都处在动态变化的状态。虽然多数野生动物保持的病毒循环链具有明显的地域性，但是如同犬的狂犬病一样，人类在运输野生动物时造成的野生动狂犬病传播打破了这个规律，导致病毒不断传播。

目前国内报道的野生动物狂犬病和野生动物相关的人畜狂犬病病例数量有所增加，特别是在我国东南和东北地区，大多数发生在最近 10 年。病毒也在野生动物中被分离或检测到，包括蝙蝠、中国鼬獾、浣熊、黑线姬鼠、鹿、田鼠和狼。在美国控制狂犬病是一项挑战，因为存在多种野生动物宿主，它们是这种病毒独特变体的宿主，每年在美国报告的所有实验室确认的动物狂犬病病例中超过 90% 发生在野生动物中。

除了 MOKV 和 IKOMA 病毒（这两种病毒的储存宿主仍未得到确认），蝙蝠被认为是病毒的储存宿主，特别是在美洲。2014 年，在美国报道的动物狂犬病病例中蝙蝠占 29.1%，浣熊占 32.4%。2015 年，美国疾病预防控制中心发布的狂犬病监测报告确认了来自 50 个州的 5508 例动物狂犬病确诊病例。总体而言，患病动物中 25% 是臭鼬，在提交狂犬病检测的 4857 只臭鼬中，有 28% 呈阳性，略低于 2010 年平均水平。

（三）不同动物病毒 GP 氨基酸序列比对

RABV 基因组为单股不分节段的负链 RNA，病毒基因组的 5 个结构基因分别编码 5 个结构蛋白（NP、PP、MP、GP 和 LP）。GP 作为病毒重要的结构蛋白，能够介导病毒侵入宿主细胞。由于 GP 存在中和抗原表位、毒力相关区域以及糖基化位点，在病毒的致病性和毒力等方面起到关键作用。因此选择 GP 对病毒进行分析，对于监测毒株抗原性、毒力变异具有重要意义。野生动物、家养动物的 RABV 的 GP 基因的开放阅读框（ORFs）长度为 1575 个核苷酸，编码 524 个氨基酸，国内对于 RABV 的研究结果与以上发现基本一致。

以 aG 毒株（GenBank 序列号 GQ412744）作为参考序列，我们将野生动物、家养动物和人 RABV 的 GP 基因进行比对，用 Mega4.0 软件进行序列比对，相邻连接方法

（neighbor‐joining，NJ）构建系统进化树（图10‐1，图10‐2）。这些病毒分别分离自狼（wolf）、貉子（raccoon dog）、浣熊（raccoon）、绵羊（sheep）、牛（cattle）、猪（pig）、老鼠（mouse）、人（homo sapiens）、犬（dog）、鹿（deer）、猫（cat）、蝙蝠（bat）、狐狸（fox）等。

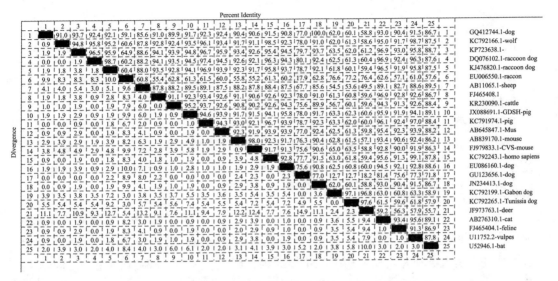

图10‐1　不同动物的 RABV 与参考毒株 GP 基因的同源性比对

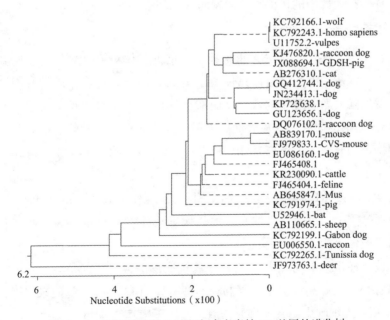

图10‐2　不同动物的 RABV 与参考毒株 GP 基因的进化树

经过比较发现，25 个所检测的不同动物 RABV GP 氨基酸序列同源性为 55.2%～98.7%。另外除鹿的 RABV 以外，其他病毒均聚集在一个大的分支下，表明感染鹿的 RABV 与其他动物的亲源性较远。在所比较的犬 RABV 中，国内犬 RABV 均属于同一分支，而与国外相比较时同源性差距较大，表明感染国内外犬的 RABV 毒株亲源性较远。通过比较野生动物和家养动物病毒 GP 基因序列可以发现，感染不同动物的 RABV 之间可能存在交叉。

二、动物狂犬病疫苗

在美国和西欧等发达国家，犬和野生动物的狂犬病已成功得到控制，因此，人间狂犬病极少发生。这充分说明，在资源充足的条件下，狂犬病完全可以根除。据不完全统计，每年全球因狂犬病造成的经济损失达 86 亿美元，其中兽医部门和动物的疫苗仅占 15%。由此可见，动物疫苗的施用对防控人间狂犬病至关重要。另外，RABV 只有 1 种血清型，世界各地的 RABV 抗原性相同。当前大部分国家所用的兽用狂犬病疫苗主要有 2 种，即灭活疫苗和基因工程疫苗。随着生物和分子生物学技术的发展，多肽疫苗、mRNA 疫苗、活载体疫苗及植物疫苗等新型狂犬病疫苗已经逐渐走进研究者的视野。

狂犬病是一种可精确防控的人兽共患传染病。根据 WHO 的标准，人或动物免疫后血清中的中和抗体滴度达到或超过 0.5 IU/ml，可为人类和动物提供保护。目前，感染狂犬病的犬是人类狂犬病高发病率的主要原因，因此，为犬接种疫苗已被证明是预防人类狂犬病最具成本效益的策略。据 WHO 报道，犬只的免疫覆盖率达到 70% 以上即可有效阻断 RABV 在犬群中的传播，从而预防人间狂犬病。

（一）重组减毒活载体疫苗

RABV 重组疫苗是指应用 DNA 重组技术，借助载体对 RABV 的免疫原基因进行重组表达而研制的疫苗。由于重组体只保留了 RABV 中具有免疫作用的基因，因此这种疫苗不具有发生狂犬病的潜在危险。反向遗传学技术的发明彻底改变了对 RABV 以及其他负链 RNA 病毒的研究，这极大地促进了对这些病毒生物学的了解以及针对各种病原体的新型疫苗的开发。近年来 RABV 减毒株、嵌合病毒及 DNA 疫苗等相关领域的研究得到极大发展，取得很多研究成果。

重组病毒载体疫苗即嵌合疫苗，是以不同的病毒作为载体，将 RABV 的 GP 基因插入到载体病毒基因中。目前报道的有：牛痘病毒载体、金丝雀痘病毒载体、腺病毒载体、疱疹病毒载体等。

腺病毒载体递送的干扰 RNA 具有很强的抗病毒潜力，特别是对抗狂犬病。这是通过开发编码 siRNA 的腺病毒载体（复制缺陷型）靶向 LP 和 NP 基因来实现，结果发现 siRNA 在 BHK－21 细胞中能有效抑制 RABV。基于腺病毒重组狂犬病疫苗的开发方兴未艾，科学家们比较了重组腺病毒和牛痘病毒系统，结果发现牛痘病毒载体在一个大型野生动物疫苗接种项目中被成功用于浣熊的狂犬病免疫，而基于 RABV GP 的腺病毒载体疫苗接种浣熊也在试验中获得了保护。另一项研究表明，以腺病毒为载体的狂犬病疫苗可能比基于牛痘病毒载体的疫苗对浣熊的免疫更有效。然而，这两种疫苗都不适合斑纹臭鼬的免疫，因此，适用于抗狂犬病免疫的合适重组载体仍是一个争论的问题。另外，由 rLEP – G 重组病毒制备的灭活疫苗可用于小鼠和犬的狂犬病免疫，其产生的中和抗体水平显著高于 LEP 衍生疫苗。表达 RABV GP 的副痘病毒重组体用于小鼠、犬和猫的狂犬病免疫，能够诱导高水平的中和抗体并在脑内攻毒后为小鼠提供良好的保护。未估计免疫后体内产生的重组蛋白的量，但病毒剂量和中和抗体之间的直接相关性表明重组病毒的滴度对于保护性免疫应答的发展是重要的。另一项研究表明，犬疱疹病毒作为鼻内接种后 RABV GP 表达的活载体，比商业的狂犬病灭活疫苗产生更高的 RVNA 滴度。对于广泛的兽医免疫，基于痘病毒的狂犬病疫苗被认为是非常有前途的，并且已经被多次提出，尤其是浣熊痘病毒。近 20 年来的研究表明，这种 RABV GP 病毒载体系统已被用于为红狐、浣熊、郊狼和臭鼬免疫，对于在欧洲部分地区消除狂犬病以及在美国显著降低狂犬病发病率至关重要。

国内有研究在 RABV 弱毒株 Hep – Flury 株全基因组的伪基因区域（GP 与 LP 基因之间）插入一个 GP 基因，构建了携带双 GP 基因的全长感染性克隆，成功获得 Hep – Flury – dG 嵌合病毒，结果表明，Hep – Flury – dG 株和 rHep – Flury 株比较，其致病性降低、免疫原性显著提高。

研究人员发现低剂量表达 RABV GP 的重组新城疫病毒可在一年多的时间内保护犬免受 RABV 街毒的感染，这表明接种该载体疫苗可诱导犬对 RABV 产生持久的保护性免疫。

有学者通过基因敲除使 RABV 的 PP 基因缺失，从而构建重组 RABV 活疫苗。这种疫苗与传统的减毒活苗相比，也可以诱导机体产生长时间的保护性抗体。但是基因重组减毒疫苗也存在潜在的危险，比如基因突变的减毒活疫苗会与自然存在的野毒株发生重组，或者已敲除的基因会重新发生基因修补，从而出现毒力增强的现象。

（二）兽用弱毒口服疫苗

在欧洲，SAG 2、SAD Bern 和 SAD B19 等毒株被用于野生动物口服免疫以控制狂犬病。重组犬腺病毒Ⅱ型疫苗是通过对犬类进行口服免疫而开发出的一种持久的狂犬病疫苗，该疫苗具有较好的免疫原性。在目前的疫苗替代品中，基于植物的疫苗为生物制药生产提供了较低的成本。植物细胞可作为表达亚单位疫苗的宿主，用于制备口服制剂或肠胃外制剂。口服制剂在安全性和接受性方面是最有吸引力的免疫方法。在斯里兰卡，通过补充口服疫苗的方法，使家庭犬获得的疫苗接种覆盖率从 63% 增加到 78%；在土耳其伊斯坦布尔的调查发现，疫苗接种覆盖率增加了 18% ~ 21%，总体疫苗接种率达到 74% ~ 84%。通过口服、肌内、皮内和气溶胶途径免疫吸血蝙蝠时，发现表达 RABV GP 基因的病毒重组牛痘病毒载体疫苗 V – RG 具有免疫原性。口服相对较高的疫苗剂量后，获得了对 RABV 较高的保护率。将 V – RG 浓缩悬浮液与中性凡士林混合，通过背部注射免疫一群蝙蝠，并与其他未接种疫苗的蝙蝠一起饲养，结果 81%（17/21）蝙蝠存活，还能免受 RABV 强毒的攻击。

尽管弱毒活疫苗价格比灭活疫苗低廉，而且可以通过口服途径免疫接种，但弱毒活疫苗在动物体内增殖时，其残留毒力或致病性突变有时会致使接种动物发病，因此，WHO 不推荐弱毒活疫苗经非口服途径免疫接种动物。

（三）其他疫苗

目前研究人员正在探索增强疫苗免疫效力的各种新方法，如研究载体疫苗、脂肽疫苗、质粒 DNA 疫苗等。此外，通过研究新的乳剂（水包油）、Toll 样受体激动剂、细胞因子、CpG 寡核苷酸和其他材料，以补充铝盐疫苗佐剂的不足。

2013 年报道了三价单链 Fv（scFv50AD1 - Fd）的产生，它可以识别 RABV GP，并遗传融合至噬菌体 T4 纤蛋白的三聚化结构域，称为 foldon（Fd）。由多价性引起的亲和力增加以及较高的生物活性使得三价 scFv50AD1 - Fd 构建体成为狂犬病保护的重要试剂。此抗体工程方法可以作为设计用于被动免疫疗法的新一代抗狂犬病基因工程抗体的策略。

对于 RABV GP 在转基因植物中的表达，科学家们做了许多探索工作，在胡萝卜和玉米中获得了成功。通过喂饲编码 RABV GP 转基因玉米，免疫羊获得了免疫保护。

综上所述，狂犬病防控的关键还是在于加强对犬只的管理、扩大犬只的免疫覆盖率、危险人群 PrEP、加大狂犬病防控知识宣传普及、暴露后及时免疫接种和注射免疫球蛋白。唯有如此，人间狂犬病方能消灭。

三、犬狂犬病的控制

犬的狂犬病完全可以消灭，北美、西欧、亚洲部分地区和南美的许多地区均已获得成功。但犬狂犬病仍在 100 多个国家和地区流行，并且主要在发展中国家。统计分析表明，95% 的人狂犬病病例源自于犬伤。

现在已有可提供较长免疫有效期的有效兽用疫苗，大规模的注射接种项目成为犬狂犬病控制的主要手段，仅靠灭犬活动本身并不能有效控制狂犬病。目前，犬群狂犬病免疫主要的挑战是有效的疫苗及足够的免疫覆盖率，确保在犬群中达到足够的接种率。WHO 研究显示，在非洲、拉丁美洲和亚洲的社区中，犬群总数中有相当大的比例（至少60% ~75%）是能够进行注射接种的。对不易进行注射免疫的社区（例如有大量无主犬的地区），狂犬病疫苗的口服接种可以成为一种潜在的补充方法。在某些场合，70% 的接种率就足以控制犬类狂犬病，但所需的准确接种率可能会随犬群的种群数量、行为和空间特点的不同而变化。在过去的 20 年中，墨西哥、南美洲和加勒比地区通过开展消灭犬狂犬病项目，实现了人狂犬病数量的明显下降；与此相反，由于快速增加的犬群数量、不断的城市化进程、人口密度和流动性的增加，撒哈拉以南非洲和亚洲的部分地区的狂犬病数量有所上升。

犬狂犬病控制项目应该包括 3 个基本要素，根据当地主要的社会、文化和经济因素情况调整侧重点。基本要素包括：①流行病学监测；②大规模接种活动；③犬群的控制。这些工作都需要有社会的参与、管理技能和法律法规的保障。

(一) 流行病学监测

在大部分国家，狂犬病已成为国家卫生和兽医系统的法定报告疾病。狂犬病只能通过实验室检测进行可靠的诊断。收集、处理、分析流行病学数据，并在各部门间和各管理层次间实现数据的快速交流是一切狂犬病控制项目的基础。狂犬病的兽医监测和疑似动物病例的实验室报告也是管理人员采取相应措施的前提条件。

人和动物狂犬病病例的实验室确诊以及实验室确诊动物病例的地区是监测重点。还应进行街毒的分离、鉴定及分子流行病学分析，以了解病毒的流行病学特点。但是，仅以实验室确诊的狂犬病病例为监测依据，可能会使患者的真实数量被严重低估，导致对狂犬病控制工作的重视程度降低。因此，还应统计临床表现疑似为狂犬病的患者数以及接受了暴露后预防的人数，以便能提供更多的关于疾病负担的流行病学信息，评价狂犬病控制项目的有效性和成本效益性。

(二) 高密度的犬群注射免疫

为犬群普免是控制犬狂犬病的最有效措施。20 世纪 80 年代以来，拉丁美洲国家通常每年都要开展全国性的大规模犬类接种活动，在短期内（1 周）就可达到很高的接种率（约 80%）；每年约有 4500 万犬只接受免疫，使得犬和人狂犬病的数量明显下降；这些活动的成功和可持续性，源自政治责任感、各国对犬用疫苗的取得和供应、地方对活动的规划和实施的承诺以及卫生部门对活动的有效协调和监督。

狂犬病疫苗接种活动通常每年进行一次，但在动物出生率和死亡率高的地区，可能需要开展多次活动。所有犬和猫，不分年龄、体重或健康状况，都应在就诊时进行免疫。鉴于许多动物群体的高出生率，应格外注意确保幼犬有足够的接种率。WHO 已经制定了估算犬群数量的指南。在大规模的注射接种活动中，只能使用加佐剂的狂犬病灭活疫苗。在接种活动中，可能接触犬只的所有工作人员都应进行 PrEP。对免疫过的犬只应进行登记和做永久性标识，犬的标识对评价接种率、识别未接种犬以及采取后续的弥补措施至关重要。

四、野生动物狂犬病

在过去的几百年中，尽管也有关于野生动物狂犬病的报告，但该病主要见于家养犬。随着流行病学数据的暴增，食肉目和翼手目动物被认为是 RABV 的储存宿主。

(一) 陆生野生动物

虽然整个非洲大陆都有野生动物狂犬病散发病例的记录，但有关该病在野生食肉动物种群中流行的记录仅见于非洲南部。该地区的病毒为犬源病毒和猫鼬源病毒。黑背豺、侧纹豺和蝙蝠耳狐种群主要流行犬源 RABV。濒临灭绝的埃塞俄比亚狼和非洲野狗也受到犬源狂犬病的威胁。在非洲南部，多种猫鼬科的种群携带数种猫鼬 RABV 的变种。犬源 RABV 还导致纳米比亚捻角羚大量死亡。

在亚洲，除了以色列西岸、加沙、阿拉伯半岛的某些地区、北极和亚北极地区的狐狂犬病以外，整个亚洲大陆极少有关于野生动物狂犬病的记录。南亚和东南亚可见猫鼬、貂的偶发病例。

在欧洲，狂犬病曾经暴发流行，但至 20 世纪初期该病逐渐消失。第二次世界大战起始，东欧出现了新的动物疫情。流行病学调查、实验室研究和模型显示，西欧近来的狂犬病疫情是由赤狐传播和延续。在东欧，貉可能与感染链的延续有关。1940 年后，疫情从波兰传至德国；1968 年到达法国；1980 年进入意大利。最初的疫情持续约 1 年，之后通常有数月至 2 年无任何病例报告的时间，然后是多年的疫情波动。新发传染病地区的首例狂犬病例几乎都是狐狸。动物疫情的流行以波浪形式推进，速度约为每年 25 ~ 60 km。新发地区的病例密度可达每年每平方千米 5 例。大河、湖泊和崇山峻岭阻挡了疫情的蔓延。当以口服疫苗免疫狐狸种群后，该地区的疫情就会停止。

加拿大和美国在 20 世纪中叶控制了犬的狂犬病，墨西哥也消灭了犬的狂犬病，但是野生动物狂犬病疫情越来越严重。在加拿大，最重要的野生动物为狐狸。在美国，条纹臭鼬是平原地区和加利福尼亚地区的主要宿主；浣熊则是从大西洋沿岸到阿巴契亚山脉的主要宿主。

（二）蝙蝠狂犬病

在多个大陆的蝙蝠中都可检出狂犬病病毒属病毒，而且蝙蝠已确定为 6 种狂犬病病毒属病毒储宿主。翼手目与食肉类动物生活史不同：它们体型小，寿命长，种群固有增长率低，不同类别的蝙蝠还占据着边界明确的生态位。因此，蝙蝠病毒在性质上有别于那些引起食肉类动物狂犬病的病毒。

分离自非洲蝙蝠的病毒为 LBV 和 DURV，而分离自欧洲蝙蝠的病毒为 EBLV - 1 和 EBLV - 2。LBV 是大型非洲食果蝙蝠的一种病毒，1956 年首次从尼日利亚的黄毛果蝠中分离获得，此后又从中非、塞内加尔和南非的其他种类蝙蝠中分离获得。DUVV 于 1970 年首次分离于一位患者；该患者在南非德兰士瓦省被食虫蝙蝠咬后 5 周死于狂犬病脑炎。此后，在 2 种食虫蝙蝠中发现了该病毒：一种在南非，另一种在津巴布韦。目前，欧洲确认了 2 种蝙蝠病毒：源于大棕蝠的 EBLV - 1；从鼠耳蝠属中分离出来的罕见毒株 EBLV - 2。欧洲共确认了 4 例由蝙蝠传播的人狂犬病病例：2 例在俄罗斯，1 例在芬兰（1985），2002 年的 1 例在苏格兰。1996 年，从澳大利亚东海岸的食果蝙蝠中分离出 ABLV，并从食虫蝙蝠中分离出 ABLV。澳大利亚已经确认了 2 例由 ABLV 引起的人狂犬病死亡病例。

目前，美洲的蝙蝠传播病毒都属于 RABV。美洲有大量在遗传和抗原特性方面不同的 RABV 的变种在不同种类的蝙蝠中流行。一个蝙蝠种群中可存在几个变种，各变种在地理分布上会有交叉。常可见到病毒传染到陆地动物。虽然北美洲温带地区人狂犬病的发病率较低，但约有半数的病例是因感染蝙蝠 RABV 引起的；其中最常见的是与银毛蝙蝠和浅黄家蝠有关的病毒。

吸血蝙蝠狂犬病是包括加勒比地区在内的美洲亚热带和热带地区的一个主要的公共卫生问题。以圆头叶蝠为主的吸血蝙蝠一直带有一种与其他美洲蝙蝠病毒有关的RABV，经常会传播给家畜和人。吸血蝙蝠传播的牛麻痹型狂犬病对家畜养殖业有重大的经济方面的影响。

（三）啮齿动物狂犬病

对北美洲和欧洲狂犬病流行地区成千上万的野生和住区啮齿动物的检查显示，很少发生啮齿动物感染狂犬病的现象，说明这些动物不是该病的储存宿主。

（四）野生食肉动物狂犬病的防控

减少动物数量是控制野生动物狂犬病的重要措施，因狂犬病在动物种群中的传播与种群密度有关。扑杀野生动物的目的就是将种群密度降至该病流行所必需的阈值之下。扑杀的技术包括猎杀、诱捕、毒饵毒杀和向兽穴灌输毒气。对通过扑杀宿主动物而控制狂犬病的效果的研究显示，很少能够单用一种方法消灭此病或阻止此病向未感染的地区蔓延。这些食肉类动物在扑杀后的反弹、高繁殖力以及环境为其提供食物、水和栖息地的能力，常常使对种群控制的努力付诸东流。在开展大规模扑杀活动之前，还应考虑人道主义和生态学。

除了降低野生动物的密度外，还应对野生动物进行狂犬病疫苗的免疫。可将口服疫苗放入诱饵，投放给主要的宿主动物。20世纪60年代初期，George Baer发现可以通过口服ERA减毒活病毒的方式免疫美国的狐狸，但直到1970年WHO在欧洲主办的一次大会上宣读该发现之前，它都未引起多少注意。一直到1971年该发现才被广泛地发表。此后，其他口服狂犬病疫苗的开发为产业的参与提供了新的契机，包括产权和专利，这既促进也限制了口服疫苗的研究。口服接种狂犬病疫苗项目应能使兽群得到足够的免疫，从而减少传播。疫苗的功效通常是按照国际组织的指南和国家法规，通过实验室试验来测定的，但由于受到各种免疫抑制因素的影响，现场的靶动物种群不一定有与实验室中受测动物同样的反应性。诱饵的设计必须保证能将疫苗释放到诱饵食用动物的易感靶组织中。在胃环境中会被降解灭活的疫苗，必须或是进入口腔从而感染口咽黏膜或扁桃腺的细胞，或是让诱饵（或诱饵的组分）保护疫苗通过胃进入小肠而释放。疫苗的功效、稳定性以及疫苗从诱饵中有效释放，决定了诱饵食用动物被免疫的百分比。欧洲的动物口服免疫通常每年两次，分别在春季和秋季进行，利用固定机翼飞机或直升机进行诱饵投放。OIE报告，由于口服免疫的成功，陆地狂犬病至今已在7个欧洲国家消失：1991年，芬兰和荷兰；1997年，意大利；1998年，瑞士；2000年，法国；2001年，比利时和卢森堡。

（五）蝙蝠狂犬病的控制

吸血蝙蝠传播的牛麻痹型狂犬病可以通过免疫牛而得到控制。目前对中间宿主种群唯一可用的控制方法就是扑杀。可以给吸血蝙蝠使用抗凝血剂，既可以将药物直接涂抹在被捕获蝙蝠的背部，也可给牛肌内注射华法林。必须避免采用不加选择地消灭吸血、食果、食蜜和食虫等各类蝙蝠的非特异性方法。控制食虫蝙蝠狂犬病向人传播的方法应该包括教育公众避免与蝙蝠发生可能导致感染的接触、暴露后正确就医和防止蝙蝠在特定的敏感建筑（如医院和学校）内聚集。应考虑对在高度流行地区居住的人群进行预防性免疫。

（郭霄峰）

第十一章　狂犬病防治策略

第一节　全球狂犬病预防控制策略

一、概述

狂犬病是典型的人畜共患病,人感染的根本来源为病毒感染的动物,主要为犬类,因此,狂犬病控制与消除的根本环节在动物,特别是犬狂犬病的控制与消除。

在一个国家或者一个地区,狂犬病的预防与控制策略是决策人员最为关心的问题,是一个既简单又复杂的问题。从理论上讲,只要传染病流行的三个环节之一被打破,流行就会中断、停止。例如在狂犬病中,易感动物——人、家畜、野生动物全部得到有效的预防免疫,或者传染源——狂犬或者疯动物全部被消除,狂犬病也是可以控制住的。但是实施上述任何一条谈何容易,甚至是根本不可能的,是一种纯理论的设想。要制定切实可行的、有效的狂犬病预防控制策略,必须明确我们所要达到的目标,认清我们面临的形势和主要的流行因素以及我们可利用的社会与物质资源。

对于人和动物狂犬病,正确的防治策略应当是紧紧抓住以疫源动物免疫为主导,以犬只及其他动物管理、检疫和暴露者及时正确处理为辅助措施,同时建立完善的监测系统,并且重视检疫和动物运输的国际法则的综合性防治策略。

动物登记管理、检疫、免疫、扑杀,人的暴露后免疫、宣传教育等措施在不同的流行形势下其采用的侧重点不同。有的发达国家已经消除了家畜间的狂犬病,在保持犬的登记管理和免疫的基础上,进一步采用口服兽用狂犬病疫苗消除野生动物狂犬病,并且加强过境检疫,保持犬群的净化。这些国家和地区的暴露后预防可采用隔离观察接触家犬是否发病再决定是否接种疫苗的策略,而在我国高流行地区是不可采用的。有的低流行国家在边界建立家犬免疫隔离带防止狂犬病的传入。在我国不同省份也面临着不同的流行形势。在高流行地区应采用大规模的动物免疫以降低动物带毒率,同时保障及时有效的暴露后免疫。在与高流行区接壤的地区,建立动物免疫隔离带,严防带毒动物传入是可采用的策略。在无狂犬病省份更要采取措施严防传入。因此,各地应根据本地狂犬病的流行形势和流行因素,因地制宜制定当地有所侧重的防治策略。

无论哪种地区，依法建立有效的犬类管理体系，建立敏感互动的人与动物狂犬病监测系统，保障暴露后预防的及时实施，是所有狂犬病控制计划的基础。部门间的合作、健康教育与健康促进是狂犬病预防控制的促进因素。

二、全球消除狂犬病的目标和策略

2015 年 12 月，WHO、OIE、FAO 在日内瓦召开"消除狂犬病国际大会"，提出2030 年实现全球消除由犬传人狂犬病的目标和计划（图 11 - 1）。会议强调，狂犬病是可以预防和消除的，通过大规模给犬只接种动物狂犬病疫苗阻断犬间狂犬病传播，是实现人间狂犬病消除最具成本效益、最可持续的手段。

（一）目标：2030 年全球消除犬传人狂犬病

目标 1：有效地应用疫苗、药物、工具和技术。通过健康教育提高社区参与意识并增加危险人群的医疗、药物和疫苗的可及性，扩大犬的疫苗接种，减少人类狂犬病的风险。

疫苗是全球战略计划的一个关键组成部分、国家方案的核心。建立人和犬生物制品储备是增加获得负担得起的高质量产品的关键。

目标 2：有效地监测与评估防控的进程和效果。依据国际防控目标和策略框架，进行能力建设，加强决策、指导与管理；加强监测能力和整合报告系统，鼓励新技术的应用，确保可靠的监测数据用于决策。

目标 3：维持承诺和资源。通过利益相关方的参与和展示已完成防控项目活动的效果，争取资源的持续投入。

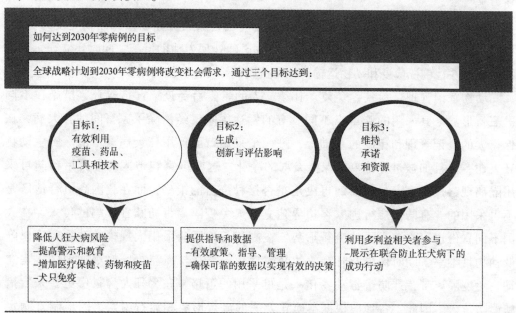

图 11 - 1　实现 2030 年零病例目标

（二）策略

1. 狂犬病是可以预防的，但 PEP 无法从源头上控制狂犬病

人类狂犬病是一种 100% 疫苗可预防的疾病，在被可能的狂犬（或其他动物）致伤后，及时、规范进行 PEP，可有效预防个体狂犬病发生，但这种方法代价高昂，只能保护那些能够及时获得 PEP 规范服务的个人。预防人类狂犬病不应该仅仅依靠 PEP，尽管在 PEP 上投入了大量资金，但这种干预是无法消除疾病的，仍可继续造成没有接受 PEP 者的死亡。在亚洲和非洲，每年仍有成千上万贫困地区的人死于狂犬病。

如果不从源头控制狂犬病，狂犬病的成本将继续上升。随着犬数量的增加，如果犬类狂犬病的源头没有得到控制（家养犬），接触狂犬病的人数和对 PEP 的需求将继续上升。随着时间的推移，成本只会上升。

2. 犬传播的狂犬病可以通过给犬接种疫苗来消除

狂犬病可以通过给犬接种疫苗从源头预防。通过大规模的犬狂犬病疫苗接种运动，同时做好人 PEP 工作，消除犬传播人狂犬病死亡是可以实现的。给犬接种狂犬病疫苗在预防人类狂犬病死亡方面非常有效，可减少人类患狂犬病的机会。在犬类狂犬病流行的国家，人类狂犬病死亡人数与犬类狂犬病病例数量密切相关。犬类狂犬病病例数量随着犬类疫苗接种覆盖率的增加而直接下降。人类狂犬病死亡率的下降与犬类狂犬病病例的下降密切相关，在整个拉丁美洲、非洲和亚洲，包括中国的狂犬病消除示范项目都证明了这一点。

给 70% 的犬只接种疫苗就足以消除犬类狂犬病。来自建模研究和经验数据的大量证据表明，70% 的犬只接种疫苗将足以消除犬类狂犬病。这个目标阈值适用于亚洲和非洲许多地区的犬群，不管犬的密度或拥有模式如何。

3. 消除狂犬病是可行的

我们已经有了经实践证明行之有效的预防和消除犬传播人狂犬病的策略与工具。在全球范围内消除犬传播的狂犬病造成的人类死亡是可行的。通过将有效的大规模犬疫苗接种战略与改善人类预防措施的可获得性（犬咬伤管理和 PEP）相结合，全球消除犬传播的人狂犬病造成的人类死亡是可以实现的。这在一些发展中国家也获得了成功的证明，如菲律宾、南非、坦桑尼亚联合共和国和孟加拉国等。

4. 制定国家狂犬病防治规划，协调区域联防联控

制定国家狂犬病防治规划，协调区域联防联控非常重要。在大面积范围内进行全面接种是实现消除狂犬病的最有效途径。小规模的犬类疫苗接种运动可以迅速降低当地犬类狂犬病的发病率，但消除狂犬病需要进行协调一致的运动，每年在大范围内实现高连续性覆盖。局部地区的低覆盖率，也会延迟消除的时间，并导致成本上升。

早期停止狂犬病控制规划可能导致狂犬病重新出现。对病毒的进化分析表明，RABV 可以通过交通运输跨国界/地区和长距离地输入。因此，在狂犬病从一个地区消除后，需要继续进行监测和应急准备。

在狂犬病防治规划中应用"同一健康"的理念整合部门之间的责任。地方领导人牵头，跨部门委员会协调，社区群众积极参与，才能实现高疫苗接种覆盖率和宣传意识。虽然人类卫生服务（PEP）在预防狂犬病死亡方面发挥关键作用，但兽医服务的作用在从源头消除犬类狂犬病方面至关重要。狂犬病控制是"同一健康"行动中需要人类和动物卫生部门有效合作的一个有效例证。

三、狂犬病消除框架

2015年12月，全球狂犬病会议在瑞士日内瓦举行，制定了犬传人狂犬病消除框架。该框架提出了到2030年实现人狂犬病零死亡的战略愿景。该框架以五大支柱为中心，其缩写为STOP-R。该框架由OIE、WHO、FAO和全球狂犬病控制联盟（GARC）共同制定。

2018年6月18日，WHO、FAO、OIE、GARC发表联合声明，为实现2030年消除人类狂犬病制定策略。声明再次强调了"同一健康"在狂犬病消除中的重要性，并将实现人间狂犬病消除的核心策略进行了归纳，包括：

（1）长期的政治和社会保障。

（2）社区参与。

（3）维持高危犬群免疫率70%以上（需将犬群流动考虑在内）。

（4）由点及面，逐步推广。

（5）充足的资源、物流和基础设施保障。

（6）推动疫苗生产和储备，以确保疫苗和免疫球蛋白供应充足。

（7）全人群覆盖：包括老少边穷地区群体和其他高危群体。

（8）设立可执行的分级考核体系。

（9）人员的培养和奖励机制。

在具体实施层面，根据不同的领域，对可采取的策略提出了进一步建议。

S：社会文化

公众参与是狂犬病控制不可或缺的环节，社会文化氛围对狂犬病预防和养犬行为具有重要影响，增进公众对于狂犬病消除的理解，有利于促进公众行为改善。针对社会文化领域，推荐：

（1）培养公众意识　通过让公众参与狂犬病日等活动，令公众认识到狂犬病是一种可预防的公众健康问题。

（2）建立犬主人责任制　推动建立健全包括犬只免疫责任在内的犬主人责任制和犬群管理制度。

（3）咬伤的预防和处置　开发并推广对于不同人群的犬咬伤和急救宣教措施。

（4）PEP　提高公众对PEP必要性及可选用的方案（包括皮内注射）的认识和理解。

（5）社会参与　鼓励社会参与到促进狂犬病消除的行动中。

T：技术支持

对于消除狂犬病来说，有效的动物监测系统不可或缺，在推动狂犬病消除过程中，应加强动物和人监测系统。

（1）疫苗　大规模犬只免疫是最具成本效益的狂犬病消除策略，应推动并保证该策略的持续实施。此外，应保证犬用、人用狂犬病疫苗和 RIG 的安全性、有效性和可得性。

（2）后勤保障　收集数据指导疫苗采购方案，建立和维持大规模犬只免疫和 PEP 所需的物流和基础设施。

（3）诊断　加强实验室能力和人员队伍建设，实现快速准确诊断。

（4）监测系统　监测系统应包括完备的监测、采样、报告和数据共享。

（5）技术支持　为国家和地方决策提供指南和技术支持（包括推动现有措施实施）。

（6）方案论证　提供方案论证，并推进成功方案的广泛应用。

O：组织

狂犬病消除，需要秉承"同一健康"理念，在实施各项措施时，应由动物部门、卫生部门和其他有关部门共同推动。

P：政策支持

成功消除狂犬病有赖于政治意愿和长期的政策支持。

（1）政策支持　政策支持对于狂犬病消除至关重要。

（2）立法　需要建立适当的规范狂犬病通报和消除的法律体系，并保障实施。

（3）国际支持和区域参与　鼓励支持国家和地区积极参与合作，促进经验交流和资源利用，并向 WHO、OIE 等国际组织寻求帮助。

R：资源保障

狂犬病消除是一项长期和持久的工作，需要充足的物资保障。应向政府说明在狂犬病消除上投入的可行性和价值（保护人民生命、降低疾病经济负担、全面提升监测系统、强化部门协作等），也同时鼓励狂犬病消除方面的商业投资。

四、分阶段消除办法

计划建议采取务实的三阶段办法，实现"2030 零狂犬病"的共同目标（图 11 - 2）。

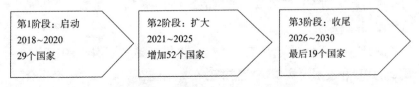

图 11 - 2　消除狂犬病的三个阶段

第 1 阶段：开始。我们将通过准备和改进规范的工具和结构以促进行动，为消除狂犬病打下坚实的基础。主要活动包括支持各国在采取一项健康办法后，制定强健、预算、有效和可持续的国家狂犬病消除计划；并促进将这些计划合并成协调一致的区域努力。

第 2 阶段：放大。在此阶段，大多数国家启动和开展消除狂犬病工作。利用 1 阶段打下的坚实基础，在学习和积累经验的基础上精益求精，不断开拓进取，真正走向世界。

第 3 阶段：收尾。该阶段是最后一英里。我们将在其余的国家开展斗争，消除狂犬病，并继续支持国家的努力，因为社区、国家和地区的进步达到"2030 零狂犬病"。

五、分阶段狂犬病消除（SARE）：一种规划与评估工具

（一）背景

1. 为什么要开发用于分阶段狂犬病消除的工具

狂犬病被 WHO 列为易被忽视的人畜共患疾病。由于长期的报告不力和忽视，这种疾病所造成的真正负担仍然未知。狂犬病最常见的传播途径，是伤口直接接触狂犬病动物或者黏膜表面被狂犬病动物咬伤、舔舐和抓伤。犬是人类接触狂犬病和狂犬病致人死亡的主要致病源。据估计，由犬传播的狂犬病每年造成数万人死亡，并对牲畜养殖造成重大损失。超过 95% 的人类狂犬病死亡病例发生在亚洲和非洲。在这些地区，狂犬病的出现与贫困密不可分，而且这种疾病还会对国家实现可持续性发展目标的能力产生不利影响，特别是实现到 2030 年消除极端贫穷和饥饿（可持续发展目标 1 和 2）以及提高健康水平（可持续发展目标 3）这几个目标的能力。

犬传人狂犬病是一种可通过疫苗有效预防的人兽共患病。为犬只接种疫苗是显著并持久降低狂犬病致人死亡例数的最有效方法。人类狂犬病的预防取决于切实有效的预防和控制犬传播的狂犬病。鉴于这些事实，FAO、GARC 以及多家合作伙伴开发了一种工具，以协助各国起草犬传人类狂犬病预防和控制计划，并对该计划进行监测和评估。

为在全球有效防治和消除犬传人狂犬病已采取了多种举措。在全球范围内，FAO、OIE 和 WHO 已将狂犬病列为重点疾病。针对犬传人狂犬病，除各个国家制定的国家战略外，还有一些已经存在或正在制定的地区性战略。

关于可持续性地实施狂犬病防治项目，有相关的技术指导、工具和最新标准。FAO、OIE、WHO 和 GARC 等一些国际组织发起过数项全球级计划，以增强各国的国家公共卫生系统和兽医服务能力。然而，各种狂犬病预防控制计划的实施仍需由各国政府机构负责，这些机构需要解决多种与人类和动物疾病有关的优先事务，同时努力克服跨部门和跨行政级别进行统筹规划的挑战。"同一健康"理念已在应对这些挑战方面发挥了重要作用。

应犬传播的狂犬病流行国家的要求，我们提供了这一工具。2016 年 6 月，FAO、GARC、WHO、OIE 和美国疾病预防控制中心在泰国曼谷举行了一次工作会议，随后我们对 SARE 消除办法进行了更新（2016 年 10 月版本的 SARE，见图 11 - 3）。

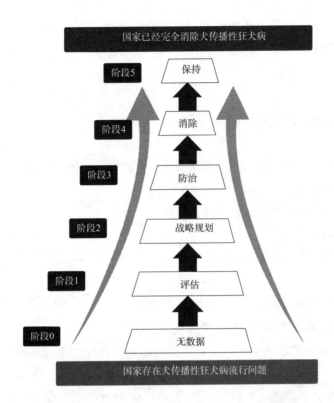

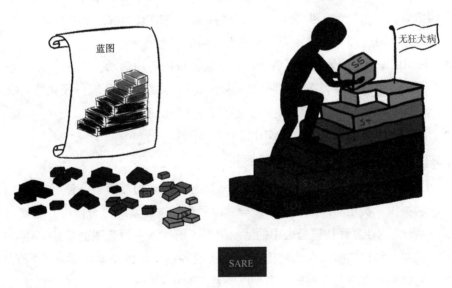

图 11 - 3　消除犬传播狂犬病的阶段

SARE 已发展成为一种实用的规划、监测和评估工具，可用于指导、制订和完善狂犬病防治计划。该工具为控制和预防犬传播的狂犬病提供了一些切实可行和可实现的举措。

SARE 工具与"同一健康"方法一致，并遵循了加强部门间合作的原则，目标为随时间推移持续降低狂犬病发生风险。以下所列为某场高级别技术会议所取得的成果，并列出了在理想情况下所需的各种要素，以便能够按照"同一健康"方法的精神，实现和促进有效的跨部门协作。这些原则均适用于狂犬病以及其他多种疾病的防治。

- 政治意愿和高层承诺。
- 信任。
- 共同的目标和优先事务。
- 共同利益。
- 有力的监管结构、统一的法律框架以及认可现有的国际标准。
- 充分和公平的分配资源。
- 确定各相关合作伙伴，并鼓励各方参与。
- 协调的活动计划。
- 有关跨部门协作实施方法的指导原则。
- 能力培养。
- 在各个部门内建立有力和有效的卫生体系。

2. 如何使用 SARE 规划和实施工具来防治狂犬病

SARE 可用于在政府机构内部以及其他利益相关方内，以增强意识以及争取支持。

SARE 工具提供了一些可评估阶段的 Excel 评估记分表，该表格按照各项活动的逻辑流程设计并包含多个阶段（阶段 0 到阶段 5），以努力完全消除犬传播的狂犬病。尚无狂犬病信息的国家处于起步的 0 阶段；而其他一些国家则可能起步阶段更高，待该国家达到阶段 5 时，即表明已经完全消除犬传播的狂犬病。

- SARE 评估记分表列出了各个阶段所需开展的各项活动，待这些活动完成后方可进入下一阶段，而当前阶段的活动又是建立在之前所取得成就的基础之上。
- 对于各项需要完成的活动，其得分可为 0 分或 1 分。
- 然后，该表会自动计算 SARE 得分。

（二）SARE 所包含的各个阶段概览

SARE 是犬类狂犬病防治蓝图的整体组成部分；该防治蓝图是一种可直接使用的开源工具，它提供了实用的详细方法和指导，以循序渐进和系统（分阶段）地实施 SARE 中的各项活动。SARE 评估记分表中的活动提供了前往该防治蓝图的链接，还通过举例的方式，说明了如何实施狂犬病防治活动以及就各项活动的负责机构和执行人提出相应指导。它鼓励相关利益方共同努力，以朝着消除狂犬病的目标向更高阶段攀升。

SARE 评估记分表被分成多个类别的活动，要消除狂犬病就要完成所有这些类别的活动。以下列出了这些类别及其首字母缩略词以及它们与协定的全球框架的关系。

这些类别是如何与犬传人狂犬病全球消除框架（STOP－R）挂钩的？

S 社会文化

- 信息、教育和宣传
- 犬只数量相关的问题

T 技术

- 预防和控制
- 数据收集与分析
  实验室诊断

O 组织

- 跨领域问题

P 政治

- 法规
  在起步阶段以及后续的各个阶段，有 4 项活动被认为至关重要：
- 犬接种疫苗
- 狂犬病意识/宣传
- 可利用的 PEP
- 狂犬病诊断/监测能力

应将进度监控和定期评估作为 SARE 工作的一部分加以实施。随着该计划的推进，例如随着建立狂犬病监控体系、在动物源头加强狂犬病防治或实施国家狂犬病战略，可能需要对计划进行调整。

定期修订：我们会根据各参与地区和国家分享的经验以及所掌握的各项工作所需的相关资料，对 SARE 进行定期修订和改进。

合理调整，以适合在不同层级使用：SARE 最初是按照在国家级别实施进行设计的，但可以调整该工具，以便在地方或地区等其他级别使用。

(三) 阶段 0 至阶段 5 的描述

国家存在犬传播性狂犬病流行问题

阶段 0： 无数据	尚未掌握狂犬病的任何相关信息，但怀疑存在狂犬病： 尚无临床狂犬病或动物咬伤事件的系统化记录，但根据偶发的临床描述（动物或人类）或历史佐证（许多年前），怀疑存在狂犬病（任何种类）。不存在或最近不存在实验室确诊的狂犬病病例（通过国内实验室或国际参考实验室）。不存在国家狂犬病防治指导方针，或者虽然存在，但未能实施或与国情不符
阶段 1： 评估	评估当地的狂犬病流行情况，制定详细的短期狂犬病行动计划： 情况评估：在本阶段，政府会评估现有的结构、活动和可用资源 数据收集/分析：国家对现有的狂犬病数据进行分析，例如与动物咬伤有关的事件和现有的预防和控制活动（至少包含国内部分地区的数据） 疫情调查：已经执行或启动了某些疫情和病例跟进活动。所整理的信息和经验可以针对初始需求和成功案例，达成短期的行动计划 利益相关方分析：务必要深入了解国家狂犬病预防和控制活动所涉及的潜在利益相关方，并了解受狂犬病影响的社区有哪些需求 行动计划：这一阶段所包含的活动涉及为拟订国家将来的狂犬病预防和控制计划和战略奠定基础 资源：通常，在此阶段不存在狂犬病防治拨款或仅存在有限拨款

阶段2： 战略规划	制定国家狂犬病预防和控制战略： 上一阶段所指示的活动继续推进。基于短期的狂犬病行动计划，已经培养了所需能力，并存在详细的 SOP 或协议。根据对疫情的深入了解以及对主要机构格局的掌握情况，制定国家战略。确定融资方案（地方、国家和国际）
阶段3： 防治	全面实施国家狂犬病防治战略： 已经具备实施国家狂犬病防治战略的能力且该战略切实有效。通过实施国家防治战略，狂犬病风险得以降低。所有主要利益相关方均参与了该战略的实施，并定期召开会议以交流信息，评估狂犬病防治和消除工作的进展情况。无人类感染狂犬病的报告
阶段4： 消除	维持人类狂犬病已被消除的状态，消除犬类狂犬病： 维持犬传人狂犬病已被消除的状态，并消除犬类狂犬病。持续执行国家消除战略，包括制定消除后阶段的计划
阶段5： 维持	监测人类和犬类狂犬病根除情况： 监测人类和犬类狂犬病的根除情况。制定并实施国家消除后战略

国家已经完全消除犬传播性狂犬病

第二节 我国狂犬病防控工作现状

2009 年 9 月卫生部、公安部、农业部和国家食品药品监督管理局联合发布了《中国狂犬病防治现状》，针对严重的狂犬病疫情，卫生、公安、农业、药品监管等部门进一步明确了各部门的工作职责，初步建立狂犬病多部门防控机制，密切配合，积极开展各项防治工作。

公安、畜牧兽医等职能部门不断加强养犬登记管理工作，组织开展了大规模养犬管理专项整治，重点对犬扰民、犬伤人和无证养犬、违规遛犬等行为依法查处，大力开展捕杀野犬、疯犬行动。犬患问题在短期内得到了有效遏制，特别是北京等重点地区，养犬工作基本实现了养犬登记率、登记犬只狂犬病疫苗预防接种率、入养犬户宣传率和发现流浪犬捕捉率等 4 个 100%。

农业部加强了动物狂犬病防治工作。2012 年 5 月 20 日《国务院办公厅关于印发国家中长期动物疫病防治规划（2012–2020 年）的通知》（国办发〔2012〕31 号）指出，狂犬病是要控制的主要人畜共患病，2020 年全国达到控制标准。2017 年 6 月 2 日发布《农业部国家动物狂犬病防治计划（2017–2020 年）》（农医发〔2017〕18 号），计划全面建立动物狂犬病免疫点，服务范围实现全覆盖，注册犬或可管理的犬免疫密度达 90% 以上，免疫犬建档率达到 100%。依据《狂犬病防治技术规范》，开展动物狂犬病诊断、疫情报告、疫情处理、紧急免疫、预防与控制等。加强兽用疫苗研制和生产供应工作，自 2017 年 7 月 1 日起，停止生产狂犬病活疫苗（包括多联活疫苗），推广使用灭活动物狂犬病疫苗。2013 年，中国动物疫病预防控制中心实施为期 4 年的"狂犬病综合防控技术集成与示范（红项圈）"项目，实施针对狂犬病防治与管理工作的相关防控策略，加强犬只管理，推行大规模的免疫注射，避免大规模犬只扑杀，降低狂犬病的发病率。

卫生部门为预防控制人间狂犬病做了大量卓有成效的工作，2005 年起实施中央财政转移支付狂犬病防治项目等，做好疫情监测，加强病例的流行病学调查与采样、提高病例实验室诊断率，及时发现病例，促进疫情处置；加强与农业等部门的合作，共享监测信息。大力发展基层狂犬病 PEP 门诊；卫生部发布《狂犬病暴露处置规范》；2016 年中国疾病预防控制中心印发预防控制技术指南，指导各地科学规范开展狂犬病 PEP 工作；推动高发省份将狂犬病疫苗和被动免疫制剂纳入医疗保险，提高报销比例和额度，提高乡村、边远和贫困地区人群被犬只致伤后能及时获得专业的预防处置服务的可及性；利用包括新媒体在内的多种形式积极开展专业培训、健康教育和风险沟通。

国家药品监督管理部门加强人用狂犬病疫苗和被动免疫制剂质量和流通环节的监管。从 2005 年 8 月起，对狂犬病疫苗实施国家批签发管理（即国家对每批出厂或进口的疫苗进行强制性检查、审核，检查不合格或审核不被批准者不得上市或进口）。

一些媒体积极开展狂犬病的宣传，各地卫生和动物疫病部门开展世界狂犬病日（9 月 28 日）活动。部分民间组织参与流浪犬的收容。

第三节　狂犬病流行的因素和防治工作中存在的问题

一、影响狂犬病流行的因素

（一）自然因素

人类狂犬病的发生与宿主动物的活动范围、生存环境、密度和人类与之接触的机会有一定关系。如一些海岛国家或地区由于天然屏障的原因不易传入，高山河流常常不利于狂犬病动物宿主的迁徙；高寒地区因动物生存环境差以致密度低，人与之接触机会较少而不易传播扩散。在流行区域内，春夏之交往往是动物交配、繁殖高峰期，它们交往频繁易导致传播，感染后经过一个潜伏期发病，再传给同类动物和家畜，此时或随后殃及人类，人暴露后再经过一个潜伏期发病，故一般表现为人狂犬病流行高峰滞后于动物流行高峰。

（二）社会因素

狂犬病的流行与社会经济水平、文化教育、宗教信仰、风俗习惯、基础设施建设和防控力度等均有密切关系。欧美一些国家在对家畜进行人工免疫的同时，还对当地的主要野生动物开展免疫，基本消除或控制了本病的流行；国内一些省市对家犬实施有效的"管（理）、免（疫）、灭（捕杀狂犬）"综合措施，也曾经将高发病率的态势降低到较低水平，贫困落后地区控制难点较大，依然地方流行。一些地区受宗教影响有喜爱养犬和"不杀生"的观念，养了一段时间后就还其自由；还有一些地方有爱吃犬肉的习惯而养犬多，对其管理不善易导致狂犬病传播；隧道桥梁的修建则可削弱天然屏障的作用容易导致该病扩散。

（三）生物因素

直到20世纪50年代，RABV一直被认为是狂犬病的唯一病原，此后多种狂犬病病毒属病毒被陆续发现。截至2018年ICTV明确的狂犬病病毒属病毒共16种（表11-1），根据遗传距离和血清学交叉反应，16种病毒又被划分为三个不同的遗传谱系。我国目前主要流行RABV，2013年在吉林报道了蝙蝠病毒IRKV，二者均属于遗传谱系Ⅰ，现有疫苗均可预防。

引起人类狂犬病的多为RABV，该病的地理分布广，以犬、猫等食肉动物和翼手目蝙蝠为宿主，绝大多数的人狂犬病为该病的感染发病。其他狂犬病病毒属相关病毒主要宿主多为蝙蝠，地理分布依赖于宿主动物，较局限，呈地方性流行，是自然疫源性传染病，部分种类发现少数的人类感染，另一些仅在动物中流行，尚未发现人类病例。

人对狂犬病病毒普遍易感，一旦发病几乎100%死亡。规范的PEP可以有效地预防狂犬病，但个体的免疫功能低下会影响免疫保护的效果，导致免疫失败。

二、防治工作中存在的问题

1. 传染源数量庞大，免疫率低。我国民众饲养的犬、猫种类多，数量大，分布广。近年来，农村地区饲养犬只看家护院更为普遍，犬只数量大大增加。调查表明，我国南方农村地区犬密度可高达每百人15~20只，猫密度可高达每百人5~10只，平均每户至少养有1只犬或猫。随着经济发展，城市宠物饲养逐渐增多，犬、猫等密度也迅速增加，抽样调查结果约5只/100人。据估算，全国约有犬只8000万~1亿只。犬、猫散养现象非常普遍，农村地区几乎都是散养（90%~95%），极易发生动物间传播及动物致伤情况。此外，调查表明，我国大部分地区的犬、猫免疫率低，农村地区犬只免疫率仅为10%~20%，猫则几乎没有进行过免疫，形成不了免疫屏障。

2. 规划、协调工作尚需加强，多部门共同开展防治工作有待进一步加强。

3. 犬只管理工作尚不规范，虽部分省、市制定了养犬管理条例，但尚无国家层面法规条例，部分地区特别是农村地区，犬只种类多、数量庞大并以散养为主，管理难度大且缺乏相应管理机制，犬只狂犬病免疫措施难于落实。流浪犬收容处置有待加强。

4. 群众文明养犬意识有待提高，应主动给犬接种疫苗，拴养等。

5. 贫困地区狂犬病流行相对严重。当地兽医和公共卫生服务体系薄弱，犬的源头预防控制措施难以落实，贫困人群暴露后得不到及时规范处理。主要原因：一是群众缺乏狂犬病防治知识或自我防护意识淡薄，不主动就诊和处置；二是狂犬病 PEP 费用高，疫苗和免疫球蛋白需要 1500 元以上，贫困人群负担不起；三是贫困偏远山区，狂犬病 PEP 门诊少而远，患者得到处置的可及性差；四是基层人员特别是村医或私人诊所等不能或无法规范处置，但也开展狂犬病 PEP。

6. 能力不足。人的狂犬病来源于动物间狂犬病的流行，但目前我国狂犬病疾病负担信息主要来自人间狂犬病的监测，家畜以及野生动物的监测数据不足，监测能力不够，没有形成狂犬病监测实验室网络。狂犬病 PEP 门诊需要进一步规范管理，加强信息化。

三、狂犬病防治工作面临的主要挑战和机遇

1. 挑战

（1）存在被忽视的恶性循环。缺乏数据和信息导致缺乏坚定的意愿和资源。

（2）犬在社会中的价值不高。尽管狂犬病会导致牲畜损失，但兽医专业人员未将犬只列为优先关注动物。

（3）动物卫生部门（需要主要干预）和人类卫生部门（主要受益方）之间缺乏承诺和协调。

2. 机遇

（1）通过为犬接种疫苗就可以消除犬传人狂犬病。

（2）虽然狂犬病的致死率高达 99.9%，但这是一种 100% 完全可以预防的疾病。

（3）防治狂犬病需要跨部门协作，尤其适合以"同一健康"理念的方式加以防治。

（4）消除狂犬病可造福全球大众，为此设定了到 2030 年在全球范围内消除犬传播的狂犬病，杜绝狂犬病致人死亡的目标。

（5）全球有多个活跃的国际性和地区性防治狂犬病平台。

（6）有多种有效的宣传、教育和交流工具与平台可供使用（包括狂犬病防治蓝图、世界狂犬病日、狂犬病防治行动以及 GARC 教育平台等）。

第四节　我国消除狂犬病的进展与展望

一、我国消除狂犬病的进展

在各方的努力下，我国狂犬病的防控取得了很大的进展。我国狂犬病报告发病数连年下降，2017 年全国共报告 516 例病例，较高峰 2007 年的 3300 例下降了 84%，成散发状态，波及 362 个县区，实现了狂犬病消除路线图的控制阶段目标，为狂犬病消除阶段奠定了基础。

狂犬病是一个具有重要社会经济影响的全球公共卫生问题，与贫困相关，影响弱

势群体。几乎所有病例都是通过疯犬咬伤传播的。人类狂犬病是可以预防的。消除犬间狂犬病可以减少人类狂犬病病例。我们已经具有有效的策略、措施和工具，消除人类狂犬病是可行的。

基于我国人间狂犬病流行现状和狂犬病防控工作已经取得的进展以及动物和人用狂犬病疫苗的有效性，我国已具备将狂犬病的防控目标从"流行控制"提升为"疾病消除"的条件。我国具有制度优势，在公共卫生传染病防控方面取得了巨大的成就，积累了丰富的经验，应积极响应到 2030 年全球消除人间狂犬病的号召和行动计划，制定我国消除狂犬病规划。

消除人类狂犬病是一项值得支持和投资的全球性公益事业，与全面实现"健康中国" 2030 年的目标高度契合，也是实现全球可持续发展目标之消除被忽视的热带病和人兽共患病的重要组成部分。

二、下一步工作建议

1. 确定国家消除犬传播人狂犬病的目标，激发各部门和社会各界参与狂犬病防控的积极性和主动性。

2. 制定国家犬只管理法规，规范犬只管理。对养犬行为，犬的流通、免疫、检疫、流浪犬的收容等做出规定。

3. 制定到 2025 年消除犬传播狂犬病的规划。坚持预防为主的基本方针，建立"同一健康"理念下的多部门联防联控、全社会参与的机制；加强能力建设，落实犬的免疫、人的 PEP 和宣传教育等综合防控措施。

4. 广泛宣传，积极倡导文明养犬。普及狂犬病危害和防控知识，倡导文明养犬行为，养犬人主动给犬接种疫苗。

第五节　我国消除狂犬病的策略与措施

一、指导原则

坚持预防为主的基本方针，建立健全政府主导、部门协作、全社会参与的机制；贯彻关口前移、重在犬的预防，整合监测、科技支撑，因地制宜、分类指导的原则；力争尽早消除狂犬病的危害。

二、工作目标

（一）国家总目标：中国消除狂犬病路线图 2019～2030（调整建议）

到 2020 年，报告人间病例数在 200 例左右；省份少于 20 个。

到 2025 年，报告人间病例数在 50 例左右，省份少于 10 个。

到 2030 年，"零犬传人狂犬病"。

（二）具体目标

1. 定量指标

为实现总体目标，要对狂犬病防控具体措施制定可测量的考核指标，如犬的登记管理率、免疫率，病例的实验室确诊率、个案流调率，还有 PEP、流浪犬管理、业务培训、宣传教育等的考核指标。

2. 定性指标

政治承诺、组织管理、法律规范、技术指南等。

3. 资金与物质保障

雄厚的资金和物质是实现防控目标的保障。

三、防控策略

1. 以消除犬间狂犬病为优先策略。犬狂犬病是一种疫苗可预防的疾病。预防人狂犬病最具成本效益和持久的策略是通过动物疫苗接种消除犬狂犬病，从而消除人对狂犬病的暴露。犬的登记管理是开展免疫的基础，犬群数量的控制是必要的补充手段。

2. 通过人间与动物间整合的狂犬病监测系统，对发现的疫情进行及时有效规范的处理，清除传染源，免疫易感动物，这是尽快消除狂犬病传播、扩散的主动策略。

3. 落实检疫措施，限制疫区犬的流动。

4. 人暴露于狂犬病后，做好暴露后规范处置是防治关键策略。

5. 宣传倡导，风险沟通，动员与促进社会力量参与，夯实群众依法、文明养犬的基础。

四、防控措施

（一）犬间狂犬病预防

1. 加强犬只登记管理

制定、颁布国家级养犬管理条例，对犬只的注册、登记、免疫、交易、检疫、流浪犬收容、养犬方式等管理方法进行规定，明确犬主的责任、义务，做到合法、规范、文明养犬。

2. 切实提高犬免疫接种率

将犬只的狂犬病免疫作为国家强制免疫。兽医防疫机构定期组织开展大规模犬只免疫，并提供日常的免疫接种服务。要使犬的有效免疫接种率达到 70% 以上。对免疫犬进行登记和标记。

3. 制定流浪宠物收容与处置制度，建立收容机构

建立收容机构，对社区和村庄的无主、流浪的犬、猫等宠物进行收容、检疫、再认养。对疫犬或无人认养的进行人道处置。

4. 加强检疫工作

犬、猫销售必须有检疫证明，落实国际间和地区间检疫措施、禁止疫区犬向无狂犬病地区流动。

5. 推广生育控制技术，管理社区犬群数量

通过科学管理，控制生育。

（二）人间狂犬病预防

1. 规范狂犬病 PEP。适时更新《狂犬病暴露预防处置规范》或指南，强化医务人员培训；进一步规范狂犬病 PEP 门诊建设，提高狂犬病暴露后规范处置的可及性和规范性；对高危职业人群进行暴露前免疫。

2. 加大宣传，教育群众文明养犬，暴露（咬伤）后及时就医。

3. 提高贫困地区人群接受狂犬病 PEP 的可支付性，将狂犬病疫苗和 RIG 纳入医疗保障机制，降低群众接受狂犬病 PEP 的经济负担。

（三）野生动物狂犬病预防和控制

1. 野生动物（狐狸、獾、蝙蝠等）为狂犬病的自然储存宿主，可直接咬伤人，把狂犬病传播给人，也可以传播给犬畜，造成犬间和人间狂犬病的流行。开展野生动物狂犬病防控是我国狂犬病防治的远期目标。积极研制开发口服狂犬病疫苗，为野生动物狂犬病控制进行技术准备。

2. 近期，一类地区要努力阻断狂犬病向人、畜传播。警告疫源地区群众不要捕猎、饲养和接触野生动物；被野生动物咬伤要立即求医进行暴露后预防处置；持久保持尽可能高的犬、猫的免疫率；禁止野生狂犬病宿主动物的交易与运输。

（四）加强疫情监测

1. 建立与完善实验室网络为基础的、人和动物间整合（信息共享）的狂犬病监测系统，是狂犬病消除计划的关键和基础。准确和及时的信息和报告对于指导人的暴露后预防处置、确定潜在暴露动物的管理、发现病原体的变异、追踪传染源、描述疾病的流行病学和评估家养动物和野生动物的疫苗接种的有效性等具有重要作用。及时掌握动物中病毒的流行情况、病毒的型别及其遗传特征、地理分布、流行动态等监测资料，为制定动物主动免疫等防治策略提供科学依据。

2. 要整合卫生、动物疫病疾控机构的力量，逐步建立省级、流行地区地市级/县级狂犬病实验室检测能力，形成实验室网络。提高人间病例实验室诊断率；开展疑似动物病例的实验室诊断，为暴露后预防处置决策提供实验室支持服务；开展野生动物的病原学监测。

3. 开展犬伤监测，暴露后处置情况监测，提高信息化程度。

4. 对病例进行流行病学调查，可获得暴露来源，是否进行暴露后处置，处置中所用的被动免疫制剂与疫苗厂家、批号等重要信息，是狂犬病监测的重要组成部分。

5. 建立人畜共享的狂犬病监测信息网络平台，及时共享监测信息。

6. 及时分析、反馈监测信息，指导专业防控工作，向公众传播风险信息。

（五）强化狂犬病疫情规范处置

控制狂犬病的措施需要多部门的密切配合落实，应依据《中华人民共和国动物防疫法》《中华人民共和国传染病防治法》《狂犬病防治技术规范》等法规，制定狂犬病疫情处理预案，一旦监测到人、家畜或野生动物狂犬病发生或传入，应立即启动预案，组织协调有关部门落实以下强化控制措施。

（1）成立疫情处置领导小组。

（2）及时通过媒体发布预警信息，为公众提供防治知识与建议。

（3）加强野生和家养动物实验室监测，追踪病毒传入来源。

（4）开展家犬的强化免疫并限制犬的活动，增加动物狂犬病疫苗接种率。

（5）人道的捕捉和清除无主犬、流浪犬、甚至登记的非免疫犬。

（6）调查暴露者并提供 PEP。

（六）动态评估各地狂犬病流行状态，进行消除认证

卫生和农业部门联合制定评估方案，按照人间、动物间狂犬病监测工作情况和近年狂犬病动物和人发现率情况，结合人、犬和野生动物狂犬病流行、散发、零病例等不同的控制状态进行分类，由国家对省级评估认证，省级对县区评估认证，结果公示。

（七）加强专业人员培训，提高工作质量能力和质量

加强对相关机构从事实验室检测、流行病监测与调查、动物免疫、暴露预防处置、防治项目管理等的专业技术人员开展培训，提高防治工作能力和质量。

（八）加强健教宣传，提高公众狂犬病防治知识知晓率

开展多种形式的狂犬病防治健康教育和健康促进活动，加强狂犬病日常宣传和"世界防治狂犬病日"的集中宣传。根据不同人群，采取群众喜闻乐见的方式和手段，将狂犬病防治的核心信息传播给受众，切实提升宣传效果，不断提高群众对狂犬病的认知，引导群众依法养犬、文明养犬、科学养犬，积极主动参与、配合狂犬病预防和控制工作。

（九）加强狂犬病防治用生物制剂的开发研制、生产供应和质量控制、监督与效果监测

1. 加强兽用狂犬病疫苗的研制与生产供应，积极推广应用安全、有效、价廉的国产注射灭活狂犬病疫苗。研发生产针对不同动物的适用疫苗。积极研发动物口服疫苗。

2. 加强狂犬病被动免疫制剂的生产供应。积极推进人源单克隆抗体的研发生产。

3. 加强狂犬病疫苗生产、流通、使用等环节的监督管理，提高疫苗质量。加强市

场抽检，定期开展人和动物狂犬病疫苗效力和免疫效果评估。

4. 推动狂犬病诊断试剂的标准化、商品化供应。

五、保障措施

（一）加强政府领导，实施综合管理

狂犬病防控工作需要政府组织协调小组，包括卫生、农业和公安、食品药品监管、宣传、发改、教育、科技、财政、建设、工信、工商、广电等部门，建立工作例会制度，定期召开会议，及时通报相关信息，共同研究、部署、督导和考核各地消除狂犬病工作。

（二）健全法规政策和管理制度

国务院狂犬病防控工作协调小组牵头制定《养犬管理条例》，并完善地方性法规，建立健全犬只长效管理机制，依法规范和加强狂犬病防控工作。卫生、公安、农业、药品监管部门结合本规划要求，进一步细化各项工作，建立健全犬只管理制度、犬只狂犬病免疫制度、疫情监测制度、检疫监管制度、流行病学调查制度、疫情报告和通报制度、疫苗质量监管制度等各项规章制度，根据疫情防控情况及时修订完善动物狂犬病防控技术规范、狂犬病 PEP 规范等各项技术规范，各项工作逐级落实到人。

（三）增加财政投入

中央财政进一步加大对狂犬病防控工作的支持力度犬只管理和狂犬病免疫、可疑动物捕杀、疫情的监测和处置等工作经费给予全额补助，对人群狂犬病 PEP、疫苗质量监管、人员培训等工作和实施强制免疫接种的人员给予适当的工作补贴。

（四）加强机构和队伍建设，提高防治能力

1. 加强动物疫病中心、疾控中心、暴露预防处置门诊和动物收容所等狂犬病防治机构和队伍能力建设，加强兽医公共卫生服务体系和狂犬病暴露门诊建设。整合搭建疾控与动物疫病体系的狂犬病中央级参比实验室、省级中心实验室，根据流行情况和防控需要建立基层实验室网络，装备必要的仪器设备，提高防治能力。

2. 在发挥专业防治机构作用的同时，加强同包括社区团体、非政府组织和企业之间的伙伴关系，积极引导、支持其在国家狂犬病消除中发挥作用。

（五）开展科学研究，为防治提供技术支持

加大对狂犬病科学研究的支持力度，科技、卫生和农业管理部门将狂犬病防控科研列入国家重点科研计划，开展狂犬病防治策略、分子生物学、监测检测技术、生物制剂及其应用等方面的研究，为防治工作提供技术支撑。

（六）加强国际合作，学习借鉴国际经验

进一步加强与国际组织、友好国家和相关机构的合作，广泛开展各种形式的学术

交流、人员交流与科研合作，吸收、借鉴成功经验，提高我国狂犬病防控水平。

六、督导与评估

(一) 建立目标责任制

各地要根据行动计划的要求，结合本地区实际，制订本地区的行动计划和实施方案，并将工作目标和任务层层分解，签订目标责任书并纳入年度目标管理考核。

(二) 加强督导和检查

各地要逐级开展定期和不定期相结合的督导和检查工作，对行动计划中的工作指标、策略措施和保障措施进行综合考核评价，发现问题和困难，并及时解决，对督导和检查结果进行上报和反馈。卫生和农业管理部门会同有关部门组织对规划执行情况的中期和终末评估。

（殷文武）

附　录

附录一　名词对照

中文名词	英文全称	英文缩写
Aravan 病毒	Aravan lyssavirus	ARAV
Bokeloh 蝙蝠病毒	Bokeloh bat lyssavirus	BBLV
Duvenhage 病毒	Duvenhage lyssavirus	DUVV
Gannoruwa 蝙蝠病毒	Gannoruwa bat lyssavirus	GBLV
Ikoma 蝙蝠病毒	Ikoma lyssavirus	IKOV
Ikrut 病毒	Irkut lyssavirus	IRKV
Khujiand 病毒	Khujand lyssavirus	KHUV
Lagos 蝙蝠病毒	Lagos bat lyssavirus	LBV
Lleida 蝙蝠病毒	Lleida bat lyssavirus	LLEBV
Mokola 病毒	Mokola lyssavirus	MOKV
Shimoni 蝙蝠病毒	Shimoni bat lyssavirus	SHIBV
澳大利亚蝙蝠病毒	Australian bat lyssavirus	ABLV
暴露后预防处置	post exposure prophylaxis	PEP
暴露前免疫	pre – exposure prophylaxis	PrEP
病毒中和抗体	virus neutralizing antibody	VNA
补体依赖的细胞毒作用	complement dependent cytotoxicity	CDC
不良反应	adverse effect	AE
纯化 Vero 细胞疫苗	purified Vero cell rabies vaccine	PVRV
纯化马抗狂犬病血清	purified equine rabies immunoglobulin	pERIG
纯化鸡胚细胞疫苗	purified chicken embryo cell vaccine	PCECV
纯化鸭胚疫苗	purified duck embryo vaccine	PDEV
弹状病毒科	Rhabdoviridae	
恩戈罗	Ngorongoro	

中文名词	英文全称	英文缩写
非洲绿猴肾细胞	african green monkey kidney cell（Verda Reno）	Vero
干扰素	interferon	IFN
干扰素刺激基因	interferon stimulating gene	ISG
攻膜复合体	membrane attack complex	MAC
国际生物标准化协会	International Association of Biological Standardization	IABS
国家药品监督管理局	National Medical Products Administration	NMPA
含破伤风类毒素疫苗	tetanus toxoid – containing vaccine	TTCV
核蛋白	nucleoprotein	NP
环介导等温扩增	loop – mediated isothermal amplification	LAMP
活化 T 细胞核因子	nuclear factor of activated T cells	NFAT
机会比	odds ratio	OR
肌内注射	intramuscular injection	IM
基因型	genotype	
基质蛋白	matrix protein	MP
急性播散性脑脊髓炎	acute disseminated encephalomyelitis	ADEM
疾病预防控制中心	Centers for Disease Control and Prevention	CDC
棘突	spike	
间隔区综合征	compartment syndrome	
胶体金试验	colloidal gold test	CG
金黄地鼠肾细胞	baby hamster kidney cells	BHK
抗狂犬病病毒单克隆抗体	monoclonal rabies virus neutralizing antibody	mRVNA
抗狂犬病血清	anti – rabies serum	ARS
抗狂犬病病毒中和抗体	rabies virus neutralizing antibody	RVNA
抗体依赖的细胞毒作用	antibody – dependent cellular cytotoxicity	ADCC
抗体依赖的细胞吞噬作用	antibody – dependent cellular phagocytosis	ADCP
快速荧光灶抑制试验	rapid fluorescence focus inhibition test	RFFIT
狂犬病	rabies	
狂犬病病毒	rabies virus	RABV
狂犬病病毒属	Lyssavirus	
狂犬病免疫球蛋白	rabies immunoglobulin	RIG
狂犬病人免疫球蛋白	human rabies immunoglobulin	HRIG
狂犬病相关病毒	rabies – related viruses	

中文名词	英文全称	英文缩写
狂犬病血清型	rabies serogroup	
联合国粮食及农业组织	Food and Agriculture Organization of the United Nations	FAO
磷蛋白	phosphoprotein	PP
马源狂犬病免疫球蛋白	equine rabies immunoglobulin	ERIG
酶联免疫吸附试验	enzyme – linked immunosorbent assay	ELISA
密尔沃基疗法	Milwaukee Protocol	MP
免疫复合物	immune complex	IC
免疫实施咨询委员会	Advisory Committee on Immunization Practices	ACIP
内涵体	intraendosomal	
欧洲蝙蝠病毒 1 型	European bat 1 lyssavirus	EBLV – 1
欧洲蝙蝠病毒 2 型	European bat 2 lyssavirus	EBLV – 2
皮内接种	intradermal vaccination	ID
破伤风抗毒素	tetanus antitoxin	TAT
破伤风免疫球蛋白	tetanus immunoglobulin	TIG
前瞻性处方事件监测	prospective prescription event monitoring	PPEM
全球狂犬病控制联盟	Globol Alliance of Rabies Control	GARC
犬疱疹病毒	canine herpesvirus	CHV
热带医学研究中心	Research Institute for Tropical Medicine	RITM
人二倍体细胞	human diploid cell	HDC
人二倍体细胞疫苗	human diploid cell vaccine	HDCV
人免疫缺陷病毒	human immunodeficiency itus	HIV
塞伦盖蒂	Serengeti	
伤残调整生命年	disability adjusted life years	DALYs
实时荧光定量 PCR	real time PCR	Q – PCR
世界动物卫生组织	World Organisation for Animal Health（Office international des épizooties）	OIE
世界卫生组织	World Health Organization	WHO
糖蛋白	glycoprotein	GP
西高加索蝙蝠病毒	West Caucasian bat lyssavirus	WCBV
细胞或鸡胚培养狂犬病疫苗	cell or chicken embryo culture rabies vaccine	CCEEV
细胞培养狂犬病疫苗	cell culture rabies vaccine	CCV
小鼠成神经纤维瘤细胞	mouse neurofibroma cells	MNA

中文名词	英文全称	英文缩写
小鼠脑内中和试验	mouse neutralization test	MNT
严重不良反应	severe adverse effect	SAE
依赖 RNA 的 RNA 多聚酶	RNA dependent RNA polymerase；large protein	RdRp；LP
印度 Zydus 研究中心	Zydus Cadila Healthcare Ltd.	
印度血清研究所	Serum Institute of India Ltd.	
荧光抗体病毒中和试验	fluorescent antibody virus neutralization test	FAVN
预防接种异常反应	adverse events following immunization	AEFI
原代地鼠肾细胞疫苗	primary hamster kidney cell vaccine	PHKCV
原代牛肾细胞疫苗	fetal bovine kidney cell vaccine	FBKCV
直接快速免疫组化法	direct rapid immunohistochemical test	DRIT
直接荧光抗体法	direct fluorescent antibody test	DFA
置信区间	confidence interval	CI

附录二　狂犬病诊断标准（WS 281—2008）

1　范围

本标准规定了狂犬病的诊断依据、诊断原则、诊断和鉴别诊断。

本标准适用于全国各级医疗卫生机构及其工作人员对狂犬病的诊断、报告。

2　术语和定义

下列术语和定义适用于本标准。

2.1　狂犬病街毒 street virus

自然状态下从感染动物或患者中发现的狂犬病病毒。

2.2　狂犬病实验室固定毒　fixed virus

狂犬病街毒株经过动物或细胞系列传代适应特定宿主后，其致病性减弱。

3　诊断依据

3.1　流行病学史

有被犬、猫、野生食肉动物以及食虫和吸血蝙蝠等宿主动物咬伤、抓伤、舔舐黏膜或未愈合伤口的感染史。

3.2　临床表现

3.2.1　狂躁型

狂躁型是我国最常见的类型。主要表现有：在愈合的伤口及其神经支配区有痒、痛、麻及蚁走等异常感觉，以后出现高度兴奋、恐水、怕风、阵发性咽肌痉挛和交感神经兴奋症状如流涎、吐沫、多汗、心率加快、血压增高等。逐渐发生全身弛缓性瘫痪，最终因呼吸、循环衰竭而死亡。

3.2.2　麻痹型

麻痹型在我国较为少见。临床表现为：前驱期多为高热、头痛、呕吐及咬伤处疼痛等，无兴奋期和恐水症状，亦无咽喉痉挛和吞咽困难等表现。前驱期后即出现四肢无力、麻痹症状，麻痹多开始于肢体被咬处，然后以放射状向四周蔓延。部分或全部肌肉瘫痪，咽喉肌、声带麻痹而失音，故称"哑狂犬病"。

3.3 实验室检查

3.3.1 直接荧光抗体法（dFA）（见 A.1）或 ELISA（见 A.2）

检测患者唾液、脑脊液或颈后带毛囊的皮肤组织标本中狂犬病病毒抗原阳性，或用 RT – PCR（见 A.3）检测狂犬病病毒核酸阳性。

3.3.2 细胞培养方法（见 A.4）

从患者唾液、脑脊液等标本中分离到狂犬病病毒。

3.3.3 脑组织检测

尸检脑组织标本，用直接荧光抗体法（dFA）（见 A.1）或 ELISA（见 A.2）检测狂犬病病毒抗原阳性、RT – PCR（见 A.3）检测狂犬病病毒核酸阳性、细胞培养方法（见 A.4）分离到狂犬病病毒。

4 诊断原则

根据患者的流行病学史、临床表现和实验室检查结果进行综合判断，病例确诊需要实验室证据。狂犬病的病原学、流行病学和临床表现参见附录 D，狂犬病特异性抗体检测参见附录 B。

5 诊断

5.1 临床诊断病例

符合下列任一项即可诊断。

5.1.1 符合 3.2.1 者。

5.1.2 符合 3.1 加 3.2.2 者。

5.2 确诊病例

临床诊断病例加 3.3.1、3.3.2、3.3.3 中的任何一项者。

6 鉴别诊断

本病尚需与狂犬病恐怖症、破伤风、病毒性脑膜脑炎、脊髓灰质炎等鉴别，参见附录 C。

附录 A

（规范性附录）

狂犬病特异性病原学检测

A.1 直接荧光抗体方法（dFA）检测狂犬病病毒抗原

A.1.1 原理

感染狂犬病病毒的细胞携带狂犬病病毒抗原，狂犬病病毒抗原可以特异性与 FITC 标记的抗狂犬病病毒单克隆抗体结合。FITC 在荧光显微镜下显示可见荧光，从而使抗原抗体之间的特异性反应通过荧光显微镜可以直接观察到。

直接荧光抗体方法既快速、特异又敏感，是诊断狂犬病病毒感染的首选方法。

A.1.2 试验材料

A.1.2.1 可用于狂犬病患者诊断的标本：受伤处皮肤组织、角膜、后颈带毛囊的皮肤组织和体液（唾液、脑脊液等）；狂犬病患者死亡后用于诊断的标本：脑组织。

A.1.2.2 F1TC 标记的抗狂犬病病毒单克隆抗体。

A.1.2.3 常用稀释液：pH 7.2 ~ 7.4 PBS、1:6000 伊文思蓝（PBS 稀释）、90% 甘油（PBS 配制）等。

A.1.2.4 荧光显微镜。

A.1.3 检测步骤

A.1.3.1 患者体液标本直接涂片，组织标本涂片、印片或冷冻切片。

A.1.3.2 室温干燥数分钟，冷丙酮室温固定 7 ~ 10min。

A.1.3.3 FITC 标记的抗狂犬病病毒单克隆抗体，按照使用说明稀释后，滴加在涂片、印片或切片上，37℃ 湿盒孵育 30min。

A.1.3.4　PBS 洗 3 次，每次 5min。

A.1.3.5　荧光显微镜观察结果：细胞内病毒特异性荧光为黄绿色颗粒，分布在感染细胞的胞浆内。

A.1.4　结果判断

细胞内病毒特异性荧光为黄绿色颗粒，分布在感染细胞的胞浆内。根据特异性荧光颗粒多少、荧光亮度、阳性细胞在细胞总数中所占比例，可将免疫荧光反应大致区分为 1 个 ~4 个 "＋"。

阳性细胞数：＜25% 为 "＋"，25% ~50% 为 "＋＋"，51% ~75% 为 "＋＋＋"，＞75% 为 "＋＋＋＋"；无特异性荧光者为 "－"（阴性）。

A.1.5　意义

阳性结果，表明有狂犬病病毒感染，有确诊意义。

A.2　酶联免疫吸附试验（ELISA）检测狂犬病病毒抗原

A.2.1　原理

根据抗原抗体特异性结合特点，用抗狂犬病病毒特异性单克隆抗体包被塑料板，与标本中待检抗原结合，其中待检抗原又与后加入的辣根过氧化物酶标记抗狂犬病病毒单克隆抗体特异性结合。再通过辣根过氧化物酶与底物作用产生可见的颜色反应，最终达到检测目的。显色程度与待检抗原含量呈正相关。

A.2.2　试验材料

A.2.2.1　用于检测的标本为狂犬病患者脑脊液或死亡后脑组织。

A.2.2.2　多株抗狂犬病病毒特异性单克隆抗体混合包被的酶标板条。

A.2.2.3　阳性病毒对照（冻干，已灭活）。

A.2.2.4　样品稀释液：pH 7.4 PBS。

A.2.2.5　辣根过氧化物酶标记抗狂犬病病毒单克隆抗体。

A.2.2.6　洗涤液：pH 7.4 PBS – T（PBS +0.05% 吐温 –20）。

A.2.2.7　底物液：OPD 或 TMB。

A.2.2.8　终止液：4N H_2SO_4。

A.2.2.9　酶标仪。

A.2.3　检测步骤

A.2.3.1　取待检脑组织加样品稀释液研磨制成 10% 脑组织悬液，或直接取待检脑脊液约 0.5 ml，用稀释液将待检脑脊液和阴性、阳性对照各 1:20 稀释（阳性对照自设，待检脑脊液不稀释），加入各自对应孔中，其中待测样品各 1 孔，阴性、阳性对照各 2 孔，100μL/孔。设 2 孔为空白对照，只加样品稀释液，100μL/孔，将酶标可拆板置湿盒内，37℃温育 30min。剩余的阳性病毒对照保存于 –20℃ 备用。

A.2.3.2　将浓缩的洗涤液用蒸馏水 30 倍稀释成工作浓度，取出酶标板，甩干，将洗涤液加满各孔，倾出，甩干，重复以上操作共 3 次。

A.2.3.3　取酶结合物加入各孔（空白对照孔中不加酶结合物），100μL/孔或 2 滴，置湿盒内，37℃温育 30min。

A.2.3.4　取出酶标板、倾出液体，甩干，同上法洗板 6 次。

A.2.3.5　将显色液 A/B 各 1 滴加入各孔中，置湿盒内至阳性对照显蓝色。将终止液加入各孔，50μL/孔或 1 滴，终止反应。置酶标仪上读数。

A.2.4　结果判断

空白和阴性对照孔无色，而阳性对照孔显蓝色，则结果成立。以空白两孔的平均数调零，在酶标仪上测定 450nm 处各孔吸光（A）值，待测样品 A 值大于或等于阴性对照 A 平均值 +0.08，即 3OD 阴性对照 +0.08，则表明该样品为狂犬病病毒抗原阳性。

A.2.5　意义

检测到狂犬病病毒抗原阳性有诊断意义。

A.3　RT – PCR 法检测狂犬病病毒核酸

A.3.1　原理

PCR 技术是依据双链 DNA 分子碱基配对原则，采用耐热 DNA 聚合酶和 DNA 合成引物，以目的基因为模板在体外特异性扩增 DNA 片段。狂犬病病毒为负链 RNA 病毒，PCR 前需要经过逆转录酶作用，合成第一条 cDNA 链（RT），再进行 PCR 扩增，即RT – PCR。基于这一原理，设计狂犬病病毒基因片段特异性扩增引物，对狂犬病患者的标本进行狂犬病病毒特异性核酸的扩增和检测，阳性结果可以判定为狂犬病病毒感染。

A.3.2　试验材料

A.3.2.1　可用于狂犬病患者诊断的标本：唾液、泪液、尿液、鼻咽洗液、后颈带毛囊的皮肤组织或脑脊液等；死亡后用于诊断的标本：脑组织。

A.3.2.2　PCR 扩增引物：以特异性扩增狂犬病病毒核蛋白（NP）基因最保守区域为目的基因片段，设计一对引物：Nl（ + ）：（587）5′ – TTTGAGACTGCTCCTTTTG（6O5） – 3′；N2（ – ）：（1092）5′ – CCCATATAG-CATCCTAC（1013） – 3′。

A.3.2.3　细胞总 RNA 分离试剂：TRIzol（用于组织标本）；TRIzol SL（用于液体标本）。

A.3.2.4　AMV 逆转录酶、DNA 聚合酶、dNTP Mixture 等。

A.3.3　检测步骤

A.3.3.1　病毒 RNA 的提取：待检标本用细胞总 RNA 分离试剂提取病毒 RNA，按照细胞总 RNA 分离试剂说明提取，制备模板 RNA。

A.3.3.2　逆转录合成 cDNA：根据 AMV 逆转录酶反应要求，按照说明书通过逆转录反应合成与目的基因 RNA 序列互补的 cDNA。

A.3.3.3　PCR 扩增：PCR 循环特异性扩增目的基因 cDNA，反应条件：95℃预变性 5min；94℃ 45s、50℃ 50s、72℃ 60s，共扩增 30 ~ 35 个循环；最后 72℃延伸 10min。

A.3.3.4　用 1% ~ 2% 琼脂糖凝胶电泳检测 PCR 扩增产物。

A.3.4　结果判断

如果电泳条带的分子量与预期片段大小相同，表明为狂犬病病毒 N 基因特异性扩增区段阳性。

A.3.5　意义

阳性结果表明有狂犬病病毒感染，有确诊意义。

A.4　细胞培养方法分离狂犬病病毒

A.4.1　原理

狂犬病病毒感染动物，经过在中枢神经系统繁殖后，病毒可以随神经纤维离心性散播到身体其他部位的绝大多数器官，因此狂犬病病毒适应的宿主细胞较为广泛。通过观察狂犬病病毒感染细胞后所产生的细胞病理改变，结合特异敏感的检测技术检测出病毒的存在，证明为狂犬病病毒感染。

A.4.2　试验材料

A.4.2.1　可用于狂犬病病毒分离的标本

患者的唾液、脑脊液或皮肤组织等；死亡后用于病毒分离的标本：脑组织。

A.4.2.2　细胞系

鼠神经瘤细胞、BHK 细胞、Vero 细胞等。

A.4.2.3　细胞培养基成分

Eagle′s 培养液、谷氨酰胺、青霉素/链霉素、胎牛或小牛血清、7.5% 碳酸氢钠。

A.4.2.4　BHK 或 Vero 细胞培养基

a）生长液：100ml Eagle′s 生长液中包含 Eagle′s 液 84ml、胎牛或小牛血清 10ml、青霉素/链霉素 2ml、1% 谷氨酰胺 1ml，用 7.5% 碳酸氢钠调 pH 值至 7.2 ~ 7.4。

b）维持液：100ml Eagle′s 维持液中包含 Eagle′s 液 92ml、胎牛或小牛血清 2ml、青霉素/链霉素 2ml、l% 谷氨酰胺 1ml，用 7.5% 碳酸氢钠调 pH 值至 7.2 ~ 7.4。

A.4.2.5　培养条件

37℃ 5% CO_2 培养箱中培养。

A.4.3　实验步骤

脑脊液可直接接种细胞，以 BHK 细胞为例：

A.4.3.1　培养单层细胞至 80% 汇合度；

A.4.3.2　弃去培养液，加入 0.2ml 液体标本或组织悬液，37℃ 孵箱吸附 lh；

A.4.3.3　lh 后，补加维持液，置于 37℃ 5% CO_2 培养箱中培养；

A.4.3.4　培养至第 4 天 ~ 第 5 天，刮取细胞涂在载玻片上，室温干燥后丙酮固定，按免疫荧光法进行鉴定；

A.4.3.5　阴性者需要继续盲传 3 代：将细胞培养瓶反复冻融 3 次，4℃，12 000r/min，离心 15min 后取上清液，按照上述方法在细胞内连续传代 3 次。

A.4.4　结果判定

细胞传代出现病变，免疫荧光法检测病毒抗原阳性。

A.4.5　意义

阳性结果表明有狂犬病病毒感染，有确诊意义。

附录 B

（资料性附录）

狂犬病特异性抗体检测

在自然感染情况下，狂犬病病毒通常在被疯动物咬伤时通过其带有病毒的唾液进入机体伤口内，在入侵部位，狂犬病病毒基本上不增殖，一般也不侵入血流，故不能形成病毒血症。因此，在感染后的一段时间内狂犬病病毒或其抗原不能与机体免疫系统广泛接触，不能有效刺激机体产生抗狂犬病病毒感染的免疫应答反应。狂犬病的晚期因血脑屏障作用被破坏，脑内大量病毒抗原得以进入血流，可以刺激机体的免疫系统产生大量特异性抗体。因此，许多狂犬病患者在发病早期血清中查不到抗体或抗体滴度很低，狂犬病特异性抗体只在临床疾病的晚期出现。因此，检测到狂犬病病毒特异性抗体对诊断有参考意义。

B.1　快速荧光灶抑制试验（RFFIT）测定血清的中和抗体滴度

B.1.1　试验材料

B.1.1.1　用于检测的标本为狂犬病患者血清。

B.1.1.2　BHK - 21/BSR 细胞。

B.1.1.3　攻击病毒 CVS - 11 株（ATCC VR 959）。

B.1.1.4　96 孔平底组织培养板。

B.1.1.5　已知滴度的参考血清。

B.1.1.6　细胞培养基：DMEM，pH 7.0，补加 10% 灭活的胎牛血清（FCS），0.3mg/ml 谷氨酰胺，0.03mg/ml 庆大霉素。

B.1.1.7　PBS。

B.1.1.8　80% 丙酮（水 20%），-20℃ 保存。

B.1.1.9　F1TC 标记的抗狂犬病病毒 NP 抗体结合物。

B.1.1.10　可调自动吸管（带一次性吸管头）。56℃ 水浴，37℃ CO_2 恒湿孵箱。

B.1.1.11　56℃ 水浴，37℃ CO_2 恒温孵箱。

B.1.1.12　荧光显微镜。

B.1.2　检测步骤

B.1.2.1　攻击病毒的制备和滴定

B.1.2.1.1　通常采用的毒株为固定的狂犬病病毒 CVS 株，在 BHK/BSR 细胞中制备。

B.1.2.1.2　细胞上清分装安瓿，储存于 −80℃。

B.1.2.1.3　最适攻击剂量为 24h 温育后能使 80% 的细胞感染（产生荧光包涵体）的最高病毒稀释度。

B.1.2.2　血清病毒中和反应

B.1.2.2.1　待检血清经 56℃ 30min 灭活。

B.1.2.2.2　在 96 孔板上设置"未感染细胞对照"和"病毒对照"孔。

B.1.2.2.3　每个血清稀释度设 2 个孔。

B.1.2.2.4　除病毒对照孔外，每个孔加入 100μL DMEM 培养基。

B.1.2.2.5　直接在孔中进行待检血清和参考血清的系列 3 倍稀释：（每孔已加入 100μL 培养基）将 50μL 血清加入第一排孔，依次从 1/3 到 1/81 稀释。

在"病毒对照"孔，加入 100μL 培养基。

B.1.2.2.6　在含稀释血清的每个孔内，加入 150μL 预先滴定的病毒悬液。

在"未感染细胞对照"孔内，加入 50μL 培养基。

在"病毒对照孔"，对病毒悬液进行 4 次 2 倍稀释，从 1/2 到 1/16。

B.1.2.2.7　在 37℃ 5% CO_2 恒湿孵箱中保温 1h。

B.1.2.3　加入细胞

B.1.2.3.1　用胰酶消化细胞，制备浓度为 $1×10^6$ 细胞/ml 的细胞悬液，每孔加入 50μL 细胞悬液（$5×10^4$ 细胞）。

B.1.2.3.2　在 37℃ 5% CO_2 恒湿孵箱中，温育 24h。

B.1.2.4　固定和染色

B.1.2.4.1　用与盛有漂白粉溶液的大瓶相连的真空装置抽吸去各孔中的上清液。

B.1.2.4.2　用 PBS 浸泡各孔 3 次，每次 5min（抽吸）。

B.1.2.4.3　以 80% 丙酮浸洗各孔，重复一次（在 −20℃ 放置 5min）。抽干各孔，空气干燥。

B.1.2.4.4　每孔加入 20~40μL 抗 NP 抗体荧光结合物（预先 1:20 稀释），在 37℃ 湿盒中保温 30min。

B.1.2.4.5　吸出结合物，以 PBS 洗 2 次，各为 1min 和 5min。

B.1.2.4.6　空气干燥，每孔滴加 1 滴甘油。

B.1.2.4.7　荧光显微镜下观察。

B.1.3　结果判断

B.1.3.1　记录每孔的荧光数（FF）。

B.1.3.2　与病毒对照组比较，对每种待测血清计算 FF 数减少 50% 的稀释度。

B.1.3.3　与参考血清比较，计算每种待测血清的中和抗体滴度。

B.2　酶联免疫吸附试验（ELISA）检测狂犬病病毒抗体

B.2.1　试验材料

B.2.1.1　用于检测的标本为狂犬病患者血清。

B.2.1.2　狂犬病病毒抗原包被的酶标板条。

B.2.1.3　阴性对照血清。

B.2.1.4　已知滴度的阳性对照血清。

B.2.1.5　样品稀释液：pH 7.4 PBS（含 5% 脱脂奶）。

B.2.1.6　辣根过氧化物酶标记的抗人 IgG 抗体。

B. 2.1.7　洗涤液 pH 7.4 PBS－T（0.05% 吐温－20）。

B. 2.1.8　显色液：A/B 液。

B. 2.1.9　终止液：4N H_2SO_4。

B. 2.1.10　酶标仪。

B. 2.2　检测步骤

B. 2.2.1　用样品稀释液将待测样品按 1∶50 稀释，加入各自对应孔中，其中待测样品各 1 孔，100μL/孔。空白对照及阴性对照各 2 孔，100μL/孔。取自设阳性对照，用样品稀释液稀释至工作浓度，再依次倍比稀释至 1∶1600，每个稀释度各加一孔，100μL/孔，将酶标可拆板置湿盒内，37℃温育 30min。

B. 2.2.2　取出酶标板，倾出液体，甩干，将洗涤液加满各孔，倾出，甩干，重复洗板 4 次。

B. 2.2.3　取酶结合物加入各孔 100μL/孔或 2 滴，置湿盒内，37℃温育 30min。

B. 2.2.4　取出酶标板、倾出液体，甩干，同上法洗板 6 次。

B. 2.2.5　将显色液 A/B 液各一滴加入各孔中，置湿盒内 37℃显色 15min，加终止液一滴，置酶标仪上读数。

B. 2.3　结果判断

空白和阴性对照孔无色，而阳性对照孔显蓝色，则结果成立。

在酶标仪上测定 450nm 处各孔 A 值。以 IU/ml 的对数为横坐标，以各孔 A 值对数为纵坐标，将阳性对照各孔依次在对数坐标纸上标出相应位点，各位点应形成一条直线，在该直线上找出样品 A 值的对数，其横坐标所示即为该样品相应的 IU/ml 的对数。

B. 2.4　意义

接种过狂犬病疫苗的患者抗体滴度大于 0.5IU/ml，表明已获得保护。未接种过疫苗的患者的抗体滴度大于 1IU/ml，且近期有 4 倍增高，可考虑为狂犬病。部分狂犬病患者在临死前抗体滴度也可能异常增高。

<h2 style="text-align:center">附录 C</h2>
（资料性附录）
<h3 style="text-align:center">狂犬病的鉴别诊断</h3>

C. 1　狂犬病恐怖症

狂犬病恐怖症（rabies phobia）国外称癔症性假性狂犬病（hysterical pseudo－rabies）、狂犬病癔症（rabies hysteria）、狂犬病样恐水（lyssaphobia）及恐水性恐怖症（hydrophobia）。由于狂犬病是一种非常恐怖的疾病，一些癔病患者在暴露后想象自己患有此病。通过暗示，他们常有较为悲观的表现，如攻击行为、咬人、吼叫甚至恐水。假性恐水是一种夸张的表现，不能准确地产生反射特点，缺乏发热，特殊的前驱症状和特异性的实验室检查结果。患者的病情不再发展，甚至可自行恢复。在这些病例中，被动物咬伤至出现临床症状仅几小时或 1~2d，而狂犬病的潜伏期不可能这样短，了解患者以前的个性有助于诊断。

C. 2　破伤风

破伤风（tetanus）的早期症状是牙关紧闭（lockjaw），以后出现苦笑面容及角弓反张。破伤风患者试图吞咽可引起痛苦的肌痉挛，但不恐水。一种罕见的局限性破伤风，即仅仅累及支配吞咽肌群的颈神经所致的恐水性破伤风（hydrophobic tetanus），在临床上易与狂犬病混淆。破伤风受累的肌群在痉挛的间歇期仍保持较高的肌张力，而狂犬病患者的这些肌群在间歇期却是完全松弛的。破伤风通过现代的精心治疗，多半能够恢复。

C. 3　病毒性脑膜脑炎

有明显的颅内高压和脑膜刺激征，早期可出现意识障碍，常见的病原体有乙脑病毒、麻疹病毒、腮腺炎病毒、肠道病毒、单纯疱疹病毒。除了狂犬病脑炎外，这些病毒中任何一种脑部感染都不会引起恐水表现。

C. 4　脊髓灰质炎

脊髓灰质炎（poliomyelitis）通过免疫预防，目前发病已经很少。麻痹型脊髓灰质炎（paralytic poliomyelitis）易与麻痹型狂犬病混淆。此病起病时可出现双向热型，双侧肢体出现不对称弛缓性瘫痪外，常常伴有感觉过敏，脑脊液呈细胞蛋白分离现象，其分类以多形核粒细胞为主，而狂犬病的整个病程中以淋巴细胞为主。更主要的是可自脑脊液、咽部和大便中分离出脊髓灰质炎病毒。补体结合抗体阳性，特异性 IgM 抗体阳性均可做出确诊。

附录 D

（资料性附录）

狂犬病的病原学、流行病学和临床表现

D.1 病原学

D.1.1 分类

狂犬病致病因子为狂犬病病毒，该病毒属于弹状病毒科（Rhabdoviridae）狂犬病毒属（Lyssavirus），病毒基因组为 12kb 不分节段单股负链 RNA. 从 3′到 5′，方向依次编码 5 种病毒蛋白：核衣壳蛋白（NP）、磷蛋白（PP）、基质蛋白（MP）、糖蛋白（GP）和转录酶蛋白（LP）。

D.1.2 分型

狂犬病病毒有 4 种血清型和 7 种基因型，Ⅰ~Ⅳ基因型与四种血清型相对应；基因Ⅴ型和基因Ⅵ型为欧洲蝙蝠狂犬病病毒 EBL1 和 EBL2；基因Ⅶ型为澳大利亚蝙蝠狂犬病病毒。

D.1.3 宿主和分布

基因Ⅰ型狂犬病病毒为典型的狂犬病病毒，包括世界范围内绝大多数狂犬病街毒和实验室固定毒以及各种疫苗株。基因Ⅱ~Ⅶ型狂犬病病毒的地理分布和宿主范围相对局限，大多限于东半球和澳大利亚。

蝙蝠是 6 种基因型（基因Ⅰ、Ⅱ、Ⅳ、Ⅴ、Ⅵ、Ⅶ）狂犬病病毒的贮存宿主和传播宿主；蝙蝠是基因Ⅴ型狂犬病病毒唯一的传播宿主；基因Ⅲ型狂犬病病毒的贮存宿主和传播宿主目前还没有明确。

D.1.4 理化特性

狂犬病病毒对脂溶剂（肥皂水、三氯甲烷、丙酮等）、75% 乙醇、甲醛、碘制剂以及季铵类化合物、酸（pH 4 以下）、碱（pH 10 以上）敏感，不易被酚或来苏尔溶液杀灭。

D.1.5 诊断意义

检测到狂犬病病毒的核酸、抗原或分离到病毒，均可作为病原学诊断依据。狂犬病病原学检测阳性才可作为实验室确诊依据。

D.2 流行病学

D.2.1 传染源和宿主动物

几乎所有的哺乳动物都对狂犬病病毒易感，都可能作为人狂犬病的传染源，但在自然界中主要易感动物是犬科与猫科动物以及某些翼手类动物。家畜中以犬为主，其次为猫、猪、牛和马等；在发达国家和一些已经基本控制了犬狂犬病的地区，野生动物（蝙蝠、浣熊、臭鼬、狼、狐狸等）是主要传染源。

D.2.2 传播途径

人感染狂犬病主要是由于破损的皮肤和（或）黏膜接触了带狂犬病病毒动物的唾液、分泌物和排泄物所引起，如被带病毒动物咬伤或抓伤皮肤或其唾液污染未愈合的伤口或黏膜而感染；亦有通过呼吸道黏膜和移植狂犬病患者的器官感染狂犬病病毒而发病的报道。狂犬病患者唾液可间歇排出病毒，也可能造成传播，但未见报道。

D.2.3 易感性

人类对狂犬病病毒普遍易感，人接触狂犬病病毒后影响发病的因素很多，如皮肤或黏膜受伤的程度、受伤部位、伤口的处理和预防性治疗措施及时、科学与否等。

D.3 临床表现

D.3.1 潜伏期

狂犬病的潜伏期一般为 2~8 周，极少数可长达 1 年以上。

D.3.2　临床表现

根据狂犬病临床表现特点，狂犬病分为狂躁型、麻痹型（哑狂犬病）两型。狂犬病的临床表现复杂，有时诊断比较困难，除非出现了特异性的临床体征，如恐水症或气流恐惧症。

D.3.2.1　狂躁型

狂犬病狂躁型是最常见的临床类型，一般分为前驱期、兴奋期（痉挛期）和麻痹期三期。

D.3.2.1.1　前驱期

经过潜伏期，患者可有全身不适、倦怠无力、食欲缺乏、发热、咳嗽、咽痛等非特异性临床表现；可伴有紧张、焦虑、抑郁、失眠多梦等症状；继之可出现疼痛、对声音、光亮和风开始敏感，以及有咽喉部紧缩感等症状。有的患者可出现阴茎异常勃起、疼痛，甚至出现阵发性或持续性射精等症状。在已愈合的伤口、伤口附近或神经通路上出现烧灼感、麻木感、间歇性或持续性针刺样疼痛、瘙痒或似小虫爬行、蚂蚁爬行等异常感觉，是前驱期的特异性表现，症状可持续数小时至数天。

D.3.2.1.2　兴奋期（痉挛期）

患者触觉、听觉、视觉或嗅觉受到刺激后，出现呼吸肌、咽肌等痉挛的临床表现，出现恐水、怕风、吞咽困难、呼吸困难等典型的临床表现。患者可交替出现清醒或烦躁、错乱和自主神经功能紊乱等体征。几乎所有狂躁型的狂犬病患者都会在某个阶段出现痉挛。本期一般持续1～3d。

恐水是狂躁型狂犬病特有症状之一。饮水、闻及流水声或看见水等都可导致咽喉肌严重痉挛，出现吞咽困难。随病程迅速发展，出现自主神经功能紊乱症状，患者出现大汗淋漓、唾液分泌增多、大量流涎、吐字不清、声音嘶哑甚至失音等。

怕风亦是狂躁型狂犬病患者特异性症状。即使受到微风如用嘴轻轻吹患者面部等刺激，也能激惹咽肌痉挛。主要表现为抽泣式裂嘴样呼吸、面部肌肉抽动、颜面口唇青紫、颊床发绀，并可能出现四肢抽搐。随兴奋症状的加剧，出现精神异常、谵妄、幻听、幻视，冲撞嚎叫或喃喃自语。

D.3.2.1.3　麻痹期

兴奋期后，痉挛抽搐逐渐停止，患者逐渐趋于安静，主要临床表现是出现各种弛缓性瘫痪症状，尤以肢体软瘫较多见。主要表现为斜视、眼球运动失调、面部表情木呆、失音、感觉减退以及腹壁、提睾、膝腱等生理反射消失等。然后，迅速进入昏迷状态，死于呼吸、循环和全身衰竭。本期持续一般不超过24h。

D.3.2.2　麻痹型（哑狂犬病）

我国仅见零星报道。前驱期的临床表现为高热、头痛、呕吐及咬伤处疼痛等，与狂犬病狂躁型的前驱期表现无明显区别。无兴奋期和恐水症状，亦无咽喉痉挛和吞咽困难等表现。前驱期过后，即出现四肢无力、麻痹症状。麻痹多始自肢体被咬处，然后呈放射状向四周蔓延，膝腱、腹壁、提睾等生理反射消失。早期典型体征，主要表现为叩诊胸肌、三角肌和大腿二头肌等部位出现肌肉水肿以及毛发直立。其他表现有腹胀、尿潴留或大小便失禁、共济失调、部分或全部肌肉瘫痪等。因咽喉肌、声带麻痹导致失音讲不出话，故称"哑狂犬病"。病程可达10～20d或更长。

参 考 文 献

［1］王传林，魏敬双．狂犬病被动免疫制剂历史及现状［J］．中国急救复苏与灾害医学杂志，2018，13（11）：1094－1100.

［2］吴未辰，罗静霞，梁伟献，等．狂犬病免疫球蛋白应用研究进展［J］．病毒学报，2016，32（5）：666－669.

［3］蔡勇，周蓉，李声友，等．国产冻干人用狂犬病疫苗（人二倍体细胞）的安全性及免疫原性观察［J］．中国生物制品学杂志，2015，28（5）：510－513，517.

［4］王传林．狂犬病疫苗免疫程序的演变［J］．中华实验和临床病毒学杂志，2018，32（4）：440－444.

［5］金燕，闻卫东，喻迎九，等．狂犬病恐惧症的病因及门诊心理干预六例分析［J］．中国全科医学，2016（23）：2858－2860.

［6］王传林．狂犬病疫苗研究进展［J］．中华实验和临床病毒学杂志，2018，32（3）：323－327.

［7］朱加宏，吴小红，李玉华，等．人二倍体细胞狂犬病疫苗免疫8年后加强免疫效果研究［J］．中华实验和临床病毒学杂志，2018，32（3）：233－236.

［8］Sanne Terryn, Aurélie Francart, Heidi Rommelaere, et al. Post－exposure Treatment with Anti－rabies VHH and Vaccine Significantly Improves Protection of Mice from Lethal Rabies Infection［J］. PLoS Negl Trop Dis, 2016, 10（8）: e0004902.

［9］Shi N, Zhang Y, Zheng H, et al. Immunogenicity, Safety and Antibody Persistence of A Purified Vero Cell Cultured Rabies Vaccine（Speeda）Administered by the Zagreb regimen or Essen Regimen in Post－exposure Subjects［J］. Hum Vaccin Immunother, 2017, 13（6）: 1－8.

［10］Qi L, Su K, Shen T, et al. Epidemiological Characteristics and Post－exposure Prophylaxis of Human Rabies in Chongqing, China, 2007－2016［J］. BMC Infect Dis, 2018, 18（1）: 6.

［11］Chen S, Zhang H, Luo M, et al. Rabies Virus Transmission in Solid Organ Transplantation, China, 2015－2016［J］. Emerg Infect Dis, 2017, 23（9）: 1600－1602.

［12］Taylor LH, Hampson K, Fahrion A, et al. Difficulties in Estimating the Human Burden of Canine Rabies［J］. Acta Trop, 2017, 165: 133－140.

［13］WHO Expert Consultation on Rabies. Third Report［J］. WHO Technical Report Series. 2018, （1012）: 1－139.

［14］Huang XY, Li XL, Wu SY, et al. Bites from the Same Dog, Different Outcomes for Two Patients: A Case Report［J］. Infect Dis Poverty, 2017, 6（1）: 107.

［15］Liu Q, Wang X, Liu B, et al. Improper Wound Treatment and Delay of Rabies Post－exposure Prophylaxis of Animal Bite Victims in China: Prevalence and Determinants［J］. PLoS Negl Trop Dis, 2017, 11（7）: e0005663.

［16］Zeiler FA, Jackson AC. Critical Appraisal of the Milwaukee Protocol for Rabies: This Failed Approach Should Be Abandoned［J］. CanJ Neurol Sci, 2016, 43（1）: 44－51.

［17］Yamada K, Noguchi K, Komeno T, et al. Efficacy of Favipiravir（T－705）in Rabies Postexposure Prophylaxis［J］. J Infect Dis, 2016, 213（8）: 1253－1261.

［18］Gogtay NJ，Munshi R，Ashwathnarayan DH，et al. Comparison of a Novel Human Rabies Monoclonal Antibody to Human Rabies Immunoglobulin for Post－exposure Prophylaxis：A Phase 2/3 Randomized，Single Blind，Non－inferiority，Controlled Study ［J］. Clin Infect Dis，2018，66（3）：387－395.

［19］Moore SM，Gilbert A，Vos A，et al. Rabies Virus Antibodies from Oral Vaccination as a Correlate of Protection Against Lethal Infection in Wildlife ［J］. Trop Med Infect Dis，2017，2：31.

［20］Organization W H. Rabies Vaccines. WHO Position Paper ［J］. Wkly Epidemiol Rec. 2018，16（93）：201－220.

［21］Birhane MG，Cleaton JM，Monroe BP，et al. Rabies Surveillance in the United States during 2015 ［J］. J Am Vet Med Assoc，2017，250（10）：1117.

［22］Singh R，Singh KP，Cherian S，et al. Rabies－epidemiology，Pathogenesis，Public Health Concerns and Advances in Diagnosis and Control：a Comprehensive Review ［J］. Vet Quart，2017，37（1）：212.

［23］Singh R，Singh K P，Cherian S，et al. Rabies － epidemiology，Pathogenesis，Public Health Concerns and Advances in Diagnosis and Control：a Comprehensive Review ［J］. Vet Quart，2017，37（1）：212.